蒲辅周

医学真传——
外感热病传承心悟

薛伯寿　编著

薛燕星　整理

U0392062

人民卫生出版社

图书在版编目（CIP）数据

　　蒲辅周医学真传：外感热病传承心悟 / 薛伯寿编著；薛燕星
整理. —北京：人民卫生出版社，2015

　　ISBN 978-7-117-21827-6

　　Ⅰ. ①蒲…　Ⅱ. ①薛…②薛…　Ⅲ. ①外感病－中医疗
法　Ⅳ. ①R254

　　中国版本图书馆 CIP 数据核字（2015）第 287348 号

人卫社官网　**www.pmph.com**	出版物查询，在线购书
人卫医学网　**www.ipmph.com**	医学考试辅导，医学数据库服务，医学教育资源，大众健康资讯

蒲辅周医学真传
——外感热病传承心悟

编　　著：薛伯寿
整　　理：薛燕星
出版发行：人民卫生出版社（中继线 010-59780011）
地　　址：北京市朝阳区潘家园南里 19 号
邮　　编：100021
E - mail：pmph @ pmph.com
购书热线：010-59787592　010-59787584　010-65264830
印　　刷：北京铭成印刷有限公司
经　　销：新华书店
开　　本：710×1000　1/16　印张：18　插页：2
字　　数：333 千字
版　　次：2015 年 12 月第 1 版　2022 年 1 月第 1 版第 5 次印刷
标准书号：ISBN 978-7-117-21827-6/R·21828
定　　价：42.00 元

打击盗版举报电话：010-59787491　E-mail：WQ @ pmph.com
（凡属印装质量问题请与本社市场营销中心联系退换）

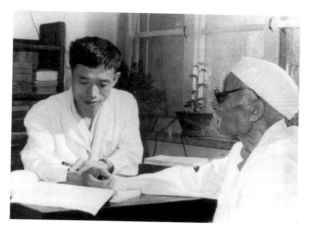
先师蒲辅周给余讲解指导诊脉技巧

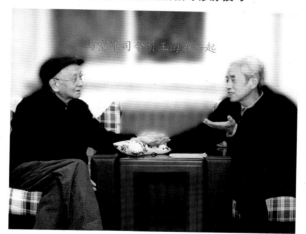
余给抗美援朝空军著名英雄王海司令诊脉

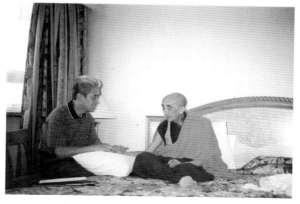
余给亚洲佛教协会会长巴古拉诊脉

中国医药学是一个伟大的宝库，应当努力发掘，加以提高。

毛主席语
倩侬立怀书

宏扬中医
健吾中华

纪念蒲老百岁诞辰

方荣隆

继承发扬推广蒲辅周
中医学术医疗经验为
人类健康事业服务

迟治田

弘扬蒲老医术

造福人民

唐由之

祝

薛伯寿先生大作出版

蒲氏医学真传

二〇一三年元旦

邓铁涛

周总理曾指出：蒲老是有真才实学的。学生要很好总结他的医学经验，这是一笔宝贵财富。

薛伯寿同志全面继承发扬推广蒲老学术医疗经验做了大量工作，在普及传承蒲老学验起到很大推动作用，成绩卓著。

广州学习路志正

乙未
荷月

10

周恩来总理曾多次称颂蒲老为『高明的医生，又懂辩证法』。

蒲老擅长治疗外感热病，薛伯寿先生得蒲老真传，为继承发扬名中医之楷模，是有真才实学的走出临床家。

刘志明

薛伯寿教授传承了先师蒲老精湛的医术与大医精诚的高尚医德，青出于兰而胜于兰。在众多疑难杂病的诊治中多有发挥，为我辈学习效仿的楷模。

刘保延

二〇二五年八月

致薛伯寿老中医荣获首都国医名师称号

岐伯热论宗灵素

大寿真元注华章

后学王阶 乙未华于广安门医院 名老中医研室

著名国医名师薛伯寿教授不愧为杰出中医药大师蒲辅周的弟子，我患多年顽固腹泻，经薛大夫诊治后药到病除，我非常高兴。

王凌

二〇一五年七月三日

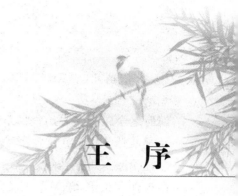

王 序

经云：今夫热病者，皆伤寒之类也。伤寒有五，有中风，有伤寒，有湿温，有热病，有温病，其所苦各不同。外感热病，初为外感，后入里传变，终成内伤，古之民病多从外感而起。《黄帝内经·素问》首为上古天真论，论及人之生长发育、生殖繁衍、寿夭长久。中则专述热论六经分证及运气七篇。后而至真要大论，治则治法迭出。张仲景著《伤寒论》，宗《素问·热论》创三阴三阳，六经分治，开辨证论治之先河。后世温病学卫气营血及三焦辨证，无不参古阅今，成中医溯源及流之学。古之为医，必先治外感热病，方有内伤调养，因治热病而成大家者众，张仲景、刘完素、张子和、张锡纯等无不如此。

蒲辅周先生秉祖庭之训，参百家之学，重节候，统寒温，外感内伤，推陈致新。20世纪40年代，蒲老以身作则，先后在防治四川梓潼霍乱及成都麻疹过程中积极贡献。1955年，卫生部中医研究院成立，辅周先生奉调入京，进入广安门医院，为发展中医临床医学再做贡献。1956年，北京乙脑肆行，白虎之法未效，蒲氏独辟蹊径，论病为湿温，机异于1955年石家庄乙脑之暑温，立通阳利湿，芳香化浊论治，法明方效，立竿见影，活人无数，中医急诊救治声名大振。蒲老理论渊博，医术高超，诊治麻疹、麻疹肺炎、腺病毒肺炎等疗效显著，对中医热病贡献极大。先生立外感热病之防治之法，启后世医者研究学习之新，福泽人类，高山仰止，激励后学进步成长。

薪火相传，不知其尽。蒲老一生临证近七十年，精通医理，热病、内伤、妇儿、保健亦为所长，其门生众多，薛伯寿先生亦列门墙。伯寿先生侍诊蒲老十三年，承之教诲，得之真传，对外感热病造诣亦深。五十年来，薛老崇《素问·热论》之学，融会伤寒温病之法，治外感必先明岁气，辨病证升降相因，善用升降散，活用经时方，方药之施，用药轻灵。在2003年为遏制非典时疫进策献方，指导临床治疗，深得医赞。教学之中，传承心悟。素日养生，无为而治。自创养生益智太极十二式，授予患者。其医术精湛，医德崇高。

时下随自然社会环境之变迁，热病时疫渐而多发，已成为医学和临床面临的新挑战。今人民卫生出版社针对外感热病依论著形式出版专著，传承心悟，感悟新知，诚如医海拾贝，可解医者对外感热病之惑，又使医者综学外感热病之理，其功可嘉，其心可鉴。新书共分八章，以医道传略、求索源流可了解薛老学医行医之历程，以继承总结、发挥运用、传承讲座能体会薛老传承创新之心悟，以善用名方、医案精选及八法选方领略薛老临证用药之风采。全书理论凝练可见传承之脉络，医案翔实如感同临床之辨证。夫欲研习外感热病机理及论治，学习蒲老及薛老论治外感热病之临床经验，是为重要参考书。学海无涯，学无止境。在学习型社会中，融入学习型组织，完善学习型个人，在学习中提升理论水平及临床医技，应该是每个中医学人之志向，是为序。

后学 王阶

2015 年 7 月 21 于北京 中国中医科学院广安门医院

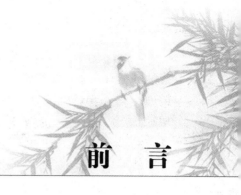

前　言

　　敬爱的周总理多次赞扬蒲辅周先生是高明医生，又懂辩证法。1963年我上海中医学院毕业后有幸被选派拜蒲老为师，跟师深造学习13年，直至蒲老驾鹤西去。1971年周总理在全国卫生工作会议上指示："蒲老是有真才实学的医生，要很好总结他的医学经验，这是一笔宝贵财富。"中国中医研究院为落实周总理指示，成立了蒲辅周医疗经验继承工作组，让我负责。1975年秋，中医研究院鲁之俊院长和我参加了卫生部召开的蒲老经验继承会。会上卫生部钱信忠部长指示："蒲辅周医疗经验继承组是周总理亲自抓老中医经验继承工作的点，必须努力做好这项工作。"之后，由我负责整理的《蒲辅周医疗经验》一书，始终是在周总理亲自关怀下完成的。此书的出版，再次推动了全国名老中医经验的整理出版。

　　伤寒、温病及温疫诸多名著中有关外感热病治疗的内容是祖国医药学宝库中最为可贵部分。西医在青霉素、磺胺药等抗生素没有发明、应用以前，中医药学治疗外感热病的疗效可称世界领先水平。即使在现代医学发达的今天，中医药治疗外感热病的优势，仍然是西医药无法取代的。从流行性乙型脑炎、流行性出血热到非典型性肺炎、禽流感、手足口病等多种急性传染病，中医药的治疗皆发挥重大作用。抗生素滥用、副作用日趋突显；耐药性普遍产生，且有所谓超级细菌和病毒。中医药是在天人合一，道法自然整体观的指导下，应用辨证论治的原则，随着生理、病理的演变而辨证、立法、选方、用药；随病邪消长与正气强弱的演变来确立祛邪与扶正的灵活运用，避免了单味药产生的抗药性，中医药的配伍既能增效，又减轻了药物毒副作用，故使用中药可达相当高之疗效与安全。

　　蒲老擅治外感热病，遵循周总理"继承、发扬、推广蒲老医学经验，造福于人民"的指示，编著整理了本书。全书共分八个部分，现分别简介如下：

　　1. 医道传略。为女儿薛燕星（余精心培养了二十余年的学术继承人）所作我的小传。少年纯朴之性，立志学中医，初中业余即开始阅读中医书籍，并如愿考入上海中医学院。寒暑假回家乡农村便给乡亲们看病。毕业后拜蒲老为师继续深造，全面继承、发扬、推广蒲老的学术医疗经验，走仁心仁术、大医精诚之路。我对中医事业的坚定信念；尊师求学的精神；全心全意为患者的精神；真诚培养人才的精神，冀希对后学者有所激励和鞭策。

2. 求索源流。蒲老为当代杰出的中医学家，倡导"经典"要熟读深思，读一遍有一遍之收获，要旁及诸家，博采众长。蒲老诊治外感热病，首重《伤寒论》。余点破千古之谜，《伤寒论》实是伤邪论，伤于六淫、疫气。论述伤寒六经辨证，为外感、内伤诸多辨证方法之源，开创治疗八法。对外感热病学术流派之争，认为各有所长，各有己见，继承蒲老所倡融会贯通伤寒、温病、温疫学说的学术思想，既继承各学派之精华，又有创新、发展。

3. 继承总结。蒲老擅长诊治外感热病。1956 年北京乙型脑炎大流行，疫情严重，采用石家庄用白虎汤治疗的经验无效，死亡率极高。蒲老任中医专家组组长，夜以继日亲临儿童医院、传染病医院作指导，通过对大量病人脉证的详细客观分析，结合北京当年雨水多，气候偏湿，运气为太阴湿土司天的实际情况。蒲老力排狂澜，独辟蹊径，认为北京"乙脑"属湿温，与石家庄"乙脑"病属暑温截然不同，采用通阳利湿，芳香化浊之法治疗，疗效显著提高，降低了病死率，使许多垂危病人起死回生。曾有人云：经蒲老救治的病人没有死亡的。疾风知劲草，声誉全国。蒲老对"乙脑"辨证、立法、选方、择药的学术医疗经验，是极其珍贵的财富，为研究和治疗急性传染病指明了方向。

蒲老诊治麻疹、麻疹肺炎、腺病毒肺炎的数百例的正治法与救逆法的临床经验总结，反映了他医理精深，经验宏富，疗效极好，曾获科学大会奖。

蒲老倡以法治病，拟定从温病治疗八法，搜集温病、温疫诸多名著中的相应名方 140 首，以供临床灵活选用。此外，尚有蒲老诊治四时热病经验的手稿，感冒、流感的诊治经验。

希望后学者，把蒲老诊治外感热病的核心学术医疗经验的总结，反复研究，掌握运用，以便造就更多擅治外感热病的中医人才。

4. 发挥运用。国家中医药管理局原局长胡熙明曾亲自到我家中，对我说："有一重大国际任务，尼雷尔总统邀请中医去坦桑尼亚治艾滋病，你是蒲老徒弟，首选就是你了。"1987 年 9 月赴非洲用中医药试治艾滋病一年余，中医杂志上发表了"中医药试治艾滋病"一文，为中医治疗艾滋病开创带头示范作用。2003 年在"非典"邪魔猖獗之初，整理先师蒲老有关学术经验精华，据继承心悟，对"非典"运用辨证论治，研究拟定了治疗八法及方药。人民卫生出版社加班印出"非典"小册，赠与抗击"非典"一线的医务工作者。今年应国家中医药管理局要求对埃博拉病毒性出血热，亦拟定了辨证诊治方案设想以供参考。余 1981 年在中医杂志第四期首页上发表"杨栗山温疫证治钩玄——蒲辅周老师对《伤寒温疫条辨》的推崇"，影响中医界同道研读此书，运用温疫十五方能真实提高临床疗效。余精研"升降散"，以达疗百疾，推动证明了中医自身研究可明显提高疗效，指导中医同道运用，取得了较好的疗效。

5. 传承讲座。余任邯郸赤脚医生大专班主任，是给 66 名赤脚医生讲课最多的教师，因过度劳累肺结核病复发而咳血也未曾休息，坚持给他们发了毕业证书，全部分配；任卫生部中国中医研究院西学中班主任，培养十多届西学中学员，我与冉先德同志（著名中医冉雪峰先生的儿子）基本负责讲授西学中班的所有课程并带他们实习。

传承蒲老擅长治外感热病的讲稿，我曾多次给数百人讲述，反响较好，认为受益较多；并多次提出以中医理论为指导、结合蒲老诊治外感热病的经验以应对突发传染病；针对剂量之争的问题，亦多次阐明否定李时珍剂量说要持慎重态度，同时讲述了提高中医临床疗效的关键点。

6～8. 善用名方、八法选方、医案精选请见相关章节简介。

蒲老是当代杰出的中医学家，理论渊博，医术高超，擅长诊治外感热病。我们深知此书对蒲老学术医疗经验的继承还很不足，发扬创新差距也大，将继续努力，敬请同道批评、斧正。

衷心感谢：首长题词，国医大师赐予墨宝，王阶院长作序。

薛伯寿

2015 年 6 月 18 日

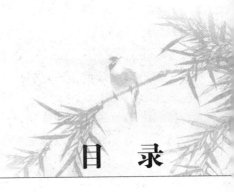

目　录

第一章　医道传略

第二章　求索源流

第三章　继承总结

第四章　发挥运用

第五章　传承讲座

第六章　善用名方

第七章　医案选录

第八章　八法选方

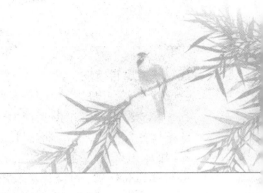

第一章　医道传略

　　由学术继承人薛燕星主任医师对导师作小传，包括简介、医道进取、治学精神、医德医风、传承创新，希望对后继者有所启迪。

第一节　薛伯寿简介

　　薛伯寿，男，1936年生人，祖籍江苏泰兴，中国中医科学院广安门医院主任医师。曾历任中国中医研究院专家委员会、高评委员会委员；曾任中华中医老年学会副主任兼秘书长。为中国中医科学院杰出临床家；中央保健会诊专家；全国老中医药专家学术经验继承工作及全国优秀中医临床人才研修项目指导老师、中国中医科学院传承博士后导师。

　　1963年以优秀成绩毕业于上海中医学院六年制本科，为当代杰出中医学家蒲辅周心爱的入室弟子，国医大师路志正评价为"继承名中医的楷模"。1971年周总理在全国卫生工作会议上指示："蒲老是有真才实学的医生，要很好总结他的医学经验，这是一笔宝贵财富。"参加整理编写《蒲辅周医案》、负责编写《蒲辅周医疗经验》，这两本书获全国科技大会奖。先后发表相关蒲氏学术思想继承发挥论文七十余篇。主编《蒲辅周学术医疗经验——继承心悟》，遵循周总理指示：继承、发扬、推广蒲氏学术医疗经验，造福于人民，而努力敬业。

　　数十年来，薛伯寿教授遵循蒲老遗嘱对中医事业要自强不息，精诚服务于民。继承蒲老崇高医德医风，对技术精益求精，走德艺双馨、大医精诚之路。为医院看病最多、涉及病种最广的全科医生。真正做到关心体贴患者，全心全意为病人服务。能引导患者形成健康生活方式，倡导上善若水；倡导淳朴慈善勤俭；倡导和谐奉献为乐；倡导虚怀若谷之求进、海纳百川之宽容。自创清静无为养生益智太极十二式，告知患者善于运动。总之，传承古文化修养，调动提高患者防治疾病思想境界与主观能动性，既可减少疾病，又可促进疾病迅速向愈。因全面继承发扬蒲老学术医疗经验，看病疗效高，服务态度好，1986年被评为国家级有突出贡献中医专家，享受国务院政府特殊津贴；多次被评为优秀党员，隆重纪念马克思逝世一百周年大会，他作为知识分子代表在主席台就座。2013 年被评为"全国医德标兵";2014 年获中华中医药学会成就奖;第二届"首都国医名师"之称号;2015 年评为北京西城"百名英才"。

薛伯寿教授继承蒲老擅治外感热病,精研伤寒、温病、温疫学说,既能辨证掌握择优应用,又能融会贯通灵活运用,如蒲老倡用升降散,他继承发挥创新,临床辨证灵活运用于急性传染病可显著提高疗效;辨证灵活应用于四季热病可提高疗效;辨证灵活应用于内伤杂病亦可提高疗效,此经验已在全国获全面推广应用,为中医自身研究提高疗效做出启迪和奉献。2003 年"非典"初起,以升降散灵活运用及时编著《"非典"辨治八法及方药》,人民卫生出版社印成小册赠与一线人员,被称为及时雨,荣获抗"非典"英雄称号。

薛伯寿教授一直承担大量军政首长保健工作,空军首长王海二十多年顽固腹泻,辨证用椒梅理中汤一周获愈;某中央首长,低热治疗月余不退,厌食、疲劳,四肢酸痛,体重下降,按时令据脉证为暑湿郁闭,用香薷饮合藿朴夏苓汤,一周即显效,调理而愈。曾长期给溥仪、班禅看病,深得信任。亚洲佛教协会会长巴古拉病重垂危,薛老妙手回春,被巴古拉称赞给了其第二次生命。屡获医院特殊医疗贡献奖。

人才强国,科技兴国,振兴弘扬中医事业,关键是中医人才的培养壮大,薛伯寿教授长期肩负医院传帮教工作。七十岁后,仍坚持每周 6~7 个半天门诊,以解除病人疾苦为乐,以带教学生为乐。培养一批西学中骨干,不少成为科主任、学术带头人;培养的硕士、博士皆有较高治病水平;全国名师带徒已培养 10 名接班人。多次被评为优秀教师、师带徒优秀奖;2006 年被授予首届中医药传承特别贡献奖;2011 年获北京中医药薪火传承贡献奖;2012 年获岐黄中医药基金会传承发展奖。

薛伯寿教授负责蒲辅周名家研究室建设,为北京市科技重大项目、"十二五"国家科技支撑计划等相关老中医及蒲氏传承 10 余项课题作专家指导。对防治传染性疾病作救治指导,《"非典"辨治八法及方药》获"北京中医药抗击 SARS 优秀科研论文"二等奖。

总之,薛老对蒲氏学术医疗经验继承、发挥、再传承卓有成就,坚持在临床一线承担医科教工作 50 余年,贡献突出。

第二节 医道进取

一、亲历疾患 坚定信念

薛伯寿教授 1936 年出生于江苏省泰兴县一个贫苦农民家庭。据其父母言:他一岁多时患惊风,昏迷两天多,凭借着顽强的生命力自己活了过来。其祖母同时间患霍乱，因乡村缺医少药，又无钱前往县城医治，终因不治而死。幼年时的薛伯寿即目睹普通百姓生活窘困，罹病患疾，缺医少药，往往死于非命。后在启蒙老师的引导和启发下，童年时即萌发学医救人之念。

童年时即勤奋好学，努力上进，但终因家贫、战争条件所限，新中国成立前只读了半年私塾，新中国成立后方才有继续读小学的机会。他深知求学的机会来之不易，于是，倍加珍惜。始即读三年级，后又跳级一次，然皆能取得班级第一的优秀成绩，深得老师及乡亲们的称赞。1952年小学毕业，他以优异成绩考入著名的省立泰兴中学。初一下学期，血吸虫病防治普查。全校有30多名学生感染了血吸虫病，他在其中。他和其他31名学生一起被送到距县城六里远的大洋庄血吸虫病防治站免费接受治疗。该村庄为血吸虫病的重灾区。大约有三分之二的空户而被设为病房。真是"华佗无耐小虫何，万户萧条鬼唱歌。"该村幸存者也基本都感染了血吸虫病，且有数名肝硬化腹水垂危的病人。经过二十多天的治疗，泰兴中学的学生全部病愈返校。危重的肝硬化腹水病人，经治疗后亦重获新生。通过治疗血吸虫病，从"万户萧条鬼唱歌"的悲情，到枯木逢春重获新生的思考中；从亲身患疾至病愈返校的经历中，他青年时更坚定了学医救人的信念。因此，从中学时代起，他便开始读扬州名中医任继然的医著——《任继然医疗经验集》及朱颜等编著的《国药的药理学》。高中毕业时，其班主任钱老师（为泰州市名中医之后）因知其酷爱中医，遂极力推荐他报考上海中医学院。有志者，事竟成，他如愿就读上海中医学院六年制中医系。

二、受教名师初试乡亲

当年的上海中医学院可谓人才济济，名医汇聚。诸如程门雪、黄文东、章巨膺、陆瘦燕、石幼山、顾伯华、裘沛然、刘树农、刘鹤年、陈大年、朱小南、张镜仁、张伯臾等中医大家均在校任教。在中医学院六年的学习中，薛伯寿不仅系统地学习了中医基础理论知识，而且得到众多名家在理论及临床方面的指导。因素来酷爱中医，又倍感学习机会难得，所以在校期间学习甚为刻苦、努力，不仅勤学好问而且学以致用。因深知农村患者求医之难、少药之苦，所以每年寒暑假就义务为家乡父老看病。大学一年级中药学老师徐辉光教授，临床经验极为丰富，介绍了不少简、便、验、廉的单方、验方。假期他便用于患病的乡亲，多有效验。随着学习的不断深入，针灸、推拿、方药并用。找他看病的病人也越来越多，疗效也不断提高。然毕竟学医之时较短，临证时常会遇到许多不能解决的实际问题，由此感到学以致用实非易事，他深知欲习得高超的医术，除多读书、善思考外还必须拜名师为指路明灯。

三、拜师蒲老医道明灯

1963 年薛伯寿以优异成绩完成大学学业，同年被分配到中国中医研究院（现更名为中国中医科学院）工作并有幸被选拔为蒲辅周先生的弟子。跟师学习直至蒲老病逝，长达 13 年之久。

在周总理的亲切关怀下，蒲辅周先生先后带教了 5 名学生。高辉远为家传中医；徐振盛、陈鼎祺是西医学习中医；薛伯寿、阳世忠为中医学院六年制本科毕业生。蒲老对每一位学生因材施教，提出不同要求。他带徒首先抓基本功的训练。他指出："《内经》《难经》为指导，《伤寒》《金匮》为基础，熟读深思，以求鲜明，再读诸家以充实知能，功夫独到，自有发挥也。"

据薛伯寿教授回忆，当年蒲辅周先生带教徒弟，有两点要求：一是多读书、勤思考；二是多临证，多总结。读书要多思考，要学以致用，以理论指导临床，医疗技术，必须精益求精。蒲辅周先生常常教导学生说："书要读活，不能读死，要为我用，融会贯通"。倡导学生要多提问题，他说："学问、学问，学而要问，提不出问题，就说明没学或学而未思。能把老师问短了，共同研讨明白，这就更好，就知道同学们在认真学，这样才会学有所得"。薛伯寿在蒲老心目中，是勤学、多思、善问的好学生。

四、蒲师教诲传承德艺

蒲辅周先生重视医德教育。他经常强调说："医德即是人品素质，为医先要学会做人，医者乃性命攸关之事，切不可贪求私利、骄傲自矜、不思进取"。薛伯寿纯朴真诚、虚心好学、克己为人的性格，让蒲老十分欣慰。蒲老晚年以培养徒弟为重大己任。薛伯寿亦深感自己责任重大，更感学习之紧迫。在其后长达 13 年的跟师学习中，不仅老师出诊、会诊必在，业余时间、节假日，也总陪伴在老师身边，抓住一切机会多学多问。蒲老每天必看书，看杂志，时常结合临床病例，给学生讲解，日积月累讲授了大量宝贵的学术思想和临证经验。薛伯寿教授常说："拜师跟随临证极其重要，然业余时间、节假日陪伴在老师身边，聆听老师读书、临床心得亦为重要"。他一方面跟师临床，聆听恩师教诲，总结继承恩师的学术医疗经验；另一方面开始更加系统深入地进行理论学习，反复研读了《内经》《难经》《神农本草经》《伤寒论》《金匮要略》等经典医著，还在恩师的指导下阅读了诸如《金匮翼》《金匮要略心典》《温病条辨》《温热经纬》《温疫论》《寒温条辨》《伤寒指掌》《通俗伤寒论》《伤寒论本旨》《王旭高医书六种》《医学心悟》《医宗金鉴》《傅青主女科》《临证指南医案》《内外伤辨惑论》《丹溪心法》等大量的医学典籍。他每遇疑难问题，善思而多问。他认为，蒲老晚年仍然孜孜不倦地挤时间查文献、看杂志,目的是温故知新,结合自己的经验,给学生更好地答疑解难,画龙点睛,蒲老诲人不倦,可见一斑。

在跟师学习的过程中,薛伯寿教授善于总结,把每天看的病历摘记下来,写成临诊笔记。他常说:"积累跟师抄方时老师所言妙用,极其重要。但往往在诊病时一提而过,这些临床经验如不及时加以总结、记录,则难得真传。在跟师抄方时要善于揣摩老师的思路,看看是否能与老师同步"。遇有疑难病,疗效不满意时,能及时向老师请教。

五、博采众长农村锻炼

蒲辅周先生认为,老中医各有师承,各有特长,应当相互学习,取长补短,对学生主张一徒多师,博采众长。薛伯寿教授在临床学习中也十分重视兼收并蓄,同时也坚信医者临证为第一要务。贯彻把医疗卫生工作的重点放到农村去。在"6.26"指示发表前,卫生部即组织著名专家下农村。当时,中国中医研究院专家赴顺义县农村医疗队,由著名针灸专家叶心清任队长,薛伯寿任秘书。叶心清老中医擅长以针灸结合中药治疗各种疑难病证。当时,在农村巡回医疗各点,病人甚多。薛伯寿对叶心清老中医尊重照顾,周到细致并虚心求教。他因此又成为叶老的弟子。由于尊师、虚心求教,得到不少叶老的特长真传,针药并用,善用乌梅丸、酸枣仁汤、小柴胡汤等方的经验。至今,薛伯寿教授治病疗疾,仍常针药选择应用,尤其到农村必以针灸为主。顺义农村医疗队结束后,又赴山东临沂农村科研医疗队任秘书,当时派方药中老中医任顾问,他对方教授非常关心,照顾周到并真诚求教,为贫苦百姓诊治了众多疑难病证。在任广安门医院大内科副主任兼书记时调进名老中医刘志明、路志正,又获得向二老学习取长的机遇。

薛伯寿教授虚心好学的态度,一心为病人的作风,深受蒲辅周先生的喜爱和赞许。为培养薛伯寿教授诊治急性热病及疑难杂病的临床水平,循循善诱,强调治病要以人为主,要理论联系实践,注重临床。因此,督促、指引他参加农村医疗队。蒲辅周先生认为,参加农村医疗队,其一外感发烧、急性传染病多。其二疑难病多,皆用药单纯,疗效易观察而可靠。更能锻炼医生的临床诊治应变能力和水平。蒲老常说:"必须掌握诊治急性热病,设法救治疑难疾病。"他认为,一般慢性杂病,只要病人善于调养,不服药也会有好转,故只诊治慢性病则难以提高学术水平。其三为平民百姓治病,可克服在城市为医者,因公费医疗随便应付病人而开贵药补药,而不追求疗效的弊病。薛伯寿教授说:"每次临行前,蒲辅周先生都要写一些极为实用的手稿给我,虽内容甚精简,但既含中医理论结晶,又含蒲师临床经验心得,使我不但在农村反复学习,反复运用思考,回到北京亦常翻阅,思考其中奥秘,从中受益颇深。

这些珍贵的手稿对我影响很大，也成为日后总结蒲老一生学术医疗经验的宝贵资料"。

1967年春，薛伯寿教授与协和医院陆召麟院长及数名西医教授一同赴湖北麻城医疗队，运用中西医结合方法救治了大量大脑炎的患者。总结用银翘散合升降散可治疗较多脑炎轻症患者，而重症脑炎患者必须先用西药控制，而后再用中药调理。薛伯寿教授继之又参加了海南岛"5.23 医疗队"，首批试用当地中草药治疗恶性疟疾一年，并决定下年用青蒿试治，为后继研究者研究抗恶性疟疾的速效新药——青蒿素，打下了良好的基础。医疗队的工作使薛伯寿教授接触了大量急性时病及疑难病。在继承运用蒲辅周、叶心清、方药中等老中医临证经验后，他赴坦桑尼亚以中医药试治艾滋病，曾在陆广莘教授指导下，共同研究诊治方案，受益不少。以后又得到国医大师路志正、刘志明的继续培养，自己的医术也有了显著提高。

六、继承有得终结硕果

在蒲辅周先生去世后的 30 多个春秋里，薛伯寿教授先后担任广安门医院大内科副主任兼书记、卫生部中国中医研究院西医离职学习中医班班主任。共十届，除给西学中班学员讲课外，还每天坚持在教研门诊出诊。尽管每天上班都提前到 7 点，但仍然门庭若市，很难准时下班，为当时广安门医院门诊量最多的医生。大量的门诊病人，使他继承、运用蒲辅周先生的学术医疗经验救治病人有了广阔的实践天地。中国中医科学院主办的多届高级中医提高班，皆请他介绍蒲辅周先生的学术医疗经验。在教学中反复讲述，使他对蒲老的学术医疗经验有了更多、更深的领悟。又通过大量、反复的临床实践，使他更快、更全面地继承了蒲辅周先生擅长治疗热病，善治内、妇、儿科疑难病证的经验。

"书山有路勤为径，学海无涯苦作舟"，"宝剑锋从磨砺出，梅花香自苦寒来"。薛伯寿教授如今所取得的成就，与其恩师蒲辅周先生的辛勤培育，又博采叶心清、方药中及现在国医大师路志正、陆广莘、刘志明之长，与其自身走仁心仁术、大医精诚之路，对技术精益求精以真诚追求提高疗效，勤于临床，以治好病解除疾苦为乐是分不开的，这使得薛伯寿教授终成为杰出的临床家，名副其实的良师，全国医德标兵。

第三节 治学精神

薛伯寿教授终身铭记恩师临终遗训："中医事业要靠你们发奋自强"。发誓一生秉承恩师"自强"遗训，为振兴中医事业而不懈努力。始终严格遵循蒲辅周先生严谨的治学之风——医者治学，没有捷径，关键在于"勤""恒""严""专""用"五个字。

一、注重一个"勤"字

王太仆在其所注《素问》序中说"将升岱岳，非径奚为；欲诣扶桑，无舟莫适。乃精勤博访，而并有其人，历十二年，方臻理要，询谋得失，深遂夙心。"医者执生死，乃至精至微之事，常夺性命在于顷刻，故学医之人必须要有恭敬畏惧之心，不可稍愈一症，即有骄恃之心。王太仆"历十二年，方臻理要"功在"精勤博访"。因此做医生重在一个"勤"字，不但要勤学，还要勤临证，善思考，能做到学以致用。薛伯寿教授不但坚持临床应诊，每日晨起及晚餐后，坚持锻炼后，便伏案阅读，孜孜不倦。他对所读之书，做到认真思考，深入领会，毫不马虎。勤读书善运用，勤临床追求提高疗效。他闲时喜好勤爬山登高，一直至今，必须坚持攀登最高峰，其意勤中培养不断进取之心。

二、坚持一个"恒"字

十多年往往可以造就一个好的西医大夫，但难以培养好的中医医师，中医理论深奥，没有坚韧不拔、锲而不舍的毅力和活到老、学到老的恒心，是难以掌握和领会的。中医成才，真是大器晚成，正如国医大师任继学教授所言："60岁才是我行医生涯的真正开始"。用药王孙思邈的话告诫年轻人，"世有愚者，读方三年，便谓天下无病可治；及治病三年，乃知天下无方可用。故学者必须博极医源，精勤不倦，不得道听途说，而言医道已了，深自误矣。"曾给西学中班学员授课十余年，《内经》、《伤寒论》、《金匮要略》读了多遍。"书读百遍，其义自现，读一遍有一遍的体会。"凡薛伯寿教授读过的书，如系自己的书，均加了批注或心得体会。其中有不少书籍被学生们借阅而忘归还，整理方知损失。中医后继者，必须对祖国医药学宝库有坚定信念，持之以恒地研究、博采、临床，方达继承发扬创新。

三、要求一个"严"字

尽管蒲辅周先生离世数十年，薛伯寿教授始终以蒲辅周先生的"治学三原则"要求自己。①好读书，必求甚解。有疑义，则反复查证，务必明辨。不作采菊东篱之陶渊明。②谨授课，必有准备。讲原文，主题明确，论之有据；作分析，则深入浅出，引人入胜。要学传道解惑的韩昌黎。③谨临证，必不粗疏。问病情，则详查体认，明其所因；辨证治，则胆大心细，先其所因，必伏其所主。效法医道有素的孙思邈。薛伯寿教授不仅在学习上十分严谨，对其他事情也一丝不苟,严格要求,按规定办事。记得在全国第三批老中医药专家学术经验继承工作出师考核时,要求每位学术继承人随机选取三位病人,带教老师亦在旁问诊、书写病例,看看学生们的思路是否与导师一致。其余导师是派一名学生在帮助写,而薛伯寿教授却坚持要自己问诊,并从理、法、方、药全面认真分析亲自书写大病历。监考老师风趣地对我们说:"不要着急,你们的老师写得更认真、细致,与你们同步参考"。

四、坚定一个"专"字

"专"指专一,专注,专心。薛伯寿教授常说:中医博大精深,学习中医不是件容易的事,必须对中医事业有坚定信念,除了勤奋、持之以恒外,还需放下虚名浮利,专心于医道,中医事业者,多数为大器晚成,忽而这,忽而那,不仅分散精力,而且终将一事无成。学医必须专注、专心,由博返约,而这个约就是专一。专业有成,必须有好的体魄。

薛伯寿教授喜爱攀登山峰,喜爱江河游泳。海阔天空,融入于自然之中,感悟人乃万物之灵。平时,除了习练太极拳、侍弄蔬菜花草外就是看病、读书。他常说:"太极拳、八段锦为至高静松和谐的运动"、"心静放松才能养脑生慧"、"名利为扰乱心神之恶魔"。太极运动要柔中有刚,刚中有柔,虚实、开合、动静有序,方可增强五脏六腑的功能,提高体质,发挥潜能。在专业上要有所成就,必须有健康的体魄,中医事业者,必须达到自己善于养生修性,方可走上工治未病之路。

五、落实一个"用"字

学以致用,学用结合。薛伯寿教授除理论教学外,始终坚持临床实践。他常说:"读书虽多,只学不用,纵然发为议论,多是章句之学,只能算是纸上谈兵。"学理论是为了指导应用,蒲老曾说:"医理不明,脉证皆无从识辨,古人方法虽多,用药从何处下手? 病有万端,药亦有万变。"只有刻苦学习,真有领悟,才有可能做到看病认真负责。中医学认为任何疾病是可以认识的。《灵枢·九针十二原》曰:"疾虽久,犹可毕也,言不可治者,未得其术也。"然而"未得其术"的疾病还很多。救死扶伤,实行革命的人道主义,从"未得其术"向"得其术"发奋探索,为医者急病人之所急的表现。对"不治之症"、"难治之症"要千方百计的设法医治,积累经验,承前启后;"得其术"的疾病,也存在寻求古训,博采众方,精益求精,继承发扬,提高疗效的问题。更应追求简、便、验、廉。薛教授常说:读书是学习,临证是更重要的学习,实践出真知,熟能生巧。学习实践、再学习再实践,如此反复积累,坚持"勤""恒""专""严""用",不断思考,总结经验,才能成就一个有真才实学的临床医生。

第四节 医德医风

一、尊道贵德无私奉献

薛伯寿教授十分重视中国优秀传统文化，对古代哲学思想反复探究，尤其推崇《道德经》与《易经》。他认为老子倡导尊道而贵德，倡导无私奉献。认为中医就如同一棵大树，《内经》等经典只能算是这棵大树的根系，而中华优秀传统文化才是滋养她的沃土。研读中医经典，脱离河图洛书、《易经》《道德经》等的研究，许多问题很难真正搞明白。他对老子的"无为"思想尤有深刻的认识。认为，只有做到无为，才能做到有所为。"为之于未有"，"处无为之事"就是防患于未然，倡导治未乱，医者，就是上工治未病。另外，无私才能无畏，医为仁术，必须追求无私奉献，才可做到心无旁骛，一心一意寻求古训、融会新知，精益求精地救治病人，只有急病人之所急，才能真正有所为，成为能治病救人的大医。医者必须达到"淡泊明志，宁静致远"的境界。

薛伯寿教授生活简朴，情志恬淡，不务名利，始终把研究学问、追求知识、治愈病人作为人生最大的乐事。他认为，医者人生最幸福的时刻，便是为久治不愈的病人解除疾苦之时。患者病愈后向他致谢，他常说："医生治好病是应该的，就像农民种好地，工人做好工一样，没什么好谢的，这是医生的职责所在。"提前上班，延迟下班，他已习以为常，只为诊治更多患者。亦有行动不便患者，他便亲自前往家中诊治。他看病认真，理解同情病人，看病病种广泛，从外感病、内伤杂病到内、妇、儿科疑难病症。他博学应变，辨治百病，临床疗效显著，慕名求诊者络绎不绝，最多时日诊病人百余号。他对每个病人都能做到四诊合参，认真辨证论治，追求临床疗效。他组方讲究配伍，用药轻灵，总是不厌其烦地向病人讲述生病原因、注意事项和养生方法，积极调动患者的主观能动性，力求治病溯源，真正践行上工治未病。他历来追求"花钱少，看好病"，尤其对农村病人，他尽可能不用贵重药材，有的甚至免费诊治并资助药费。数十年，他每年回故乡探亲要义诊多日，每天达近百人次，对乡亲贫困者常有资助。

在社会活动方面，薛伯寿教授积极主动参加各类赈灾捐款，额度均为全院领先。此外，他还为院内职工及亲属免费诊治，资助困难学生完成学业等。他认为，资助救难是理所应为之事。人作为"社会中的人"，活着不仅仅是为了自己，应当讲究无私奉献，乐于助人，努力做到老子所说的："上善若水，水润万物却与物无争"。薛伯寿教授不仅无私捐赠，还身体力行重大疾病的救治做出了自己的贡献。1987 年应尼雷尔总统邀请，他首批应邀赴非洲运用中医中药试治艾滋病一年余，取得良好治疗效果，为后继研究艾滋病奠定基础；1998年冬，北京"流感"流行，薛教授拟定"速解流感饮"，在门诊广泛运用，价廉而效佳，并被医院作为流感普济方制成汤剂，广施于病人，因疗效好而供不应求；2003年4月，"非典"刚蔓延到北京。在举国上下，同心同德防治"非典"的形势下，薛伯寿教授心急如焚。他根据了解到的病情症状，积极思考中医中药的治病对策。他在女儿的协助下，夜以继日、废寝忘食地工作，从恩师蒲辅周先生学术医疗经验中得到启发，到4月中旬就总结出了"非典"辨治八法及方药。5月1日，《中国中医药报》以《"非典"辨证论治思路》一文发表。为国内首次发表中医中药治疗"非典"的文章。之后，名医论治"非典"的文章如雨后春笋，不断涌现。5月7日人民卫生出版社将"非典"辨治八法及方药印成小册子，赠予抗击"非典"一线的工作人员，被他们称为"及时雨"。并发放到全国各地及港、澳、台地区。该文被评为国家中医药管理局优秀论文。薛伯寿教授也因此荣获"抗'非典'英雄"之称。他认为积极救治"非典"是医生的神圣职责，也是对恩师蒲辅周先生最好怀念。他做到了"先天下之忧而忧，后天下之乐而乐。"

他时刻不忘党和国家的培育之恩，热爱祖国，忠于人民。不少国际友人知其为蒲辅周先生的传人，医术高明的临床家，想高薪聘请他到国外工作，并给予安置全家的优惠待遇，他不为所动。他说："我是蒲辅周先生的弟子，立足于祖国，才无损于恩师的声望；只有自强不息，为中医事业多做贡献，才不辜负党和国家的培养。"

二、贵贱等同待患若亲

薛伯寿教授虽然身为中医名家，但始终保持俭朴风尚，与患者亲密无间。一心为病人，体贴关心病人，始终讲求疗效，走大医精诚、德艺双馨之路。

蒲老为毛泽东时代杰出的中央保健专家，承担中央首长和外宾的保健任务。1963年起，薛伯寿教授与师兄精诚协助蒲老，出色地完成了这项光荣而艰巨的任务。薛伯寿教授很好地继承了先师的学术医疗经验，医术高超；继承、发扬了先师崇高的医德医风，全心全意为病人服务。使他成长为了一名德艺双馨的名医。铸就了他接替先师蒲老承担中央保健工作重任的能力。数十年来，他承担了大量军政首长的保健工作任务，却从不外露，对首长从无私求。蒲老去世后，薛伯寿教授继续给溥仪、班禅大师看病，深受赞许和信任。他曾给亚洲佛教协会会长、最高活佛——巴古拉看病，使其转危为安。巴古拉称赞说，是薛教授给了他第二次生命，吃了他的药有起死回生之效，后将随身供奉的铜佛赠与薛教授。巴古拉活佛圆寂后，其秘书索那姆遵遗嘱送来活佛头发舍利。虽然长期担任中央领导的保健任务，但他始终做到不论高干、外宾,还是普通病人都一视同仁。他认为,医者心怀济世救人之心,不可有轻此厚彼之念。做到心无杂念、功利,方可临证;面对疾病,无畏惧之心,方可处方用药。因此,他临证治病以人为中心,以病为重心,对轻病不忽视以免加重,对危重证无畏惧而设法救治,对病人关心备至。

他平易近人,不摆架子。职工家属有病,不问何时,有求必应。他态度温和,以治好病,解除疾苦为责。用药以辨证为准,高干、外宾用药同样以轻灵为长。他主张无病不服药,反对乱开补药。他认为这样做既浪费药物,又害于病人。他治病,不论地位高低,不求贵细药材,常以寻常药物治疗疑难病证,平淡之中见神奇。人命至贵,有如千金。薛伯寿教授始终不忘恩师的教诲,对待病人先发大慈恻隐之心,作至亲之想,不避艰险,一心赴救。他常说,过去拜师学医,出师时,老师送给学生三件礼物:草鞋一双、雨伞一把、灯笼一个。其意不论路程远近,刮风下雨,白天黑夜,都要克服困难、排除万难去出诊。至今,五十多个春秋已成往昔,薛伯寿教授身体力行,始终不忘医训,奋战在临床一线,以治病救人为乐,想病人之所想,急病人之所急,践行着一位大医、一位仁者的崇高使命。

第五节 传承创新

一、融会贯通发扬创新

薛伯寿教授不但全面继承了蒲老的学术医疗经验且颇多发挥。他崇伤寒重温病,对历代医家之说多能融会贯通,没有门户之见,临床诊病圆机活法,承蒲师之学,认为:六经、三焦、营卫气血等辨证,皆说明生理之体用,病理之变化,辨证的规律,治疗的法则,当相互为用,融会贯通。外邪以寒温之性而分,则《伤寒论》详于寒,而略于温;温病学说在伤寒的基础上有所发挥,详论其温。有发扬创新,但又离不开《伤寒论》理法方药的源泉。临床汇通"伤寒"、"温病"、"温疫"学说。《伤寒论》与温病学说两者有机地融合,丰富和扩展了热病的辨证论治内容,提高了临床疗效。他认为,温病学说详尽论述了温热病的诊治规律。如温热病在卫时用辛凉透邪;湿温留恋气分,立芳化透邪、通阳利湿之法;温疫初起,即宜宣郁解毒逐秽为先,为热病初起祛邪增添了治疗新法;热入营血,开创透热转气、凉血散血、平肝息风、开窍宣闭、滋阴息风、育阴复脉等法,为抢救热病气营双燔、血热妄行、昏迷痉厥、真阴欲绝等重证开辟了新的治疗途径。这些,实际上是补充完善了《伤寒论》之不足。然《伤寒论》全方位的辨证思维绝对不可废,诸方配伍严谨,疗效突出,辛温解表、回阳救逆等伤寒之法亦不可废。所以,诊治时病当辨清寒温机要。伤寒、温病之法没有主次、优劣之分,当用则用。如《伤寒论》已有麻杏甘石的辛凉法,是否不需桑菊、银翘了呢?或温病创立桑菊、银翘,是否就再不需要麻杏甘石了呢?应该是各有长短,必须并存,酌情选用。

薛伯寿教授说:"中医治病,高明在思维方法上,你要想得到高明的中医理论体系思维方法,你就要不断地去学习和领悟。中医的经典,历代名医的创新发挥,既要从书本学,又要从临证中去体悟,博采众长。"因此,薛伯寿教授十分重视经典著作的学习。他常说"经典著作要精读深思,各家学说要博学兼收;基础知识书籍要勤读牢记。真正做到一步一个脚印,扎扎实实地把书读通弄懂,把书读活,为我所用。"薛伯寿教授在多年临床实践中,善于思考总结,深知中医离不开临床,实践出真知。他遵循恩师蒲辅周先生以《内经》、《伤寒》的理论为经,以各家学说为纬,对温病各家尤得其深奥的治医之法。他精湛的医术完全来自于他严谨治学的态度和孜孜以求的精神;他始终不忘对恩师学术医疗经验的继承发挥;十分重视临床实践,追求疗效,以解除病人疾苦为乐。

薛伯寿教授师古而不泥古,他认为,当今中医必须坚持科学发展观,坚持与时俱进,融合现代科技成果。同时又必须保持自身特色而不离轨。做到中医为体,西医为用,古为今用,洋为中用。注意学习和掌握现代医学技术知识,提倡中西医兼收并蓄,取长补短,融会贯通,西为中用。科学的检查、化验是必要的,中医四诊,过去多以直观为据,此为历史条件所限。借用当今仪器设备,物理化学的检查,丰富发展中医四诊理所当然。他临证时,非常愿意搞清楚疾病的西医学诊断。他认为某些疾病搞清了西医诊断,对辨证论治很有价值。很多人都认为,中医重视宏观调理而轻于微观辨识。薛伯寿教授对此有自己的见解。他认为,中医首重阴阳,阴阳之道"大而无外,小而无内",中医思辨的奥秘就在于见微知著,所谓"至道在微",老子"无则观其妙","无"即追求微观认识,更有益于治病求本。他常说:"西医是自然科学发展的结果,对疾病的微观认识仍在不断提高。""道法自然",中医理论是朴素自然唯物论,微观认识不断前进就取代朴素,因此,历代著名中医思维中的探求微观分析的观念本身就是超时代的。当今自然科学的发展,微观认识水平不断提升,既有益于中医的继承,更有益于中医的发展创新。他指出:"现代中医师应在谙熟中医理论的同时,注意学习和运用现代医学技术。输液调整电解质紊乱、激素的运用、输血等都是自然科学发展的结果,中医也必须掌握运用,即是融会新知。对于危急重证,必要的西医治疗有益于病人,然中医不可滥用,临证应该权衡利弊,取长补短。在抢救中积极发挥中医的长处,必然可以提高救治水平。"他认为,中医院必须强调以中医为主,从实际出发,治疗中应彼此配合,不应厚此薄彼。他在临床用药中亦常常吸收西医药理学知识。如黄连、黄芪、天花粉、玄参、苍术有降血糖作用，汇参中医的理论应用之，偏热象的用黄连、生石膏、连翘；偏气阴虚的用党参、麦冬、黄芪、天花粉、山药。应用乌贝散治疗胃溃疡，参考现代药理研究，贝母有治疗溃疡的作用，他在治疗胃病时常用。黄芪、女贞子有提高免疫力、升高白细胞的作用，对于免疫力低下的病人常用之。又如他认为，四妙勇安汤中的当归有改善微循环的作用，许多炎症反应局部存在微循环障碍，尤其是感染性休克的病人，在辨证论治的基础上加入四妙勇安汤可提高疗效。

薛伯寿教授在临证中善用经方。他认为，经方效宏，只要对证，疗效确切。他对许多经方、时方皆有心得发挥。临床中喜用柴胡剂，常常数个经方化裁合用。如治一例长期腹胀的病人，一味攻伐而不愈。他选用四逆散合厚朴生姜半夏甘草人参汤治之，攻补兼施，药后腹胀顿减。又如，当归四逆汤本为治血虚寒闭厥证之方，他将其拓展运用于治疗血虚寒闭之月经不调、痹证、冻疮、厥心痛等证皆有显著疗效。

薛伯寿教授常说："叶天士《外感温热篇》是对《伤寒论》继承创新。"可谓中医学自身发展的典范。如半夏泻心汤在《伤寒论》中治疗心下痞，主要取黄连、黄芩、干姜、半夏的辛开苦降之功。而薛生白的连苏饮（黄连、苏叶）亦是仿其意，取其辛开苦降之性，治疗呕吐甚效。又如炙甘草汤是温阳滋阴复脉方，是心阴心阳并调的方子，以扶阳为主，而《温病条辨》中将其温阳药去掉，加入滋阴药，而成加减复脉汤、一甲复脉、二甲复脉、三甲复脉汤等方，形成滋阴峻剂，治疗阴液大亏，真阴欲竭之病。薛伯寿教授据此认为，温病学家是继承发扬《伤寒论》的榜样。

他在治疗女性湿热带下时，常用千金苇茎汤合二妙丸加益母草治疗。千金苇茎汤本为治疗肺痈之方，将其加味治疗带下病，临床疗效显著。可见其根据病机用方之灵活。又如，四妙勇安汤是外科治疗"脱疽"的名方，但决不是仅为"脱疽"所设。薛伯寿教授根据中医理论分析其组方原理，灵活地将该方广泛应用于多种感染性疾病。痛风急性发作合用四妙丸；心脑血管斑块形成、粥样硬化，往往因局部炎症导致痉挛而梗死，故心肌梗死、脑梗死、脑溢血部分病人，辨证合用四妙勇安汤，亦可提高疗效。这也说明多学才能生巧，学深、学透才能有所发挥，有所创新。

薛伯寿教授虚心好学，善于学习他人的经验。虽然已经名声斐然，但他依然不忘兼收并蓄，而且从不没人之功。如他在临床中治疗慢性肾炎常用猪苓汤加白茅根、丹参、益母草等。他指出，这是学习刘志明老中医活用经方的经验。对中气虚的冠心病用理中汤合桂枝汤去芍药，这是受路老学术指导。他常讲学习理论是为了更好地指导实践，也是提高实践水平的关键。中医辨证论治，讲究的是原则性和灵活性，原则性就是紧扣疾病的本质，灵活性就是圆机活法，随证变方。薛伯寿教授强调要多临床实践，实践出真知。在继承的基础上开拓创新。正因为他善于博采众长，经方时方并重，兼收并蓄，方不在古今，有效则用，所以在临床上才可以左右逢源，疗效显著。

二、医术精湛圆机活法

薛伯寿教授医术精湛，不仅仅是因为他是蒲辅周先生的入室弟子，深得蒲师真传。更在于他勤奋好学、刻苦钻研、善于思考、勤于实践。上海中医学院本科六年的学习奠定了他坚实的基础。1965年，大学毕业仅两年的薛伯寿便以我国著名针灸专家叶心清教授的秘书和医生的双重身份在专家医疗队工作。遵照毛主席"6.26指示"来到了北京顺义农村。在这里，初出茅庐的薛伯寿因治愈了一个"怪"病而医名鹊起。有一位病人，她常于夜晚犯病。犯病时，剧烈的腹痛让她难以忍受。更加奇怪的是，有时要跑到坟头上去，在坟头上坐睡一宿，天一亮所有的疼痛都消失得无影无踪了。患者每年挣的钱都用在瞧病上了。一年一年过去，看遍了当地及北京所有的大医院，就是查不出原因。老乡们都嘀咕着她是犯了"鬼"了，没得救了。全家人也都为她的病发愁，却也无计可施。年轻的薛伯寿仔细研究了患者的病情并在征得了叶心清老师的同意后，将医圣张仲景的"乌梅丸"一方改为汤剂，给病人服下。三剂药下去，药到病除。折磨了患者多年的怪病得到了彻底的治愈。消息传开，当地百姓轰动了。乡亲们都说，蒲辅周老中医的弟子真了不起。连"鬼怪"都让他给赶跑了！

1975年，广安门医院在河北省邯郸市野河医院办大专班。薛伯寿被派往邯郸，负责教学工作。此时的薛伯寿在北京医学界和患者当中已经很有一些名气了。他人还没到邯郸，当地老乡已经得知蒲辅周老中医的得意弟子要来邯郸了。一位怀着让名医救命心态的患者家属跟着野河医院的工作人员到火车站接站。他急不可耐地要找薛伯寿教授。他左等右等，眼看车上的人都要走光了，也没看见他想象中的薛教授。这时，迎面走过来一个年轻人，问到："你们找谁呀？"他回答说："我们找从北京来的薛大夫。"听他这么一说，年轻人问到："你们找哪个薛大夫？"他回答说："我们找蒲辅周老中医的弟子薛伯寿大夫。"年轻人看着一行人认真的样子，他笑着说："我就是薛伯寿"。一行人上下打量着他们眼前的这个年轻人。心想："这么年轻呀？"好像是有意要给初到邯郸的薛伯寿一个下马威。野河医院的同行们看着他，"大学"里的学生代表们看着他。"这么年轻，行吗？"问号写在人们的脸上、心里。

车刚到野河医院，薛伯寿还顾不上喝口水、喘口气。立即被请进病房。病床上躺着一个病人。他高热不退已二十余天了，所有能上的抗生素都用了，但高热始终不退。病人面色灰黄，乏力神萎，纳呆痞闷，咳嗽不畅，脉濡数。

一番望闻问切之后，年轻的薛伯寿心中有底了。患者舌苔白厚腻如积粉，中医认为，属于秽湿闭阻三焦证。他得蒲辅周先生擅长治热病经验，便果断处方，以吴又可《温疫论》的"达原饮"合孙思邈的"千金苇茎汤"加减。一剂药下去，患者体温开始下降；第二剂药下去，病情减半；三剂药下去，热已退尽。简单的三剂药，药味少，药量轻，就把高烧二十余天不退的患者痊愈了。人们的眼睛亮了、心服了。"真行，不愧为蒲辅周老中医的高徒。"一时间，他的名字在邯郸当地传开了。两年多广泛诊治疾病疗效显著，"薛伯寿"这三个字在邯郸百姓的心中成了"当代华佗"的代名词。

人们的直觉是简单的。在患者心里，能治好病的大夫就是好大夫。薛伯寿在邯郸地区任教的两年多的岁月中，救治了大量危重及疑难病例。多少年过去了，至今，邯郸地区的老人们一提起薛伯寿大夫，仍佩服得竖起大拇指。薛伯寿从邯郸返京前，广安门医院党委书记亲自到邯郸地委，询问当地百姓有什么要求。邯郸地委的几位领导异口同声地回答说："我们没有其他别的要求，只希望薛伯寿教授每年能来邯郸两次，为我们当地的百姓看看病。"

从那时起，薛伯寿便成了邯郸地区百姓的义务保健医。他每年都要到邯郸两次，为当地的百姓看病、会诊。当然，患者中有领导，但更多的是普通百姓。无论地位如何，在薛伯寿的眼中他们都是病人。

圆机活法，必须辨明疑似。病有内同而外异，亦有内异而外同。做一个好的临床医生，必须练就过硬、扎实的基本功。对医术精益求精，治病求本，知标本缓急，辨明疑似。有一位老年女性患者，因舌干痛5年入住我院内科治疗。其舌质暗红，有裂纹。之前，曾长期在广安门医院专家门诊就诊。前医多辨为"肝肾阴虚"，长期服用"六味地黄汤"类方剂治疗，疗效不显。后经详细问诊发现，患者有大便稀溏，每日3～4次，后背冷，易出汗。察其面色晦暗，诊其舌，色虽红但深暗。问其口虽干，但喜热饮，且渴不多饮，每次仅一小口，只是想润润口而已并不想喝下去。此即，但欲漱水不欲咽之证。联想到《金匮要略•惊悸吐衄下血胸满瘀血病脉证治》："病人胸满，唇痿舌青，口燥，但欲漱水不欲咽，无寒热，脉微大来迟，腹不满，其人言我满，为有瘀血。"辨为阳虚血瘀证，此由脾阳虚衰，血行滞涩，津不上承所致。因此，选用陈修园的"加味理中汤"合桂枝茯苓丸治疗。药仅5剂，长年痼疾即告痊愈。此例说明，薛伯寿教授临证善于知常达变，治病求本，明辨疑似。

三、衷心传承培育徒弟

长期肩负广安门医院的传帮教工作。科技兴国，人才强国，薛伯寿教授认为中医要振兴，中医要造福于人民，绝对离不开人才培养；强调中医要自强，就要立足自身，继承领悟，开拓创新；认为中医要发展，就要做好传承教育,中医继承的工作要落到实处,不仅是学生如何学的问题,更重要的是中医专家如何教,如何引导。他常说,高徒多出于勤奋,继承领悟,开拓创新。自古以来教学相长,事业传承高于一切。古语云"名师出高徒"。当今已有"高徒出名师"。

对学生严格要求,德艺双修,希望弟子皆能青出于蓝而胜于蓝,教学相长,他一直以真诚带教为乐。1975年曾任邯郸赤脚医生大学班主任2年半,培养66名学生,如今有6位已成了当地县中医院院长,33名晋升高级职称,最值得骄傲的是其中2名考进全国首批优秀中医临床人才,高社光在终期毕业取得第一名时说:"完全靠薛老师辛勤培育"。

曾多次出国讲学。1986年,薛伯寿教授被推荐赴朝鲜平壤医科大学东医系讲授中医辨证论治,受到高度评价;1989年中国中医研究院推荐赴荷兰神州医药中心创办"西欧高级中医提高班",任主讲教授兼临床指导看病二年,培育了二十多名针药兼用的医生,受到高度敬重。他还负责主办卫生部、中国中医科学院西医学习中医班共10届,从基础课程到经典著作,从《伤寒论》、《温病学》到《中医内科学》,都能理论联系临床实践,并能结合蒲老的经验讲述自己的体悟,使其博大精深的中医理论,奥妙无穷的中医治病经验,通俗易懂,融会贯通,为历届学员所称颂。他培养了大批中医、中西医结合的骨干,不少成了学术带头人,也有成为领导骨干。为继承发扬推广蒲老学术医疗经验做了甚多工作。他学识渊博,经验丰富,虚怀若谷,不断进取,学生也普遍认为,跟师越久,收获越大,体会越深,有不少学员先后三次前来拜师学艺。

另外,我本人薛燕星,从小耳染目睹父母治病救人的事迹,青年时期就立志学医,在京华医科大学学习中医5年,因有指导与进取精神,每年皆获优秀成绩,1992年毕业后在大兴仁和医院上班,为了培养我,家父十多年里坚持周末上、下午出诊带我临床实践。2003年三批师承时开始研究其治疗外感热病经验,2005年调至广安门医院老中医研究室,从事名老中医传承研究,主持了10项蒲氏传承相关课题并发表论文30余篇,同时完成硕士学位的学习,重点在导师的指导下所作"基于信息挖掘技术的蒲辅周外感热病辨治规律及传承研究"获裴元植优秀硕士学位论文二等奖;主持的薛伯寿名医传承工作站获全国首届先进名医工作室奖;"薛伯寿教授治疗外感热病学术医疗经验探析"获上海颜德馨中医药基金会全国第六届优秀论文三等奖。总之,我是导师二十多年一直最辛苦培养的徒弟,也是得力的助手。

薛伯寿教授最早培养3名中医硕士;作为博士生导师,培养博士2名;全国老中医药专家学术经验继承工作指导老师,培养第三、四、五批学术继承人共10人;传承博士后2名;为广东省中医院带徒2名;全国优秀中医临床人才研修项目指导老师,第一、二、三批共带教30名,其中齐文升、刘建设、高社光、刘文军、赵玲等 8 名为亲自培养的弟子。他能因材施教,严格要求达到诲人不倦,精心毫无保留,学生发表论文均修改 3 遍以上,以培养高水平临床人才为乐。薛伯寿教授多次被评为优秀教师、师带徒优秀奖;2006 年被授予首届中医药传承特别贡献奖;2011 年获北京中医药薪火传承贡献奖;2012 年获岐黄中医药基金会传承发展奖。

(薛燕星)

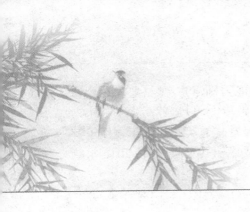

第二章　求索源流

　　伤寒、温病学说奠基于《内经》《难经》，擅长治疗外感热病，首重《伤寒论》，"温病"学说皆羽翼伤寒而有所创新发展，《伤寒论》实为伤邪论，从伤邪论自然容易懂得内有温病、温疫，为首部外感热病的经典，详论六经辨证为八纲辨证的典范；为脏腑辨证的先导，其传变符合临床所见；开创中医基本治疗八法。并论述温病学说在继承《伤寒论》学术中发展创新，从外感热病学术流派之争，各有所长。遵循蒲老倡融会贯通伤寒、温病、温疫学说。既继承各学派的精华，又达创新提高疗效。

第一节　外感热病辨证论治源流考

　　外感病是感受外邪而发病，具有发病急，变化多而快的特点，由于外感病过程中最主要的病理变化是邪正相争，正气奋起抗邪则发热，所以外感病证大多有不同类型的发热，因此又将外感病称为外感热病，但临床亦有因正气虚衰，无力抗邪而不发热者。正如《伤寒论》所云："病有发热恶寒者，发于阳也；无热恶寒者，发于阴也。"

　　中医对外感病证的辨治追溯起源，早在殷商时代的甲骨文中已有疟疾流行的记载。《黄帝内经》在《热论》、《刺热》、《评热病论》等多个章节对外感热病进行了阐述，对热病的概念、病因病机、症状变化、治疗原则、禁忌、预后等多个方面进行了阐发，对后世临床及学术的发展影响深远。《伤寒论》是我国第一部详细论述外感病辨证论治的专著，创立了六经辨证论治体系和方法；其病证分类已初具规模；制定治疗外感病的主要原则、基本大法如先表后里、急当救里、泄热存津、急下存阴等原则，三阳病以祛邪为主，三阴病以扶正为主，以及汗、吐、下、清、和、温、补等大法，奠定外感病证的辨治基础；制定了系列行之有效的方剂（113方），其中不少汤方，沿用至今，乃是治疗外感病的基础方。

一、伤寒、温病学说皆奠基于《内经》《难经》

　　《内经》是春秋战国、先秦诸子百家集著，为精炼深奥的百科全书，尤为中医学理论经典;《难经》相传是秦越人扁鹊所著,全书以阐明《内经》的要旨为主。

其一,《素问·热论》"今夫热病者,皆伤寒之类也",为《伤寒论》的命名之源,热论中所论六经,亦为六经辨证奠定基础。

其二,《内经》首先认为温病可以发生于不同的岁气时令,并以不同的季节而定名。《六元正纪大论》说:"辰戌之岁,初之气,民厉温病"、"卯酉之岁,终之气,其病温"、"寅申之岁,初之气,温病乃起"、"子午之岁,五之气,其病温"。《热病论》说:"凡病伤寒而成温者,先夏至日者为病温,后夏至日者为病暑。"

其三,《内经》认为温病的因素,有内在和外在因素。《阴阳应象大论》"冬伤于寒,春必病温";《金匮真言论》"夫精者,身之本,故藏于精者,春不病温。"前者即为伏气、伏邪学说的先导;后者实为"邪之所凑,其气必虚","正气存内,邪不可干"。邪正双方,正为内因,邪为外因,内因为本,邪气为标,故吴鞠通云:"盖谓冬伤寒,则春病温,惟藏精者足以避之",并云"不藏精三字须活看,不可专主房劳说,一切能摇动精者皆是"。

其四,列述温病的证候。《论疾诊尺》"尺肤热甚脉甚躁也,病温也"。《评热病论》"有病温者,汗出辄复热,而脉躁疾,不为汗衰,狂言而不食。"《伤寒论》太阳病,以法治之,得汗而热不退者,往往为内有伏邪之温病。《生气通天论》"因于暑,汗烦则喘喝,静则多言"。故有暑病发自阳明之论,皆给后世启迪。

其五,对温病治法也有指示。如《至真要大论》"风淫于内,治以辛凉,佐以苦甘"、"热淫于内,治以咸寒,佐以甘苦"、"热者清之"。

其六,温疫有多种,指出相互传染,症状相似。《素问·刺法论》"五疫之至,皆相染易,无问大小,病状相似"。

《难经·五十八难》指出:"伤寒有五,有中风,有伤寒,有湿温,有热病,有温病,其所苦各不同。"

《内经》热病理论有三个特点:其一,热病包括伤寒和温病。如《素问·热论》所谓热病皆伤寒之类,凡病伤寒而成温者,夏至日前为温病,夏至日后为暑病。对热病与寒温的关系,强调了共性统一。其二,热病包括外感和内伤。如《内经》既论述了伤寒、温病、暑病、疫病等外感热病,也记载了内伤热病的病因、病机、症状、治则等。其三,热病以六经、五脏为辨证纲领。如《素问》"热论"的六经辨证和"刺热"的五脏辨证等。前者被仲景作为伤寒六经辨证体系的理论依据之一;后者在历代内伤热病的证治理论发展中受到重视。

二、辉煌首部外感热病专书《伤寒论》内含温病温疫

东汉时,伟大杰出的医学家张仲景,本"今夫热病皆伤寒之类",据《素问·热

19

论》六经分证的基本理论，创造性地把外感疾病极其错综复杂的证候及其演变，以《内经》阴阳五行、脏腑经络、营卫气血、出入升降、气化代谢、五运六气、六淫邪正等学说，以及有关诊断、治疗、方药方面的知识有机地联系并融会贯通，加以总结，提出较为完整、内容深奥浅出的六经辨证体系，因此《伤寒论》的六经，既是辨证的纲领，又是论治的准则。《难经·八十五难》："伤寒有五，有中风、有伤寒、有湿温、有热病、有温病"，由此可见《伤寒论》是一切外感热病的专书。广义伤寒，其"寒"实为邪之义，寒为肃杀之气，使万物凋零，象征六淫之气、疫疠之气，对人生命健康的危害，甚则摧残致死，故《伤寒论》实为伤于外邪之论。

三阳经内联六腑，三阴经内联五脏及心包。六淫外邪一般由表入里，由浅入深，初病在经，久则入腑袭脏。三阳病，多首犯太阳，三阴病，多始太阴，阴阳学说主要阐明对立统一、互补和谐、量变质变之理；三阴三阳，内涵自然四时五运六气；人体脏腑形体经络气血出入升降气化；邪正相争复杂盛衰发生发展传变转归，故伤寒三阴三阳为多相复杂立体思维，从道法自然、人文哲理、生理病理多方综合研究分析，然其要为一，一为整体，不能离开自然、社会、生命活体来言生理、病理、理法方药，故《伤寒论》是以当时杰出的哲学为核心，汇集多学科的精华为医学所用，密切结合临床，其治则与方药传承至今，仍然有卓越疗效，仍为指导的准绳！为超时代的巨著，永放光芒！《伤寒论》一书的临床运用，因发知受理最正，审证求因大法彰。

（一）《伤寒论》六经辨证为八纲辨证的典范

太阳主表、阳明主里、少阳半表半里，腑为阳，脏为阴，发热恶寒者发于阳；无热恶寒者发于阴，三阳皆为表，三阴都为里。故伤寒之主阴阳统，阴阳之主内外别，三阳属实三阴虚，三阴属寒三阳热，三阳之位辨浅深，三阴之殊示缓急。虚实相对言其常，太阳少阴表里连，少阳厥阴相对照，阳明太阴虚实应，虚实互移变通悉，如少阴实则为太阳，太阳虚则是少阴；少阳虚则是厥阴，厥阴实则是少阳；阳明虚是太阴，太阴实是阳明。虚实转变，寒热互移。从邪之盛衰而言，三阳病表示病人正气尚盛，抗病祛邪力强，实为邪气实，病情一般呈现亢奋；三阴病表示病人正气衰，抗病力薄弱，病情一般呈现虚衰。故云："病有发热恶寒者，发于阳也；无热恶寒者，发于阴也"。此即六经与八纲辨证中阴阳总纲。

表里是分析病位的纲领。就六经中表里而言，一般太阳属表，其余各经病变属里。但表里的概念又是相对的。例如：三阳病属表，三阴病属里；阳明病属表，太阴病属里等。六经病证的发表攻里，就是根据病位的在表在里决定治则的。如太阳表证，宜解表发汗；阳明里证，宜清泄里热或攻下里实。所以在临床上出现表里证候有疑似的时候，或者表里证同时出现的情况下，分辨病之在表在里,对治疗的正确与否有着重要关系。如论中"伤寒不大便六七日,头痛有热者,与承气汤;其小便清者,知不在里,仍在表也,当须发汗"。又如"伤寒医下之,续得下利,清谷不止,身疼痛者,急当救里;后身疼痛,清便自调者,急当救表",都是这一类的实例。

寒热是辨别疾病性质的纲领。凡病势亢进,阳邪偏盛者,多属热证;凡病势沉静,阴邪偏盛者,多属寒证。同样。寒热的证候,也是比较复杂的。如同一下利之证,有属寒属热的不同,若自利不渴者,为内有寒;而下利欲饮水者,则为里有热。又有寒热真假之辨,如"伤寒,脉滑而厥者,里有热",为阳明热证,是真热假寒之证。又如"少阴病,下利清谷,里寒外热,手足厥逆,脉微欲绝,身反不恶寒,其人面色赤",为少阴寒化证,是真寒假热之证。由此可见,六经病的寒热,也是辨证论治的重要内容。

虚实是辨别邪正盛衰的纲领,虚是指正气虚,实是指邪气实。辨别邪正的虚实,是治疗时选择扶正或攻邪的关键。如"发汗后恶寒者,虚故也;不恶寒但热者,实也。"前者为汗后阳虚之证,治疗当选用芍药甘草附子汤以顾其虚;后者为汗后邪盛内传之里实证,故治法选用调胃承气汤以攻其实。

上述例证,可以说明八纲辨证是各种辨证方法的总概括,故无不贯穿于六经病证治法之中。但《伤寒论》六经辨证,则又是八纲辨证的系统化、具体化。例如六经病证中的太阳病,有恶寒、发热、头痛、项强、脉浮等证。从八纲辨证来分析,属于表证。但仅据表证,还不能指导治疗,必须结合其有汗无汗来进一步辨别,如有汗为表虚,无汗为表实。只有这样,才能准确地运用解肌或发汗的治疗方法。又如少阴病有但欲寐、脉微细等证,从八纲来分析,属于里证、虚证。但仅据里证、虚证,仍不能指导治疗,必须进一步分析其阴阳的偏盛偏衰,如果表现为无热恶寒、四肢厥逆、脉沉微等阳衰阴盛者,则为少阴寒化证;如表现为心烦不得眠,咽干或痛、脉细数等阴虚内热的脉证,则为少阴热化证。只有这样,才能准确地运用扶阳抑阴或育阴清热的治疗方法。由此可见,六经辨证与八纲辨证的关系是相辅相成的,必须充分理解到这一点,才能有效地进行临床辨证和治疗。

(二)《伤寒论》六经辨证为脏腑辨证的先导

脏腑经络是人体不可分割的整体,六经证候的产生,则是脏腑经络病理变化的反映。因此,六经辨证不能脱离这些有机的联系。以脏腑的病理反映而论,在疾病的进展过程中,各经病变常会累及所系的脏腑,而出现脏腑的证候。如膀胱为太阳之腑,太阳表邪不解,传入于腑,影响膀胱气化功能,以致水气内停,可见小便不利、少腹里急、烦渴或渴欲饮水、饮水则吐等证。胃与大肠为阳明之腑,邪入阳明,胃燥热甚,津液受伤,则见身大热、汗自出、不恶寒、反恶热、口干舌燥、烦渴不解、脉洪大等证。若肠胃燥热结实,腑气不通,就会出现潮热、谵语、手足漐然汗出、腹胀满疼痛、拒按、大便秘结等证。胆与三焦为少阳之腑，胆火上炎，则有口苦、咽干、目眩。三焦水道失于通调，或水停心下，则心下悸、小便不利；或水寒犯肺，则为咳；或少阳枢机不利，寒饮留中不化，则可见往来寒热、心烦、胸胁满微结、小便不利、渴而不呕、但头汗出等证。脾为太阴之脏，病则脾阳不振，运化失常，脾虚脏寒，寒湿停滞，可见腹满而吐、食不下、自利、时腹自痛等证。心肾为少阴之脏，病则心肾虚衰，气血不足，可见脉微细、但欲寐、恶寒、倦卧，甚至手足厥冷、下利或呕逆等一系列阳气虚衰、阴寒内盛之证。如果心火过亢，肾阴不足，则见心中烦、不得眠、咽干、舌质绛、脉细数等阴虚热甚之证。肝为厥阴之脏，病则寒热错杂，肝气上逆，可见消渴、气上撞心、心中疼痛、饥不欲食、食则吐蛔或下利等证候。此外，经络内属于脏腑，外络于肢节。以经络的病理反应而论，例如，足太阳经起于目内眦，上额交巅，下项夹脊抵腰至足，循行于人体之背部，故太阳经受邪，则见头项痛，腰脊强等证；足阳明经起于鼻梁凹陷处两侧，络于目，并从缺盆下行经胸腹，循行于人体之前面，故阳明经受邪，则见目痛、鼻干等证。足少阳经起于目外眦，上抵头角，下耳后，入耳中，并从缺盆下行胸胁，循行人体之侧面，故少阳经受邪，可见耳聋、目赤、胸胁苦满等证。三阴病属里证，其经络所反映的证候虽不像三阳经那么显著，但其所表现的某些证候，如太阴病的腹满痛；少阴病的咽痛、咽干；厥阴病的头顶痛等，均与其经络循行部位有关。

（三）《伤寒论》传变求索

《伤寒论》传经由循经、越经、表里、首尾传；尚有误治转属：如"太阳病，若发汗、若下、若小便不利，此亡津液，胃中干燥，因转属阳明。"

伤寒六经，循本经入里，甚至入脏腑，如124条"太阳病六七日，表证仍在，脉微而沉，反不结胸，其人发狂者，以热在下焦，少腹当硬满，小便自利者，下血乃愈，所以然者，以太阳随经，瘀热在里故也，抵当汤主之。"为太阳腑证之蓄血证。再如太阳病，过经十余日，反二三日下之，后四五日柴胡证仍在者，先与小柴胡。呕不止，心下急，郁郁微烦者，为未解也，此为太阳病传少阳经经病，复入少阳胆之腑病，大柴胡汤和解而下之。第217条"汗出谵语者，以有燥屎在胃中，此为风也。须下者，过经乃可下之。"邪气循阳明经已深入大肠腑实。

传经与循本经入里，导致腑病、脏病，《伤寒论》手足十二经外及皮、肉、腠理、三焦、筋骨，内连五脏六腑，包括形体营卫气血脏腑诸疾病。《伤寒论》在阴阳、五行、八卦哲理学说指导下，在整体宏观一分为二，合而为一，道法自然，五行生克乘侮，复杂巨系统和谐气化升降出入，三阴三阳，天干地支，五运六气，四时阴阳万物之根本。从八卦学说，上知天文，下知地理，中知人事，从脏腑经络学说来论人之生理、病理学说,《伤寒论》六经辨证是病证结合,既有病因病机,又突出恒动变化;既有形体皮肉筋骨病,又有五脏六腑心包之疾;更有营卫气血经络循行失调。《伤寒论》简易涵盖中医诸多辨证的核心,杂病附于伤寒之下,外感与杂病密不可分。

外感疾病的发生与传变规律,一般在邪盛正衰的情况下,多属自表而里,由阳而阴,善治者,治其皮毛,邪在太阳,及时透邪外出,无损于内;邪在经,及时治疗,防入腑伤脏。反之,如正复邪衰,则能由里达表,由阴出阳,病邪内陷,必须扶正,慎养,恢复脏腑功能而达邪胜邪。惟前者是病情进展的传变,而后者则是病重向愈的转归。

合病和并病,都是不能单独用一经来归纳的复杂证候。凡两经或三经的证候同时出现者,称为合病。《伤寒论》中有太阳阳明合病、太阳少阳合病、阳明少阳合病和三阳合病四种。凡一经的病证未罢,而又出现另一经证候者,称为并病。《伤寒论》中有太阳阳明并病和太阳少阳并病两种。此外,尚有素体虚衰,外邪不经三阳,而直接表现出三阴的证候,称为直中。

（四）《伤寒论》理法方药一致,开创中医基本治疗八法

《伤寒论》六经病证的治则,总的来说,不外祛邪与扶正两方面,而且始终贯穿着"扶阳气"和"存阴液"的基本精神,从而达到邪去正安的目的。在治法的具体运用上,实际上已包含汗、吐、下、和、温、清、消、补等法。三阳病以祛邪为主,然不同的病情又当施以不同的祛邪方法。例如:太阳病在表,一般使用解表法,如表实证宜开泄腠理,发汗散寒;表虚证宜调和营卫,解肌祛风。太阳病辨麻黄汤、桂枝汤之用精细入微,桂枝汤的加减变化左右逢源。大青龙汤汗不出而烦躁,寒邪表郁太甚而化热之渐,辛温发汗治其本,佐以辛凉治其标;麻杏石甘汗出而喘,肺火已甚,辛凉清透两法彰;小青龙汤外寒内饮,即寒郁在表、心下有水气,解表温化,外寒内饮皆能消;病在太阳,而病机已涉及少阳,则和解少阳,即是开太阳,所以太阳上中下三篇均有柴胡证;病机涉及阳明,则攻下阳明,亦是所以开太阳,故太阳上中篇,均有承气证,下篇有诸陷胸、诸泻心;亦有扶正祛邪者,如太阳中篇有小建中汤、太阳末篇有炙甘草汤,以及桂枝人参汤,桂枝人参新加汤,均是以补为开。表气通则里气通,里气通则表气通,所以必知六经病变,而后乃知太阳病变。必集六经疗法,而后乃知太阳疗法,可以说汗法灵活运用,必及其他疗法。故仲景太阳病主要讲汗法,然辨证运用则必知其他诸法。阳明病是里、热、实证,有气热证,燥结证之分。前者用清法,后者用下法。邪入少阳,枢机不利,为半表半里证,其治法以和解为主,少阳经病用小柴胡汤,少阳腑病则宜大柴胡汤。三阴病多属里、虚、寒证,治法以扶正为主。例如太阴病属脾虚寒湿证,治法以温中散寒燥湿为主。少阴病多属心肾虚衰,气血不足,但有寒化、热化之分。寒化证宜扶阳

抑阴；热化证宜育阴清热。少阴病有麻黄附子细辛汤证；亦有少阴三急下证。厥阴病，证候错综复杂，治法亦相应随之变化，如热者宜清下，寒者宜温补，寒热错杂者宜温寒并用。

在疾病的发展过程中，各经证候往往混杂出现，在表里同病时，宜按表、里证的先后缓急，而采用相应的治疗措施，可选用先表后里、先里后表、表里同治之法。先表后里，是治疗常法。一般来说，表里同病，应先解表，表解方可治里，否则易致外邪内陷，造成变证。然而在具体运用上，本法多适用于表里同病而以表证为主的病情。先里后表，是治疗的变法，在表里同病，里证已急的情况下，应先治其里，后治其表。表里同治，是表证里证同时治疗的方法，有时表里同病，单解表则里证不去，但治里则外邪不解，故用本法以兼顾表里。但表里同治法中，有表里兼顾而不分孰重孰轻者；有偏重于表者；亦有治法偏重于里者，可根据病情选择施用。

三、温病学说在继承《伤寒论》学术中发展创新

晋代葛洪《肘后备急方》对天花等传染病作了准确描述，提出"岁中有疠气兼夹鬼毒相注，名为温病。"记载了许多治疗外感病卓有成效方药，如治伤寒初起的葱豉汤、治外感化热的葛根解肌汤等。

隋代巢元方《诸病源候论》："此病皆因岁时不和，温凉失节，人感乖戾之气而生病，则病气传相染易，乃至灭门，延及外人。"明确提出疫病感乖戾之气，而有传染性。

唐代孙思邈《千金方》收集有效热病防治方药，如葳蕤汤治疗冬温、风温，犀角地黄汤治疗蓄血吐血，太乙流金散辟温，生地黄煎治热病，七物黄连汤解热毒等。

宋代朱肱《伤寒类证活人书》论治热病"夏月药性宜凉，不可太温"，论治风温"治在少阴、厥阴，不可发汗，宜葳蕤汤"，论治湿温"治在太阴，不可发汗，白虎加苍术汤。"庞安时《伤寒总病论》将外感热病的病因归结为毒，主张治疗伤寒要灵活运用仲景法，重用石膏和解毒药。

金元·刘河间指出："此一时，彼一时，奈五运六气有所更，世态居民有所变……故不可峻用辛温大热之剂。"认为六淫皆从火化，热病只能作热治，不能从寒医，自制双解散、通圣散、天水散、凉膈散等新方。双解散解表清里并用，其法虽然不尽属辛凉解表，但比起纯用辛温，有了很大进步。他认为：伤寒疫疠之病，如果用热药解表，不但不解，病势反而危重。对热病提倡重用寒凉，解表药与寒凉药并用，从而为外感热病的辨证选药开拓新意。有热病用河间之说，被推为开创温病鼻祖，为后世温病学说的形成打下基础。张从正私塾河间，重视祛邪，力倡汗吐下三法，强调三因制宜："凡解利伤寒、时气、疫

疾，当先推天地寒暑之理以人参之，南陲之地多热，宜辛凉之剂解之；朔方之地多寒宜辛温之剂解之。午未之月多暑，宜辛凉解之，子丑之月多冻宜辛温解之，少壮气实之人，宜辛凉解之，老耋气衰之人，宜辛温解之。"为辛凉解表法的发展奠定思想基础。李东垣善治脾胃病，亦制定了颇具疗效的防治外感病方剂，如清暑益气汤、普济消毒饮等。

明·王纶《明医杂著》认为有些外感病如伤寒、伤风、寒疫可用仲景法，而有些外感病如天行温疫，则宜用河间辛凉苦寒法，提出"外感法仲景，热病用河间"。王安道《医经溯洄集》提出"温病不得混称伤寒"，将一直隶属于广义伤寒之温病独立起来，他说："伤寒即发于天令寒冷之时，而寒邪在表，闭其腠理，故非辛甘温之剂，不足以散之……温病、热病，后发于天令暄热之时，火郁自内而达于外，郁其腠理，无寒在表，故非辛凉或苦寒或酸苦之剂不足以解之。"王氏明确了温病的病机为温病之邪"火郁自内而达于外"。张凤逵《伤暑全书》提出暑病当以"首用辛凉""得寒凉而解，苦酸而收，不必用下"的治疗原则。缪希雍首先提出伤寒温疫"邪气之入，必从口鼻"的观点。

汪石山对于伏气、新感温病的阐发，他说："苟但冬伤于寒，至春而发，不感异气，名曰温病，温病未已，更遇温毒，亦可名曰温病，较重者，此伏气之温病。又有不因冬月伤寒而病温者，此特春温之气，可名曰春温，如冬天伤寒，秋之伤湿，夏之中暑相同，此新感之温病。"

吴又可从观察治疗研究瘟疫的实践中总结出防治温疫的理论和经验，写成第一部温疫专书《温疫论》，认为"疫者，感天地之疠气。""各种疫病，究其所伤不同，因其气各异也"，知其气各异，故谓之杂气，瘟疫是具有强烈传染的一类温病，"大约病遍于一方，延门阖户，众人相同，皆时行之气，即杂气为病也。"这种杂气，吴氏认为："非风、非寒、非暑、非湿，乃天地间别有一种异气所感"，"为病种种，是知气之不一也，盖当其时，是有某气专入其脏腑经络，转发为某病，故众人之病相同"、"不可以年岁四时为拘，盖非五运六气所能定者，是知气之所至无时也，或发于城市，或发于村落，他处安然无有，是知气之所着无方也"。疫者，杂气为病，"在岁运有多少，在方隅有轻重，在四时有盛衰。此气之来，无老少强弱，触之者即病，邪自口鼻而入，则气所客，内不在脏腑，外不在经络。"认为"邪伏膜原，发病时宜用达原饮疏之，继而邪气一离膜原，察其传变，众人多有不同，以其表里各异耳。能知以物制气，一病只有一药，药到病已，不烦君臣佐使品味加减之劳矣。"吴氏从温疫临床实践观察研究，阐明各种温疫，有其相对疫气所感染，感染有潜伏期，"先伏而后行者，所谓温疫之邪，伏于膜原"，在书中亦论述到空气传染、污水传染、接触传染；对温疫大小流行、偶然少数发病皆有当时至高认识。

对伏邪部位，柳宝诒《温热逢源》认为："寒邪之内伏者，必因肾气之虚而入，故其伏也每在少阴。"指出"治伏气温病，当步步顾其阴液，阴液伤变证蜂起，留得一分津液，便有一分生机。"

俞根初《通俗伤寒论》："伏温内发，新寒外束，有实有虚，实邪多发于少阳膜原，虚邪多发于少阴血分阴分。"杨栗山《伤寒温病条辨》延承发挥吴氏观点，"口鼻受邪，直行中道，流布三焦，散漫不收，去而复合，受病于血分，故郁之而发。""一发则邪气充斥奔迫，上行极而下，下行极而上，即脉闭体厥，从无阴证，皆火毒。"此处突出温疫为火毒之性，由于温疫是"邪热内攻，凡见表证，皆里证郁结，浮越于外也，虽有表证，实无表邪"，主张辛凉宣闭为要，倡用升降散、双解散，若用辛温解表，是为抱薪投火，轻者必重，重者必死，唯用辛凉苦寒，以开导其里热，里热除而表证自解矣！自创以升降散为总方的15方：轻者清之，神解散、清化汤、芳香饮，大小清凉饮，大小复苏饮、增损三黄石膏汤八方；重则泻之，增损大柴胡汤、增损双解散、加味凉膈散、加味六一顺气汤、增损普济消毒饮、解毒承气汤六方，而升降散为其总方也。"

关于邪气入侵途径及所犯部位，喻嘉言在《尚论篇》卷首详论温疫以破大惑文中说："然从鼻从口所入之邪，必先注中焦，以次分布上下……此三焦定位之邪也"，并从三焦着眼，辨别清邪中于上焦，浊邪中于下焦，并谓其治法，未病前预饮芳香正气药，则邪不能入，此为上也；邪既入，则以逐秽为第一要义。他说："上焦如雾，升而逐之，兼以解毒；中焦如沤，疏而逐之，兼以解毒；下焦如渎，决而逐之，兼以解毒。"喻氏这种观点，可能开叶、吴二氏温病学三焦理论之端。而芳香、逐秽、解毒，亦为温病常用的方法。喻氏所倡"真阴为热邪久耗，无以制亢阳"的理论，启迪滋阴增液温病中的运用。

叶天士精研伤寒论，又承继历代医家丰富的理论精华，虚心博采，学术经验俱丰而融会贯通，对外感病在承继中发展创新。所著《温热论》为口传心授杰作，《临证指南医案》内蕴叶氏温病学说的实践记录，他的学术成就被誉为温病学科走向成熟之象征。

1. 新感温病的途径叶氏认为："温邪上受，首先犯肺，""暑必夹湿……从鼻吸而受，必先犯肺"；热邪内迫，气分阻闭，当治肺经，倘逆传心包，必致昏厥；"口鼻吸入秽浊，自肺系渐入心包络"。明确新感病的受邪途径是"温邪上受，首先犯肺"；其传变规律为邪不外解，可由肺卫顺传阳明，或逆传心包；"逆传心包"为一大创见，认为神昏谵语不单是阳明邪热结滞上扰，仲景主以承气；而叶氏立法以清营、清宫为主，选"三宝"和犀角、金汁（实为原始抗生素）、竹叶之类，为温病危急重症的治疗独辟蹊径。此学说亦根源伤寒有顺传；有表里相传，所谓实则太阳（相当卫分）虚则少阴（心肾），一般认为心包代心君受邪。伤寒多始于太阳（足），温病多始在手太阴肺。故谓伤寒的六经，以足太阳为首，温病主手经，以手太阴为首，主张"初病手经，不当用足经方"，此明确指出伤寒温病初起治法有异。

2.伏气温病的发挥 叶氏指出伏气温病有两种，一为冬伤于寒，冬不藏精的伏气，如《临证指南医案·温热门》云：温邪久伏少阴，体虚，温邪内伏，犹是冬令少藏所致；一为夏令的暑邪伏至秋季而发，《临证指南医案·暑病门》云："伏暑至深秋而发，""初病伏暑，伤于气分"，此为伏气学说的发挥，使伏气不只限于冬伤于寒和不藏精之说。对伏气为病的治疗，认为：伏邪温病，邪伏于里，热自内发，治宜"苦寒直清里热。"刘吉人《伏邪新书》较叶氏发挥更广："感六淫而不即病，过后方发者，总谓之曰伏邪。已发者而治不得法，病情隐伏，亦谓之曰伏邪。有初感治不得法，正气内伤，邪气内陷，暂时假愈，后仍作者，亦谓之伏邪。有已治愈，而未能除尽病根，遗邪内伏，后又复发，亦谓之曰伏邪"，此论亦有易于伏气慢性病多虚，然应知有伏邪可能性，扶正不忘透邪，甚至要解毒。临床需加以思考运用。

3.三焦和卫气营血的提出 温病宜分三焦，犹伤寒之六经。《临证指南医案·温热门》云："治法以辛凉微苦，气分上焦廓清则愈，惜乎专以陶氏六经看病"。"然邪在上焦，壅遏阻气，必聚热，痰臭呛渴，是欲内闭，惜不以河间三焦立法。""肺主气属卫，心主血属营。"提出："大凡看法，卫之后方言气，营之后方言血，在卫汗之可也，到气才可清气，入营犹可透热转气，入血恐耗血动血，直需凉血散血。"章虚谷对此阐发云："凡温病初感，发热而微恶寒者，邪在卫分；不恶寒而恶热，小便色黄，已入气分矣；若脉数舌绛，邪入营分；若舌深绛，烦扰不寐，或夜有谵语，已入血分矣。邪在卫分，汗之宜辛凉轻解，清气热不可寒滞，反使邪不外达而内闭，则病重矣。故虽入营，犹可开达转出气分而解"。这种以三焦、卫气营血来归纳温病全过程，有证型、治则、方药、有表里、深浅、虚实传变，既有顺传、也有逆传，叶氏继承伤寒六经辩证思维精华，然在治疗方法及方药有很大发展创新，他曾说，辨卫气营血虽与伤寒同，若论治法则大异。这是温病学说走向成熟的新阶段。

4.温病诊断的经验 叶氏创新总结温病的辨舌、验舌，辨斑疹、痦等临床诊断经验，为三焦、卫气营血之辨提供可靠依据，充实了温病辨证论治，实为叶氏对中医药学创新贡献之一。

吴鞠通私塾叶氏，对《温热论》、《临证指南医案》深入揣摩其精髓，领悟"持论平和，立法精细"，分析其处方用药规律，结合自己的经验，把叶氏学术成就条理化、系统化，编著《温病条辨》，以三焦为纲，病名为目，提出以"三焦辨证"作为温病的辨证纲领，将卫气营血穿插到三焦辨证之中，仿《伤寒论》的体裁，分列条文，区分各种温病的脉因证治，隶属于三焦之下，并用自条自辨的方式。吴氏阐明温病的发展变化规律为：温病由口鼻而入，鼻气通于肺，口气通于脾，肺病逆传，则为心包，上焦病不治，则传中焦、胃与脾也；

中焦病不治，即传下焦、肝与肾也，始上焦，终下焦。又确立了"治上焦如羽，非轻不举"，"治中焦如衡，非平不安"，"治下焦如权，非重不治"的治疗原则，制定了银翘散、桑菊饮、三仁汤、五加减正气散、清络饮、清营汤、清宫汤、加减复脉汤、大小定风珠等名方，至今仍广泛运用，疗效可靠，对《温病条辨》一书，当时有人评为："大江南北，三时感冒，取则有凭焉。"当今推崇与经典相提。

王士雄《温热经纬》，王氏对温病学说抱着虚心研究、汇合各家之长，又有不少独到见解。此书推荐为必读之书。从自序中可知他著书崇高境界，他说："兹雄不揣冒昧，以轩歧之文为经，以叶薛诸家之辨为纬，纂为《温热经纬》五卷，其中柱石，择昔贤之善而从之，间附管窥，惟加雄按二字以别之。"此书综合了清代以前温病学说的主要成就。《伤寒论》客观上存在详于寒而略于温，后世名医在《伤寒论》理法方药的基础上，详论其温，从而提高了温病临床疗效。若莫视温病的发展创新，"其心以为推戴仲景，不知反晦仲景之法。"如"从来神昏之病，皆属胃家，"勿视"逆传心包"的创新及方药疗效的提高；当温病学说走向成熟，疗效显著之时，导致不少医家专重叶吴而忽略仲景《伤寒论》，甚至服赝新说，疑古方不能治今病。外感热病之书，必须以《伤寒论》为本，温病瘟疫之书皆为枝叶花果，伐其本，枝叶花果则难繁茂，故相得益彰。吴氏《温病条辨》例言中说："是书虽为温病而设，实可羽翼伤寒"。裘杏生说："叶天士之温热，张凤逵之伤暑，喻嘉言之伤燥，吴又可之瘟疫，陈耕道之疫痧，余师愚之疫疹，陈伯平之风温，薛生白之湿热等，皆各有一得之处，以能羽翼仲景，即有功于医学！""伤寒""温病"学说是相互发明的，吴氏云：始异而终同，其中焦治法，无非由《伤寒论》阳明太阴篇中套出；其下焦治法，无非由《伤寒论》少阴厥阴篇中化出。

总之，历代医家在对外感热病不断认识、不断探索的过程中，形成了不同的学术见解，不断充实外感热病辨证论治内容，推动其理论和临床上的不断完善、发展。治疗外感热病，不可不辨伤寒与温病，而用伤寒和温病之法，又不可不灵活，应倡导融会贯通。

第二节 外感热病学派、研究动态及发展趋势

一、外感热病学术流派概述

（一）通俗伤寒派

形成于北宋，在明清两代有所发展。代表人物有朱肱、张景岳、吴坤安、章虚谷等，俞根初为其集大成者。

学派学术特点：

1. 在《伤寒论》的基础上，总结历代名家经验，从而建立起包括热病、中暑、温病、温疟、风温、瘟疫、秋燥、伏暑在内的外感热病辨证论治体系。其以广义伤寒为研究对象，主张伤寒是外感热病的总称。

2. 强调以六经作为辨治外感病的框架。

3. 清代的通俗伤寒派能兼容并蓄，消化吸收其他流派治疗外感热病的成果，如俞根初的《通俗伤寒论》、吴坤安的《伤寒指掌》、章虚谷的《伤寒论本旨》，都能在六经的框架中吸收吴又可、叶天士、薛生白、吴鞠通的学说和经验，并广泛吸收民间经验，创制新方。

（二）温热学派

崛起于清代，温热派创立的辨证论治体系，对后世产生了很大的影响，为温病学之核心派。代表人物如叶天士、薛生白、吴鞠通、王孟英、陈平伯等。代表作有《温热论》、《温病条辨》、《湿热病篇》等。

学派学术特点：

1. 温热派在理论体系上摆脱传统的六经辨证，主张温热与伤寒分论，强调伤寒与温病之区别。认为《伤寒论》详于寒而略于温，不能替代温病学说。概念不可混淆，治疗更应严格区分。

2. 温热派长于治疗新感温病，制立卫气营血和三焦辨证体系，强调温病有卫气营血传变过程，逆传心包则神昏，病位非仅在阳明。

3. 重视伏气学说，如伏寒化温说、邪伏募原说、伏火说等。

4. 在治疗上强调病位有浅深层次，故有缓急之法，重视养阴生津，擅用开窍，长于治湿，辨证精细。

（三）温疫学派

开创于吴又可，所著《温疫论》，代表了温病学发展初期的学术成就，其后有刘松峰《松峰说疫》、余师愚《疫疹一得》、戴天章《广瘟疫论》、杨栗山《伤寒温疫条辨》、邵步青《四时病机》等。

学派学术特点：

1. 强调特殊致病因素，如吴又可的杂气论，刘松峰的邪毒论，余师愚的时气热毒说等。

2. 重视尽早采用攻击性的祛邪治疗，如吴又可开创的疏利透达法，首用辛苦雄烈之品，直捣膜原巢穴，并擅用汗、吐、下三法；余师愚长于清热解毒，以清瘟败毒饮为温疫诸证之主方；杨栗山重视火热怫郁的病机，常将清、透、通、利诸法并施。

3. 区别流行类型，如吴又可根据瘟疫流行范围及程度不同，区分为"盛行之年"、"衰少之年"、"不行之年"等流行类型，在预防医学上有重要的意义。

（四）经典伤寒派

对经典伤寒派，不可简单以顽固守旧派视之，其理论方法亦值得深入研究，其代表人物为陆九芝、恽铁樵、祝味菊、章巨膺等。

学派学术特点：

1. 经典伤寒派恪守六经辨证，坚决否定温热派理论。主张用《伤寒论》六经辨证指导温病辨治，认为六经提纲不独为伤寒设，废六经则百病辨证失传。

2. 认为叶、吴卫气营血和三焦辨证及《温热论》、《温病条辨》部分内容脱离了六经理论，卫气营血仅是叶天士对温热病误治几种变证、坏证的归纳，温病学派不应脱离伤寒而自立门户。

3. 经典伤寒派注重实效，倡用经方，小视轻灵之法。

总之，外感热病学术流派之间在争论、渗透、借鉴、继承、批判中构成、发展了中医外感热病诊治体系，吾辈当择善而从，兼容并蓄。遵循蒲老倡融会贯通伤寒、温病、温疫学说，既继承各学派的精华，又达创新提高疗效之秘。

二、现代外感热病研究动态及发展

现代科学的发展、医学的进步、社会生活环境的改变、致病原的变异导致临床疾病谱改变，对急性热病（包括艾滋病、非典、禽流感、手足口病等）等疑难疾病的研究，给中医学带来新的挑战和发展。

（一）对外感热病病因及发病的新认识

吴又可《温疫论》明确指出"夫温疫之为病，非风、非寒、非暑、非湿，乃天地间别有一种异气所感"，并结合临床实际，肯定了各种不同的异气对人体的特异性损伤，曰"当其时，适有某气专入某脏腑经络，专发为某病"。吴氏所感悟到的这类"异气"，限于当时的科技水平，还无法检测其形态而已。现代世界科技的发展，人们已能检测到这类致病因子确实存在，上海名医余无言曾倡言细菌说之确凿有据可补我中医之不逮。祝味菊《伤寒质难》提出"因无寒邪温邪之分，邪有无机有机之别"，而祝氏正邪交争，以正气为关键的发病说，则更是合乎《内经》所谓："正气存内，邪不可干"，"风雨寒热不得虚，邪不能独伤人"的观点。薛伯寿认为六淫本为性质不同的病邪，故非六气，六气的异常只是产生不同性质邪的外界条件而已。

六淫学说的现代研究：普遍认为自然界六种气象的异常（即"六淫"）既是外感热病的主要致病因素，亦是疾病发生的重要条件；六淫病因及发病说是中医传统理论不可分割的重要组成部分。因此，对外感六淫的现代研究一直为近数十年来众多学者所重视。如匡调元研究认为中医所指的六淫，实质上包括两种因素，一是各种气象因素，如温度、湿度、气流、气压、光照度及日月与其他星体对人体的影响；二是生物性致病因子，如流感病毒、疟原虫等。气象因素可以直接作用于人体而产生生理性及病理性影响,也可通过影响生物性致病因子再作用于人。许多研究表明:温热、湿热、暑热等气候环境有利于各种生物性致病因子的孳生繁殖;而某些气候异常也为各种生物性致病因子对人体的侵害和在人群间传播创造条件,如风作为一种流动的空气,它常以一种"气溶胶"的形式存在,有文献报道,能通过"气溶胶"的方式引起疾病的病毒有百种以上,如流感病毒、腺病毒、柯萨奇病毒和埃克病毒等。因此认为:"风邪"至少可以被认为是"传染性微生物气溶胶"。

温热之为病,以"伏邪"为主因,并多因兼感"外邪"而诱发,夹杂"里邪"而转剧:何廉臣先生编著《重订广温热论》,主要论述伏气温热。何氏明确了温热病证的主因是"伏火",并根据其发病季节和临床证候分为湿火、燥火两类。至于温热病证的发生,则往往因新感外邪而引动伏邪发病。何氏称:因风邪引动而发者,曰风温,或曰风火;因寒邪引动而发者,曰冷温,或曰客寒包火;因暑邪引动而发者,曰暑温,或曰暑热;因湿邪引动而发者,曰湿温,或曰湿遏热伏;若兼秽毒者,曰温毒,其症有二:一为风温时毒,一为湿温时毒。此以兼证而别其名也。何氏还认为,温热病证,还往往夹杂有痰水、食滞、气郁、蓄血等在里之实邪;并认为,只有及时祛除其夹邪,才能使伏邪得以透发,病证得以传变而解。薛伯寿认为伏邪虽与感染邪之潜伏期有关,然中医伏邪学说更有探讨病机的特点,往往新感六气而发,故为病因病机学说。何氏指出兼夹,蒲老非常重视祛除夹邪,不与病邪相结,而易透发。

外感热病发病的体质因素及"从化"问题:匡调元等学者研究认为体质因素不仅是体质的强弱决定感不感受外因而致病,而且具体的体质条件还是决定发病类型和整个疾病发展过程的重要因素之一。如同一个地区,同一时期流行的感冒,虽然病原体是相同的,但其临床表现却可见很多不同的证候类型,甚至证型有偏寒、偏热、偏湿之异,病变亦有以肺卫为主,或以胃肠为主等不同。这是因为患者的体质不同,其发病的过程、病变的部位和所反映的症状也不同。此外,印会河曾提出体质和病邪之间发生了根本矛盾,这时体质起的作用就显现出来而发生"从化"现象。如:伤寒化热,是在病人体质阳热的基础上发生的;湿热化寒,是在病人体质阴寒的基础上产生的。薛伯寿认为人的生理病理相同为基础,然体质之异,对病理影响也存在,治疗中不可忽视因人而异。

"毒"是导致外感热病高热及其传变加剧的重要因素:20世纪30年代,陆渊雷所著《伤寒论今释》中,即提出了"病毒"和"毒素"的概念,认为外感热病(伤寒)的病因主要是细菌感染和分泌毒素,而发热恶寒是人体正气抵抗病毒的表现;并认为中医治外感热病主要是调动人体自身的抗毒能力,仲景发表及攻下等的目的是排出毒素和代谢废物等。到了80年代,更有人明确提出,生物性致病因子属于中医学中"毒"之范畴，它具有如下 9 种特性：酷烈性、火热性、秽浊性、走窜性、善变性、传染性、免疫性、顽固性、兼夹性。现在论述毒的来源及形成，一般分为外毒和内毒两类。

薛伯寿教授在《蒲辅周学术医疗经验——继承心悟》中认为《伤寒论》实为伤邪论，伤于外邪的专著，六淫邪气与自然气候相联系，六淫实为思维微观探求六种不同性质的外邪，即外感病因学说。六淫中邪毒甚，有传染性为疫邪。

（二）"寒温融合论"成为当代论治外感热病的主流趋势

近代中医名家多倡"寒温融合"，何廉臣主张在临床中治疗外感热病要根据病人病情的发展，灵活选择，即"病在躯壳，当分六经形层；病入内脏，当辨三焦部分"。丁甘仁认为由于人之禀赋各异，病之虚实不一，伤寒可以化热，温病亦能转变为寒，故在临床中对外感热病的辨证论治，主张把两种学说融会贯通。秦伯未认为"温病是伤寒的发展，必须把这分歧消除，才能使中医的外感热病学在临床应用上大大地提高一步。"并提出要把两者统一起来，"成为完整的中医外感病学或叫传染病学"。万友生终生从事热病的理论和临床研究，力倡寒温融合论，先后著有《寒温融合论》和《热病学》，明确提出了"寒温统一论"。万氏将伤寒六经证治，温病三焦、卫气营血证治及气郁、食滞、痰积、血瘀、阴虚、血虚、气虚、阳虚等内伤发热的证治融入其中，总体分为 5 类证治系列，形成了一个比较完整的热病辨证论治体系。董建华教授执简驭繁，融合寒、温两法辨治之精华，按表证、表里证、里证三个阶段的证治系列，作为临床辨证论治外感热病的总体方案，精简可资临床借鉴。我们遵循蒲老倡融会贯通伤寒、温病、温疫学说，倡导综合辨证，以法治病，选方择药，知常达变。可达掌握提高外感病诊治水平，提高临床疗效。

（三）治则治法的创新发展

自叶天士提出温热病多按卫、气、营、血由浅入深的发展传变以来，后世医家临床多恪守此浅深先后次序，来论治外感温热疾病。而近代临床医家从临床实践经验出发，对此亦提出了不同的观点。其中最具代表性的是姜春华提出的对急重热病要采取"截断扭转"疗法的观点。明确地提出了对于许多重症温热疾病的治疗，不能拘泥于传统的"卫之后方言气，营之后方言血"及"到气才可清气"的尾随疗法，主张采用先证而治，截断扭转的法则，早期即重用清热解毒，直折伏遏之温毒，抑制病原，以截断或缩短病程，阻截传变；善用通腑攻下，以荡涤肠胃宿食、燥屎、蓄血、污垢，迅速排出邪热瘟毒，扭转病势；及时凉血化瘀，以截断病邪于气营之间，不再深陷搏扰血分。薛伯寿教授认为外感热病必须首先掌握叶氏顺从规律及逆传心包而辨证施治；然急性温疫，邪毒剧烈，一日三变，亦必掌握为之于未有，掌握姜氏截断扭转疗法。

运用当代科研方法和技术,对清热法的临床疗效及作用机制的研究,如:周仲瑛等综合大量临床资料分析,对清气泄热、凉营解毒法治疗病毒感染性高热的研究。综合众多专家学者多年广泛深入的临床及实验研究揭示:清热解毒方药的作用,主要在于增强机体的非特异性抗感染能力和调整改善抗感染的反应性。具有抑菌、抗炎、解热、抗过敏、改善微循环、增强体内毒素的廓清、抑制自由基的产生、调节免疫功能及保肝、利胆、镇静、抗痉、抗休克等广泛功效。薛伯寿教授指出:此为研究以法治病的现代机制。说明非单纯抑菌抗病毒,而有其他广泛作用。

自古至今,发表、清热、和解、攻里诸法,皆作为治疗外感热病的常用大法。虽然,在东汉《伤寒论》、隋唐《千金要方》及明、清诸温病学的名著中,皆有善用活血化瘀法治疗外感热病的记载,现代中医在防治多种急性传染病的临床实践中逐渐摸索、积累形成的经验成果,继承发扬了叶氏"入血直须凉血散血"之法。据研究亦表明,活血化瘀的方药具有抑制血小板聚集功能、抗凝、增强纤溶活性、降低血液黏度等作用;可以防护肺、肝、肾等脏器组织病理损害,改善其微循环障碍和功能;能抑制毛细血管的通透性增高、渗出、水肿,减轻炎症病变的程度,促进炎症吸收;能有效地调节免疫功能,提高机体抑制和吞噬病原菌及其毒素的能力。薛伯寿教授认为灵活运用活血化瘀药,既可提高清热解毒药疗效,烈性传染病可防 DIC 形成,回阳救逆也不可忘记活血化瘀之药及时应用。

孟澍江等通过动物模型试验还证明:清热解毒、滋养阴液、活血化瘀三类主要药物及通畅气机的枳实均能抑制体外血栓的形成,而其中以滋养阴液的作用最强;而在进一步的试验中发现 12 种中药中对血小板聚集抑制率最高的是生地、连翘等非活血化瘀药,其作用都强于赤芍、丹皮、丹参、郁金等传统活血化瘀药。这些研究,对临床选用和配药组方用于对外感热病瘀热证的治疗具有一定的参考价值。薛伯寿教授认为此研究有重大意义,增液汤不仅能增水通腑,更可通利血脉而抗凝。中国中医科学院曾有同志研究芍药有较强抗病毒作用,对桂枝汤在外感热病中的使用提供了依据。

秦伯未先生 50 年代即在深入研究伤寒、温病学说及历代名医经验的基础上,结合自己多年的临床经验,提出了发汗、调和营卫、清气、通便、催吐、和解、表里双解、清化、清营解毒、舒郁、祛瘀、消导、截疟、滋补 14 种中医退热法。

蒲老治疗乙型脑炎,总结八法,拟用 66 方;治温病,倡用八法,一百四十方,薛伯寿教授论治"非典",拟定八法,取用蒲氏学术医疗经验制方用药。倡导辨证,以法治病,不以方求病,方证相合,灵活应变,提高疗效。

参 考 文 献

[1] 薛伯寿,薛燕星. 蒲辅周学术医疗经验——继承心悟 [M]. 人民卫生出版社,2000.

[2] 吴银根,黄永生. 中医外感病证临床研究 [M]. 人民卫生出版社,2009.

[3] 单书健,陈子华. 古今名医临证金鉴:外感热病篇 [M]. 中国中医药出版社,1999.

[4] 祝味菊. 伤寒质难 [M]. 福州:福建科学技术出版社,2005.

[5] 匡调元. 中医病理研究 [M]. 上海:上海科学技术出版社,1989.

[6] 赵建昌. 对祖国医学六淫学说的认识. 吉林中医药,1980,(2):8.

[7] 何廉臣. 重订广温热论 [M]. 北京:人民卫生出版社,1960.

[8] 印会河. 中医内科新论 [M]. 太原:山西人民出版社,1982.

[9] 陆渊雷. 伤寒论今释 [M]. 北京:人民卫生出版社,1955.

[10] 何廉臣. 重订通俗伤寒论 [M]. 福州:福建科学技术出版社,2005.

[11] 上海中医学院. 近代中医流派经验集 [M]. 上海:上海科学技术出版社,1994.

[12] 秦伯未. 谦斋医学讲稿 [M]. 上海:上海科学技术出版社,1978.

[13] 张云鹏. 中国百年百名中医临床家丛书:姜春华 [M]. 北京:中国中医药出版社,2002.

[14] 杨进. 中国百年百名中医临床家丛书:孟澍江 [M]. 北京:中国中医药出版社,2001.

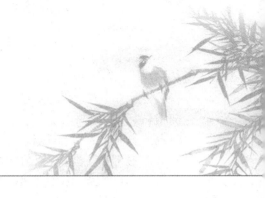

第三章 继承总结

此篇为蒲老诊治外感热病学术经验总结。蒲老擅长治疗外感热病，弟子们首先从"乙脑"辨证论治的医理实践开始总结提高；其次对"麻疹"与"腺病毒肺炎"的正治法与救逆法求索总结，获国家科委颁发的科学大会奖；再次整理蒲老曾多次讲授的四时热病治疗经验、流感诊治经验；倡以法治病，对应"温病治疗八法"，蒲老搜集选定多种温病名著中名方百余首，以便于临床灵活选用，曾给门人弟子反复讲述所选要方临床运用经验心悟，每方之按，由学生尊师指点整理而出。

第一节　蒲辅周流行性乙型脑炎治疗经验

一、蒲辅周"乙脑"手稿(附薛伯寿学习心得按语)

我 1956 年奉调来京，在中医研究院妇科组工作。秋后北京市乙型脑炎流行，疫情严重，卫生部指示我院组成工作组，前往协助作技术指导，抢救重病。到达病区临床观察症状之后，乃同各病区主治医师及负责同志开座谈会，讨论乙型脑炎的治法。乙型脑炎本是嗜神经病毒，用 1954、1955 年石家庄的经验，何以疗效不高？因北京今年长夏多雨，证型偏湿，必须在石家庄的经验上灵活变通，以湿温兼伏暑治之，起到了一定的作用，疗效显著。

《内经》云："必先岁气"，这是治流行病最重要的指示。

1957 年治疗乙型脑炎是国家任务，更定为是我院的中心工作。我院成立传染病组，中西合并组成，进行学习开展工作。但是乙型脑炎这个病名，在我国医学文献里，没有这个病名。考诸温病学的记载与季节病的发生在夏秋之间，表现的症状与温病类的暑温相符，在每岁夏秋之际是普遍而常见的，并且河北省石家庄中西配合，中医治疗已取得疗效、成绩显著，肯定乙型脑炎为暑温。

在 1957 年工作筹备期中，以河北省及石家庄原有的清热解毒、养阴芳化的原则方针上，用先贤的法与方，结合我数十年掌握古人方法的疗效，补充河北省与石家庄的经验，以清热养阴解毒为纲，再采古方分为八法，作细则以备临床应用。

八法：辛凉透邪、逐秽通里、清热解毒、开窍豁痰、通阳利湿、镇肝息风、生津益胃、清燥养阴。

选方六十有六以作临床的应用。

辛凉透邪：银翘散，桑菊饮，葱豉汤，新加香薷饮，加味香薷饮，二香饮，六一散，益元散，碧玉散，芦根竹叶汤（经验方自创），白虎汤，人参白虎汤，苍术白虎汤，凉膈散。

逐秽通里：牛黄丸，紫雪丹，新加黄龙汤，大、小、调胃、三一、护胃、增液、宣白、牛黄、导赤诸承气。

清热解毒：清瘟败毒饮，化斑汤，犀角地黄汤，青蒿鳖甲汤，清营汤，清宫汤，升降散，黄连阿胶鸡子黄汤。

开窍豁痰：牛黄抱龙丸，苏合香丸，玉枢丹（又名紫金锭）。

镇肝息风：局方至宝丹，钩藤息风散，大定风珠，小定风珠，复脉汤、一甲、二甲、三甲复脉汤。

通阳利湿：三仁汤，黄芩滑石汤，三石汤，千金苇茎汤加杏仁滑石汤，杏仁滑石汤，四苓加厚朴木瓜草果汤，新加橘皮竹茹汤，薏苡竹叶散，一、二、三、四、五加减正气散，宣痹汤，连梅汤。

生津益胃：参麦散，五汁饮，增液汤，益胃汤。

清燥养阴：清络饮，减味竹叶石膏汤，三才汤。

暑温形似伤寒，但右脉洪大而数，左脉反小于右，口渴甚，面赤，汗大出者，名曰暑温。在手太阴，白虎汤主之；脉芤甚者，白虎加人参汤主之。

《金匮要略》谓：太阳中暍，发热恶寒，身重而疼痛，其脉弦细芤迟。小便已，洒洒然毛耸，手足逆冷，小有劳，身即热，口开，前板齿燥。若发其汗，则恶寒甚；加温针，则发热甚；数下之，则淋甚。

暑　痨暑　暑温　伏暑　中暑　伤暑　冒暑　暑风　暑厥　暑痫　暑痉　暑痢　暑疟

按：暑即热也，温即热也，暍即暑也。暑既是热，何又以暑名之？盖经曰：先夏至为病温，后夏至为病暑。故仲景标题太阳中暍，以别温与暑实有不同，夏至后热盛于上，湿蒸于下，湿热交蒸，即为之暑，乃二气混合，非温之单独一气也。前贤分静而得之为中暑，动而得之为中暍，分阴暑、阳暑，暑本热也，暍有阴阳？详考诸论，暑天贪凉受冷者，皆指为阴暑，乃暑天受寒，非暑有阴也。

暑痢：感之于暑，下利虽与湿热痢同，但湿热痢多赤白相兼；而暑痢红多而白少，或纯红、或如黑豆汁、或如高粱色，不可以湿热痢治之，宜清暑兼苦辛甘淡合法。

暑疟：似疟但与正疟不同尔，胸痞舌秽发无定时。

治以清暑利湿，与湿温伏暑法治同，无以正疟法治之，若但热不寒，亦不可以正疟法治之，宜用辛凉甘寒。

暑证：夏至以后暑热盛行时，人有头痛恶心，身热恶寒，手足厥冷，肢节沉重，不思饮食，或气急而喘，或气短而促；甚者，用手扪之如火燎皮肤，或腹胀绞痛，或鼻流血，病候与伤寒相似，不知者误认伤寒。用发汗药或加衣出汗，则元气益虚，盖此证属阴虚，元气不足，湿热蒸人，暑伤元气。人初感之时，骨酸腿软，精神倦怠，昏睡懒语，其形如醉梦间，或无汗或微汗不断或大汗不止，烦渴饮水，胸膈痞闷，小便黄而少，大便溏而频，或呕、或吐、或泻、或结，或霍乱不止，此证与伤寒大异。按时而施治，据证而急疗，无不应手者。经云："毋伐天和，正因时之道也"。亦有不头痛身疼恶寒者，治法皆同，总以芳香淡渗、苦辛苦温、甘凉甘寒、辛凉甘酸，通阳开窍，生津退热，百发百中。

暑温：乃暑天（夏至后至处暑前）的热病也，溽暑是湿与热合，外热而内湿，暑与温流虽异而源则同。

伏暑：感之轻而不即发，秋后始发为痢为疟。

中暑：猝然昏仆，不省人事，或腹痛吐利霍乱。

伤暑：感之轻者，微热头昏，汗出口渴，或泻呕恶，心烦。

冒暑：感之最轻，但觉头晕微烦，少时即解。

暑风：忽然手足搐搦，拘挛抽风，厉声呻吟，角弓反张，如中恶状为暑风。亦有先病热，后甚渐成风者，谵语狂昏，气力百倍，此热极风动也，治宜清解芳化、涤痰开窍，急救如玉枢丹、牛黄丸、至宝丹之类。

暑厥：夏日猝然晕倒，不省人事，手足厥冷者为暑厥，不可骤用寒凉药阻遏阳气。先以辛温药和解之，通阳开窍；俟清醒，然后以辛凉清火之药治之，若误用热药及艾灸立死，急救童便和生姜汁灌之易苏，苏合香丸亦佳。

暑痫：暑痉同，形如痫、痉，角弓反张，拘急瘛疭，或口吐涎沫，咽间痰阻，不省人事。治宜镇肝息风、开窍化痰。急救牛黄抱龙丸、钩藤息风散。

按：以上三证统属闭证，治宜辛开。

伏暑：有秋后而发，有深秋始发，亦有冬日而发，形似伤寒，脉右大于左，但恶热微恶寒，面赤烦渴，舌白、脉濡而数。

周禹载曰：夏日暑湿交争，人多中暑，症与热病相似，宜以脉辨之，热病之脉必盛，中暑之脉必虚，寒伤形而不伤气，所以脉盛；暑伤气而不伤形，所以脉虚。然又有弦细芤迟之脉何也？人当暑月必多汗，汗多则脉虚，此其常也。

张凤逵曰：暑证变幻无常，人发难测不可寻思，暴中之激烈最为难察而难救，即寻常之感亦难于知觉，非若伤寒之有定期定证可据，可疗者不拘表里、不以渐次、不论脏腑。冒暑蒸毒从口鼻入者，直中心胞经络，先烦后身热，行坐当日，熏烁皮肤肢体者，即时潮热烦渴。入腑则眩晕顽麻，入脾则昏睡不觉，入肺则喘咳痿，入肾则消渴，非专心主而别脏无传也。中暑归心，神昏猝倒，暑伤肉分，周身烦躁，或如针刺，或有赤肿，盖天气浮于地表，人气亦浮于肌表也。冒暑入肠胃，腹痛、恶心、吐泻。

伏暑，即冒暑久而藏伏三焦、肠胃之间，伤气而不伤形，旬日莫觉，变出寒热莫定，霍乱吐泻，膨胀中满，疟疾，烦渴腹痛下血等，自入肝至此治法，皆以清内火为主而解表兼之。寒之中人，乘其虚，暑则虚实并中，而实更剧，盖气血强盛之人，内已有伏火，加之外火，炎炎相合，故焦灼为甚，经虚处寒栖之，经实处暑栖之，寒凌其弱，而暑亲其类也。然藜藿常被寒，惟高粱独能御，暑则不同，高粱藜藿而咸能胜之侮之，虽广厦累冰，蕙质生粟，轻罗纨绮，泠泠玉树，一犯其烈焰，讵能却之乎。是以知是以暑气之毒盛于寒，乃古人以寒为杀厉之气，而不及暑何也？试观伤寒至七八日方危，论暑则危在二三日之间，甚者朝发暮殂、暮发朝殂，尤有顷刻忽作，拯救莫及者，如暑风干霍乱之类，然则暑之杀厉之气较寒尤甚矣，且暑证多歧，中热中暍，中内中外，甚者为风为厥、为癫痫，或发泄泻霍乱干霍乱。积久后发，则疟痢疮疡种种病名，除暴中暴发、久伏后发不可度量，其余受发亦有渐次焉，盖盛夏之时，热毒郁蒸，勿论动得静得，其初入人也，不识不知，外之流火与内之阳气骤遇而争，阳气不服，先昏聩倦疲，及火与气合，气不能胜火力，渐强散为外热烧灼不已，气耗则血枯，故燥渴、痞塞、腹痛诸恶证作焉，此其变化或乍或久，人莫自觉，医家亦莫能辨，至病深而后施治，故难速愈，宜早辨而早治之，则取效速而易愈。

按：暑温、湿温，都是季节流行病，各居六气之一，在每岁六气用事各主六十日，但春分以后至秋分以前，一百八十日是君火、相火、湿土三气错综相互为用，所谓热湿火混合三气为一，所以夏秋之间发病急，而现证不一，在季节与临床实验，夏至后至立秋前，所现证状多属热盛湿轻，若夏至后三伏之中多雨，则现证热湿并重，立秋后的证状多属湿重热轻，但秋后少雨亢盛，而证状又多现燥，则湿不盛矣，在临床必要重视天候地气，经曰："实实虚虚，必先岁气，勿伐天和即此也"。

论瘟疫、时疫、温、暑、湿。

邪之伤人也，始而伤气，继而伤血、伤肉、伤筋，以致伤骨，有行邪、有伏邪，故治法有难有易，取效有速有迟。如行邪者、正伤寒也，始自太阳，或传阳明或传少阳，势虽重一汗可解，若归胃腑一下可愈。如瘟疫之邪，先伏后行，伏于膜原，如鸟栖巢、如兽藏穴，营卫所不关，药石所难及，至其发也，邪毒渐张，内浸于腑，外淫于经，营卫受伤，诸证渐显，然后得而治之，其浸淫之际，邪毒尚在膜原，此时但可疏利，使伏邪易出；邪毒既离膜原，乃观其变，或出表或入里，然后可导邪而出，邪尽方愈。初发之时，毒邪渐张，莫之能御，不惟不能即疗，而病证日惟加重。病家见证反增，即欲更医，医家不解亦惊诧，竟不知先时感受邪盛则病重，邪微则病轻也。所以疫邪方张之际，势不可遏，但使疫邪速离膜原便是治法也，全在识得表里虚实，详夫缓急轻重，投剂不致差谬，如是可以万全。即使感受之最重者，按法治之必无殒命之理，若夫久病枯极，酒色耗竭，耄耋之年，皆是天真几绝，又加疫证，自难支持，宿有痼疾者亦然也。

时疫为病，每含藏于四时六气之中，长幼男女皆同，小儿更易传染。人见惊搐发痉，误作惊治，与大人多仿佛也。故凡盛暑湿温之证，即藏疫疠在内，一人受之则为湿温，一方传遍则为疫疠，所以疫疠之发，每每盛于春夏者，以其湿热暑三气交蒸故也。故春主厥阴肝木，秋主阳明燥金，冬主太阳寒水，各行其政，惟春分以后至秋分以前，少阴君火、少阳相火、太阴湿土三气合行其事。天本热也，益以日之暑，日本烈也，益以地之湿，三气交动，时分时合。其分也，风气动于中，胜湿解蒸不觉其苦；其合也，天之热气下，地之湿气上，人在气交之中，无隙可避，故病之繁且苛者，莫如夏月为最。以无形之热，蒸动有形之湿，即无病之人，感之未免为患，况素有湿热或下元虚人，安得不患湿热之证乎？是以湿热之证，最忌发汗，发汗则湿热混为一，中气尽伤，多成死证，惟宜分解，先扶中气，徐领其表里上下分消，故多愈也。

至若疫气，则邪正混合，邪极胜，正极衰，转眼即毙，苦寒伤胃、温补助邪，皆不合法。夫伤寒之邪，先行身之背，次行身之前，次行身之侧，由外廓而入。瘟疫之邪，则直行中道，流布三焦，上焦为清阳，故清邪从之上入，下焦为浊阴，故浊邪从之下入，中焦为阴阳交界，凡清浊之邪，必从此区入，甚者三焦相混，上行极而下，下行极而上。伤寒邪中外廓，一表即散；疫邪行在中道，表之不散。伤寒邪入胃腑，腹满便硬故可攻下；疫邪布在中焦，散之不收，下之复合。此与治伤寒诸法有何涉哉。

周禹载曰：按吴又可皆论寻常所有疫疠，喻嘉言只论天地之大疫（即不正之气）各极快畅不可执一，要知瘟疫有伤气、伤血、伤胃之殊，故见证不同，治亦稍异，若入脏者，则必不知人而死矣。大法以证为则，勿专以脉为据也。

按：时疫，乃是感四时不正之气，而兼秽浊，证似伤寒而实非伤寒，不可用辛温发汗，只可用辛温和解，或辛凉兼以芳化，且勿伤阴。

按：寒疫，乃感受暴风雨兼秽浊湿热，形似伤寒而非伤寒，舌苔必白厚腻，忌辛温发汗，宜辛温、苦辛、和解兼芳化之品，通阳利湿，忌苦寒攻下。

按：瘟疫，乃另一种戾气、毒气、邪气，所谓天地间另一杀厉之气也，惟凶荒之岁，兵燹之年，饥饱劳役，忧怒惊恐，元气内损，外感不正之气及秽恶尸气，所谓五气杂感之疠气、毒气、恶气也。其证似寒非寒，似温非温，乃瘟疫也。经云：五疫之至，皆相染易，无问大小，病状相似。受疫之源，即寒暑燥湿风兼秽恶之气夹杂而成也。治法不可以辛温发表及火发汗，首以三焦为治，透邪通里、清热解毒、芳化逐秽、开窍救阴为要。

据临床实验，凡时疫、寒疫、瘟疫，实于四时温病之中，亦偶有兼秽浊杂感而形同疫者，须临床细心掌握。

再按：温病是热性病之总称，随季节而命名也。凡温邪之毒由口鼻而入，先犯肺胃，伏于膜原，由里而达表，所以说有表证而无表邪，亦有因新感而引动伏邪，病之来路有二（口鼻），去路有四（汗吐疏利）。

温病忌汗，但喜汗出，最怕表气郁闭热不得越，更怕里气郁结秽浊阻塞，尤怕热闭火府膀胱水道不通，并且热遏胸中，大气不行以致升降不灵，诸窍闭滞。温病虽忌下，然而热结里实，消烁胃液，必使里热下行以救胃液。更要疏通火府，不使热结而伤下焦之阴，治法总以透表宣膈，疏通里气而利火腑，不使热邪内陷为唯一要点。并且人体有强弱，感受有轻重，伏邪有浅深，治法有缓急，用方有大小，辨证施治灵活运用，勿犯虚虚实实之戒。经云：先夏至为温，后夏至为暑。前贤云：暑必兼湿。据临床实验，大凡立秋前的证候多属热胜，必以暑温法治之；秋后的证候多现湿胜，必以湿温法治之，此言其常也。若秋后亢盛，则须以燥治，此言其变也。

以上所述乃余临床四十年之经验，故笔之于记，以供同道作参考，但不够正确，尚希指正予以批评。

薛按：此手稿为蒲老临床四十年对暑天热病的理论及诊治经验，他治学谨严，尊重文献，然皆有心悟，一按阐明暑与温的区别：夏至后热盛于上，湿蒸于下，湿热交蒸，即为之暑，乃二气混合，非温之单独一气也。且指出暑天贪凉感寒致病为阴暑，非暑有阴也。

对暑痢、暑疟、暑证、暑温、伏暑、中暑、伤暑、冒暑皆有精辟的说明。对暑风、暑厥、暑痫的临床表现、理法方药论述较详。二按指出三者统属闭证，治宜辛开。宜选用紫雪丹、牛黄丸、至宝丹、牛黄抱龙丸、苏合香丸、玉枢丹。

中暑与热病脉之异，引周禹载曰：热病之脉必盛，中暑脉必虚；引张凤逵曰：暑证变幻无常……重则冒暑蒸毒，从口鼻入者，直中心包……中暑归心，神昏猝倒。详载伏暑，阐明暑气之毒盛于寒，甚者朝发暮殂，暮发朝殂，尤有顷刻忽作，拯救莫及者，如暑风干霍乱之类。宜早辨而早治之，则取效速而易愈。三按认为：暑温、湿温都是季节流行病，指出热湿火混合三气为一，所以夏秋之间发病急，而现症不一。在季节与临床实验，夏至后至立秋前，所现证候多属热盛湿轻，若夏至后三伏之中多雨，则现证热湿并重，立秋后的证候多属湿重热轻，但秋后少雨亢盛，而证候又多现燥，则湿不盛矣，在临床必须重视天候地气。经曰："实实虚虚，必先岁气，勿伐天和即此也"。甚为重要提示。

论述瘟疫与正伤寒之异很简要明白，阐明瘟疫之邪有潜伏（感受邪盛则病重，邪微则病轻也），至其发病，邪毒渐张，邪毒尚在膜原，但可疏利，使伏邪易出；邪毒既离膜原则观其变，全在辨得表里虚实，详识缓急轻重，投剂不致差谬。

时疫为病，藏于四时热病之中，指出盛暑湿温之证，即藏疫疠在内，一人受之则为湿温，一方传遍则为疫疠，并指出：疫疠之发，每每盛于春夏者，以其湿热暑三气交蒸故也。病之繁且苛者，莫如夏月为最，以无形之热，蒸动有形之湿，即无病之人，感之未免为患。并载：伤寒邪中外廓，一表即散，疫邪行在中道，表之不散；伤寒邪入胃腑，腹满便硬故可攻下，疫邪布在中焦，散之不收，下之复合。

四、五、六按是对时疫、寒疫、温疫简要的病因证治大要。

再按：温病是热性病之总称，病之来路有二：口、鼻，去路有四：汗、吐、疏、利。阐述温病忌汗，但喜汗出，最怕表气郁闭热不得越，更怕里气郁结秽浊阻塞，尤怕热闭火腑，膀胱水道不通，并且热遏胸中，大气不行以致升降不灵，诸窍闭滞。温病虽忌下，然而热结里实，消烁胃液，必使里热下行以救胃液。更要疏通火腑，不使热结而伤下焦之阴。治法总以透表宣膈，疏通里气而利火腑，不使热邪内陷为唯一的要点。并且人体有强弱，感受有轻重，伏邪有浅深，治法有缓急，用方有大小，辨证施治灵活运用，勿犯虚虚实实之戒。

蒲老认真总结温病文献及临床心悟，重点是暑季的热病。1956年北京乙型脑炎流行，疫情严重，引用石家庄的经验无效，死亡率极高。蒲老亲临儿童医院、传染病医院作技术指导，通过对病人客观分析，结合北京雨水多，气候偏湿，认为病属湿温范畴，采用通阳利湿，芳香化湿之法，显著地提高了疗效，降低了病死率，使许多垂危病人起死回生。疾风知劲草，声誉全国。他虚怀若谷，结合石家庄经验，寻求古训，博采暑季热病众方，联系四十年有关经验，总结出"乙脑"八法，选方六十六首，为1957年及以后"乙脑"的研究奠定了基础，且经反复临床实践，挽救了大量患者的生命，显示了祖国医药学治疗急性病的威力。周总理称赞蒲老是"高明的医生，又懂辩证法"。乙型脑炎治疗八法，在《蒲辅周医疗经验》中余据老师指点分别作了简明阐述，并经修改，可作参考。其辨证思维、立法处方用药，皆可推广应用于其他外感温病。

二、先其所因伏其所主

治温病原则，唯一不伤阴，存津液为重点。

对于治疗上，先明其因。

1. 明其天候（必先岁气）。

2. 病者生活环境（实实虚虚）。

3. 问明发病日程（服药与否）。

这三因关系至重，三因明确，再谈治疗用药。治疗大法，温病三忌：勿发汗伤阳，勿误下伤阴，勿过利水伤津液。治疗方针：透表、开窍、宣清、导浊、清热、解毒、柔肝息风、生津益胃、和阳养阴，以善其后。

从今秋治疗脑炎的经过，本着党和领导的指示，首先中西医的合作，共同努力，救病如救火的原则，与疾病作斗争，为人民健康而努力。治疗的方法是本历代温病学理论及石家庄的经验，掌握病情，灵活运用，而完成任务。但是缺点尚多，我们必须继续钻研，不断地学习，接受各种不同的良好经验，来发扬祖国医学。互相学习，交流经验，共同提高，全心全意为人民服务。

薛按：本文是蒲老1956年秋，救治"乙脑"的珍贵总结手稿。中医治病求本，必先其所因，而伏其所主。"乙脑"流行因地、因时不同，有属暑温，湿温之异，病之发生发展转归亦多样而复杂。遵循治温病原则，唯一不伤阴，存津液为重点。欲明温病三忌：勿发汗伤阳，勿误下伤阴，勿过利水伤津液。对"先明其因"，蒲老阐明总结三条经验：其一，明其天候（必先岁气），余在必先岁气，毋伐天和，详介有关经验；其二，病者素质、生活环境，病随体异，详见体质有异，因人制宜。生活环境可影响人之体质，亦蕴藏某种致病因素，如东南方多湿热，故在发病及其过程中，直关寒热虚实之变；其三，阐明发病日程，外感热病的规律一般是由表入里，由浅入深，由实到虚，其表里、寒热、虚实、气血、阴阳之变，随病之发生、发展、转归而异。蒲老认为上述三因（非陈氏三因），即上述三条关系至重。先明理，凭脉辨证，方可立法、处方、用药。最后指明治疗方针：透表、开窍、宣清、导浊、清热、解毒、柔肝息风、生津益胃、和阳养阴，以善其后，此手稿宜与乙脑治疗八法互参。

蒲老在此手稿中，遵从党的领导，遵循中西医合作，共同努力。救病人如救火，急病人之所急。治疗方面是本历代温病学理论及石家庄有关经验，掌握病情，灵活运用而完成任务。随着一年又一年救治大量"乙脑"，救治数以百计的麻疹肺炎、腺病毒肺炎，随着他对中央保健工作的杰出贡献，蒲老虽主编《中医对几种急性传染病的辨证论治》的小册子，尚难反映出他擅治热病之长。中央首长、卫生部领导，中医同道皆渴望蒲老写一本温病著作，以济世救人。蒲老常对学生说："我独创的东西不多，都是以古人的理论为指导，运用前人的经验，都是书本上有的"。蒲老又花了数年心血，博采温病、温疫诸多名著，对"春温"、"风温"、"温热"、"暑温"、"湿温"、"伏暑"、"秋燥"、"冬温"等，择历代名家精义而述之，其间取舍参以自己临诊所得，符合临床确能助提高疗效的反复口述传授门人弟子，蒲老指定由高辉远大师兄执笔整理《温病述义》。

余1963年跟师后，数年常见蒲老在反复再三润泽、修改、补充内容，蒲老编著《温病述义》，我在老师身旁受益颇多。此书是蒲老有关外感热病重要著作，亦是学习蒲老擅治热病必读之书。余在《蒲辅周学术医疗经验——继承心悟》中的"必先岁气，重视节候"；"融会百家，独树一帜"；"杨栗山温疫证治钩玄"，总结出蒲老对《伤寒温疫条辨》的推崇。《蒲辅周医疗经验》中时病的治疗经验等，皆结合我的心得体会，进一步阐明擅治外感热病之奥秘。

三、"乙脑"中医辨证施治的一般规律

什么是中医治疗"乙脑"的理论经验，几年来，经各地实践证明：凡疗效较好和治愈率较高的，都是正确地按照温病体系，运用了治疗暑温的基本原则。

石家庄市传染病院通过中医对"乙脑"的治疗，认为最有效的方法，就是"清热、解毒、养阴"，其治愈率达90%以上。这一经验，经全国实践证明是正确的。

河北省总结1955—1956年的治疗经验，对"乙脑"的认识已取得一致的意见，认为本病确属暑温的范畴，在治法上，规定了以"辛凉为主、清热解毒"的方针，依据临床需要分立"辛凉透邪，佐以芳化"；"辛凉透邪，芳香开窍"；"辛凉透邪、芳香开窍，佐以息风"三法，从石家庄"清热、解毒、养阴"的基础上发展了一步。

北京市1956年治疗"乙脑"总结中提出：中医根据温病理论体系，运用治疗暑温、伏暑……方法治疗"乙脑"有显著的疗效。石家庄和北京市中医治疗"乙脑"的经验，说明中医治疗温病的原则，可以适用于流行性乙型脑炎的。同时，中医治疗的特点，在于依照"辨证施治"的一般规律。北京市从实践过程中，对"暑温偏湿"有进一步的认识，从而丰富了中医治疗"乙脑"的有效方法。

我们认为石家庄"清热、解毒、养阴"与河北省"辛凉为主"的原则，基本上是成功的。再从这个基础上正确运用中医"辨证施治"的观点，深入探讨历代温病学家的经验，结合临床实践，使我们治疗"乙脑"的办法更不断地丰富起来。只有这样，才能因病制宜，因人制宜，做到有是证即有是法，才能争取在现有医疗水平上获得更大的成就。

暑温有偏热、偏湿、伏暑、暑风、暑厥的不同。中医治疗暑温不能一法、一方、一药，中医治疗"乙脑"也不能一法、一方、一药。人体有强弱，感受有轻重，伏邪有浅深，治法有缓急，用方有大小，必须根据"乙脑"的各种证型、各个阶段的具体情况，以及环境、气候、年龄、体质等，加以全面的综合考察，选择适当的治疗方法。正如古代医籍常说的"病有千变，而治疗方法亦有千变。"为了争取1957年中医治疗"乙脑"的更高疗效，我们有信心而且无保留地一面学习古人的有效方法，一面集合各地的实践经验，以石家庄"清热、解毒、养阴"的方法为纲，并介绍以下八个治疗方法，作为临床"辨证施治"的参考。

（一）辛凉透邪法

辛凉透邪是治疗温病的第一要务，治疗流行性乙型脑炎之暑温尤为重要。《素问•热论》说："暑当与汗俱出勿止。"又说："风淫于内，治以辛凉。"刘河间

说："不知辛凉之剂，大能开发郁结，不惟中病令汗而愈，免致辛热之药，攻表不中，其病转甚。"叶天士说："在卫汗之可也，到气才能清气，入营犹可透热转气……入血直须凉血、散血……"说明温病初起，邪未深入之际，总宜辛凉透发，使其热邪外达而愈，也说明温病虽忌汗而喜汗出，最怕表气郁闭，热不得越，不仅热邪在卫在气，宜用辛凉透邪之法，即表邪未罢而邪已入营，仍可透邪使之转到气分而达外。给治疗"乙脑"指出了明确的方向。临床上，初期患者，慎勿过早使用苦寒，使邪遏郁不解；亦勿滥用香窜之品，引邪深入，必须掌握辛凉透邪的原则，以免误事。直到中期，仍须参用透邪外出之法。这就需要我们辨证明确，随证立方，因时制宜，灵活掌握。例如：

1. 邪在卫分　微恶寒，发热，无汗，或有汗不透，头痛，呕吐，口渴，舌苔薄白，脉象浮数或滑数，宜用辛凉平剂银翘散主之。银翘散复葱豉汤（两方合用）亦可。假如身微热，口微渴，但咳，可用辛凉轻剂桑菊饮主之。

2. 邪在气分　发热，不恶寒，口大渴，面赤，汗大出，头痛，呕吐，舌苔黄，脉象浮洪而数，宜用辛凉重剂白虎汤主之，若脉扚甚者，可用白虎汤加人参。

吴鞠通说："白虎为暑温之正剂，其源出自《金匮》，宗先圣之成法。"叶天士说："暑热一证，医者易眩……古人以白虎为主方。"都说明白虎汤对暑温的治疗意义和重要性。石家庄市传染病院总结治疗"乙脑"经验时，也特别强调和肯定白虎汤的作用。但是，经验告诉我们，要更好地取得白虎汤的应有疗效，宜领会"白虎达热出表"的说法，再酌量病情轻重浅深，患者身体强弱而定。倘邪尚在卫（发热而恶寒者）以透邪为先。白虎汤中的石膏、知母辛凉之性极重，用量过大或过早，反而抑制透发之机，使病程延长，甚或转剧；用量过小或不及时，则杯水车薪，贻误病机。因此，必须细心考察病情，以达透邪的目的为度。《局方发挥》："议方治疗贵乎适中"，王孟英说："始初解表用辛凉，须避寒凝之品，恐其遏邪，反不易解。"因此，使用白虎汤，也应抱审慎的态度，不能单纯理解古人白虎为主方的意思，而机械地搬用。

3. 表实无汗、右脉洪大、左手反小、面赤、口渴者，新加香薷饮主之，黄连香薷饮亦主之。

4. 夹湿身重，白虎加苍术汤主之，二香散亦主之。

此外，还有凉膈散、六一散、辰砂益元散、碧玉散、芦根竹叶汤（此方系蒲老30年前创制的，药味虽简而作用却很显著，用之极验）等方随证选用（表3-1）。

表3-1　辛凉透邪法方剂表

方名	组成药品
银翘散	银花、连翘、苦桔梗、薄荷、竹叶、生甘草、芥穗、淡豆豉、牛蒡子
桑菊饮	桑叶、菊花、杏仁、连翘、薄荷、苦桔梗、甘草、苇根

续表

方名	组成药品
葱豉汤	葱白、淡豆豉
新加香薷饮	香薷、银花、鲜扁豆花、厚朴、连翘
黄连香薷饮	香薷、扁豆、厚朴、黄连
白虎汤	生石膏、知母、生甘草、粳米
苍术白虎汤	生石膏、知母、生甘草、粳米、苍术
人参白虎汤	生石膏、知母、生甘草、粳米、人参
二香饮	苏叶、藿香、白茯苓、扁豆、厚朴、陈皮、半夏、甘草、大腹皮、桔梗、香薷、川连
六一散	滑石、甘草
辰砂益元散	即六一散加辰砂
碧玉散	即六一散加青黛
芦根竹叶汤	芦根、竹叶

（二）逐秽通里法

逐秽通里一法，是治疗温病过程中重要的环节。温病不仅最怕表气郁闭，热不得越，更怕里气郁结，秽浊阻塞，亦怕热闭火腑，水道不通及热遏胸中，大气不行，以致升降不灵，诸窍闭滞。温病虽忌下，乃防其直下伤阴。若见热结里实，消灼胃阴，必使里热下行，以救胃液，并疏通火府不使热结而伤下焦之阴。《内经》有"下不通者死"的训诫，吴鞠通有"急下以存阴"的卓见，都告诉我们当下必下，不能一成不变。但是，逐秽方面，人多常用，唯通里方面，往往有人因避犯忌下之禁而畏不敢用。因此，在"乙脑"—暑温临床上，应时刻注意"邪尚在卫，不失透邪"。若暑秽内阻，热结阳明，直须芳香以逐秽，清下以通里，不使热毒内陷，里通而表自和。逐秽通里法的适应范围如下：

1. 逐秽 暑秽弥漫三焦、逆犯心包、诸窍闭阻、神志不清、昏迷谵妄、烦躁不安、舌绛苔少、脉细数者，急宜逐秽开窍，安宫牛黄丸或紫雪最为妥当。若三焦俱急，痰涎壅甚，酌用承气或小陷胸汤。

2. 通里 热结阳明、面目俱赤、气粗声重、潮热谵语、舌苔老黄或者起刺、腹满便闭、脉沉数或沉实，宜用大小承气及三一承气之类。若热结旁流，纯利稀水无粪者，调胃承气汤主之；若下后数日，热不退或退不尽，口燥咽干，舌苔干黑，脉沉而有力者，护胃承气汤主之；若喘促不宁，痰涎壅滞，右寸实大，肺气不降者，宣白承气汤主之；若左脉牢坚，小便赤痛，时烦，渴甚，导赤承气汤主之；若邪闭心包，神昏舌短，内窍不通，饮不解渴者，牛黄承气汤主之；若津液不足，大便秘结者，间服增液汤，再不下者，增液承气汤主之；下之不通，正虚不能任药，而邪复实者，宜用新加黄龙汤邪正并治。

逐秽通里，原为一法，临证互参，不可拘泥，若暑秽重而热结轻，于安宫牛黄丸、紫雪中少加大黄一味即可。若热结重而暑秽轻，于诸承气中少加安宫牛黄丸、紫雪亦可。同时，还须脉证互参，如阳明温病，下利谵语，右脉实或滑疾者，宜小承气汤以通里清热，脉不实者，宜安宫牛黄丸、紫雪以开窍逐秽（表3-2）。

表3-2 逐秽通里法方剂表

方名	组成药品
安宫牛黄丸	（系成药，方略）
紫雪	（系成药，方略）
大承气汤	大黄、芒硝、厚朴、枳实
小承气汤	大黄、厚朴、枳实
三一承气汤	大黄、芒硝、厚朴、枳实、甘草
调胃承气汤	大黄、芒硝、甘草
护胃承气汤	大黄、玄参、细生地、丹皮、知母、麦冬
宣白承气汤	生石膏、生大黄、杏仁、瓜蒌皮
导赤承气汤	赤芍、细生地、生大黄、黄连、黄柏、芒硝
牛黄承气汤	即安宫牛黄丸加生大黄
增液承气汤	增液汤加大黄、芒硝
新加黄龙汤	细生地、甘草、人参、生大黄、芒硝、玄参、麦冬、当归、海参、姜汁
承气合小陷胸汤	生大黄、厚朴、枳实、半夏、瓜蒌、黄连

（三）清热解毒法

朱丹溪说："暑乃夏天炎暑也，热盛之气着人也。"吴鞠通说："暑温者，正夏之时，暑病之偏于热者也。"王孟英说："暑即热也，燥即火也，金石不堪其流烁，况人非金石之质乎。"都是说明暑热原为一气，暑热伤人，其性最烈，热甚而化火，火极而为毒，是暑温的必然现象，治法若不急清其热，直泻其毒，必然有燎原之势，以致不救。所以王孟英盛赞"刘河间立清热解毒之论，有高人之见，异人之识，其旨既微，其意甚远，惜后人未能广其说而反以为偏"。肯定了清热解毒法的重要性和正确性。按石家庄在治疗"乙脑"的实践中，也得出与此相同的结论。关于这个方法的具体应用，仍应视热邪之深浅，毒素之轻重，体质之虚实，辨其在营、在血，或三焦皆热，或气血两燔等情况随证变通。例如：

1. 表里皆热，气血两燔，恶寒发热，头痛如劈，狂躁烦心，谵语不眠，甚则吐血衄血，脉象浮洪而数，或沉细而数者，宜用清热解毒大剂，清瘟败毒饮主之。

2．表里三焦大热，升降散主之。

3．热伤厥阴，脉虚，夜寐不安，烦渴舌赤，时有谵语，目常开不闭或喜闭不开者，清营汤主之；邪在血分，舌黄燥，肉色绛，不渴者，清营汤亦主之。

4．热搏血分，又兼秽浊，神昏谵语者，清宫汤主之。

5．热羁血分，舌绛烦热，八九日不解，犀角地黄汤主之。

6．热甚血燥，不能蒸汗，温邪郁于肌表血分，发斑者，化斑汤主之，其人表疏，发汗而汗出不止，神昏谵语者，清宫汤主之（表3-3）。

此外，亦有热邪深伏阴分，热自阴来而夜热昼凉，热退无汗者，宜用青蒿鳖甲汤以搜邪透络；有真阴欲绝，壮火复炽而心中烦，不得卧者，宜用黄连阿胶汤以清热养阴，此又于清热解毒法中寓以养阴之义。

表3-3　清热解毒法方剂表

方名	组成药品
清瘟败毒饮	生石膏、细生地、乌犀角、川连、栀子、桔梗、黄芩、知母、赤芍药、玄参、连翘、甘草、牡丹皮、鲜竹叶
升降散	僵蚕、蝉蜕、姜黄、大黄
清营汤	犀角、生地、玄参、竹叶心、麦冬、丹皮、黄连、银花、连翘
清宫汤	玄参心、莲子心、竹叶卷心、连翘心、犀角尖、连心麦冬
犀角地黄汤	干地黄、生白芍、丹皮、犀角
化斑汤	生石膏、知母、甘草、玄参、犀角、白粳米
青蒿鳖甲汤	青蒿、鳖甲、细生地、知母、丹皮
黄连阿胶汤	黄连、黄芩、阿胶、白芍、鸡子黄

（四）开窍豁痰法

戴元礼说："暑症猝倒，不省人事，有因火者，有因痰者。"又说："心头痞闷，人皆谓暑毒攻心，不知有暑即有痰，痞闷者痰为之也。"说明暑多有痰蒙蔽心包，甚至三焦受阻，内外不通，必见神志昏迷，猝倒不醒之证。治法宜先开窍豁痰，然后退热清神，否则虽用退热清神之药亦不收其效。因此，在临床上，发现有昏迷不醒或谵妄不安的证候，即应注意其因火因痰，分别施治。

1．如因热闭内窍，神志昏瞀，时而谵语或时时谵语，可用安宫牛黄丸、紫雪之类芳香开窍，使深陷热邪，从内透出。

2．如因浊痰闭塞，神志昏迷，口有涎沫，手足抽搐者，则宜开窍豁痰并用，牛黄抱龙丸最妥。

3．如因痰厥气闭，牙紧不开，神志昏迷，或吐泻抽搐者，又宜辛温开达，用苏合香丸或玉枢丹，于芳香开窍之中兼有祛寒逐秽的意义（开窍豁痰法的方剂，均系成品，表从略）。

（五）镇肝息风法

痉厥、抽风是流行性乙型脑炎的几个证候。中医暑痉、暑厥、暑风，名虽繁多，而其要领仍在分别证候，即辨证立法。叶天士说："夏令受热，昏迷若惊，此为暑厥，即热气闭塞孔窍所致。"《医宗金鉴》记载："幼儿暑风，手足搐搦，烦渴，身热有汗，二便黄赤。"吴鞠通说："小儿暑温身热，猝然痉厥，名曰暑痫。""大人暑痫，亦同上法，热初入荣，肝风内动，手足瘛疭。"北京市传染病院 361 例"乙脑"病例统计中，惊厥占 39.7%，儿童医院 260 例中占 54.6%。以上这些记述，可以说明痉厥、抽风，在流行性乙型脑炎病程中，是非常明显突出的征象，常见于重型或极重型的病人。根据"热甚生风，热解则风自息"和"热邪劫阴，累及肝肾，木劲动风，镇肝即可息风"的理论，结合临床情况，灵活运用，可收到预期的效果。例如：

1．凡因壮热不解，邪窜心包，神昏谵语，舌苔黄焦，手足抽搐，角弓反张，或兼痰热壅闭，脉络不通而抽风者，用局方至宝丹、钩藤息风散之类，清热化痰，热退痰清而风自宁。

2．若热邪深陷，津液被劫，或在少阴，或在厥阴，风动作搐者，均宜用复脉汤之类，使阴复则肝肾有主而风亦平息。

3．邪踞下焦，消灼真阴而为厥者宜小定风珠柔肝息风，若邪去八九，真阴仅存一二，或因误表，或因妄攻，神倦瘛疭，脉虚气弱，舌绛苔少，时时欲脱者，宜大定风珠填阴潜阳（表3-4）。

表3-4　镇肝息风法方剂表

方名	组成药品
局方至宝丹	（系成品，从略）
钩藤息风散	钩藤、僵蚕、蜈蚣、蝎子、蝉衣、天麻、胆星、地龙
加减复脉汤	炙甘草、干地黄、生白芍、麦冬、阿胶、麻仁
一甲复脉汤	复脉汤去麻仁加牡蛎
二甲复脉汤	复脉汤加生牡蛎、生鳖甲
三甲复脉汤	复脉汤加生牡蛎、生鳖甲、生龟甲
小定风珠	鸡子黄、真阿胶、生龟甲、童便、淡菜
大定风珠	生白芍、阿胶、生龟甲、干地黄、麻仁、五味子、生牡蛎、麦冬、炙甘草、生鳖甲、鸡子黄

（六）通阳利湿法

吴鞠通说："上热下湿，人居其中，而暑成矣。"指出暑由湿热化气而来。朱肱《活人书》有："其人尝伤于湿，因而中暑，湿热相搏而发湿温。"所以吴鞠通也说:"暑兼湿热,偏于暑之热者为暑温,偏于暑之湿者为湿温。"(按:湿温的学说复杂,这里所称的湿温,明指暑偏于湿而言,与其他湿温不容相混)又说:"伏暑、暑温、湿温,证本一源,前后互参,不可偏执。"根据吴氏这些看法,再参北京市去年的治验,通阳利湿一法,对治疗流行性乙型脑炎来说,占有极其重要的位置。一般发病在秋前的证候多属热胜,必以暑温法治之,在秋后的证候多属湿胜,必以湿温法治之,这是言其常。若秋后天气亢热,则须以燥胜治之,这是言其变。同时,在临床上,暑之偏于湿者,有湿热兼胜,有热胜于湿,有湿胜于热 3 种不同的类型。治湿之法,非若寒邪之一汗即解,温热之一凉即退,宜用淡渗以通其阳,正如叶天士所说:"湿胜则阳微也……其化热则一,热病救阴尤易,通阳最难,救阴不在血而在津与汗,通阳不在温而在利小便。"这给了我们很明确的指示。兹按通阳利湿法分 3 种类型摘录《温病条辨》原文如下:

1. 湿热兼胜

暑温伏暑,三焦均受,舌灰白,胸痞闷,潮热呕恶,烦渴自利(指大便),汗出溺短者,杏仁滑石汤主之。

脉缓身痛,舌淡黄而滑,渴不多饮,或竟不渴,汗出而解,继而复热……徒清热则湿不退,徒祛湿则热愈炽,黄芩滑石汤主之。

阳明湿温,气壅为哕者,新制橘皮竹茹汤主之。

湿聚热蒸,蕴于经络,寒战热炽,骨骱烦疼,舌色灰滞,面色萎黄,病名湿痹,宣痹汤主之。

三焦湿郁,升降失司,脘连腹胀,大便不爽,一加减正气散主之。

湿郁三焦,脘闷,便溏,身痛,舌白,脉象模糊,二加减正气散主之。

秽湿着里,舌黄脘闷,气机不宣,久则酿热,三加减正气散主之。

秽湿着里,邪阻气分,舌白滑,脉右缓,四加减正气散主之。

秽湿着里,脘闷便泄,五加减正气散主之。

按:五个加减正气散,不单纯是湿热兼胜,且多秽浊夹杂之感受,细心体验,运用自灵。

2. 热胜于湿 暑温蔓延三焦,舌滑微黄,邪在气分者,三石汤主之。

3. 湿胜于热

头痛恶寒,身重疼痛,舌白不渴,脉弦细而濡,面色淡黄,胸闷不饥,午后身热,状若阴虚……三仁汤主之。

太阴湿温,喘促者,千金苇茎汤加杏仁滑石方主之。

湿郁经脉,身热身痛,汗多自利,胸腹白疹……薏苡竹叶散主之(表3-5)。

表3-5　通阳利湿法方剂表

方名	组成药品
三仁汤	杏仁、飞滑石、白通草、白蔻仁、竹叶、厚朴、生薏苡仁、半夏
三石汤	飞滑石、生石膏、寒水石、杏仁、竹茹、银花、金汁、白通草
黄芩滑石汤	黄芩、滑石、茯苓皮、大腹皮、白蔻仁、通草、猪苓
杏仁滑石汤	杏仁、滑石、黄芩、橘红、黄连、郁金、通草、厚朴、半夏
千金苇茎汤加杏仁滑石方	苇茎、薏苡仁、桃仁、冬瓜仁、滑石、杏仁
新加橘皮竹茹汤	橘皮、竹茹、柿蒂、姜汁
宣痹汤	防己、杏仁、滑石、连翘、山栀、薏苡仁、半夏、晚蚕沙、赤小豆皮
一加减正气散	藿香梗、厚朴、杏仁、茯苓皮、广皮、神曲、麦芽、绵茵陈、大腹皮
二加减正气散	藿香梗、广皮、厚朴、茯苓皮、木防己、大豆黄卷、川通草、薏苡仁
三加减正气散	藿香、茯苓皮、厚朴、广皮、杏仁、滑石
四加减正气散	藿香梗、厚朴、茯苓、广皮、草果、楂肉、神曲
五加减正气散	藿香梗、广皮、茯苓块、厚朴、大腹皮、谷芽、苍术
薏苡竹叶散	薏苡仁、竹叶、滑石、白蔻仁、连翘、茯苓、通草

（七）生津益胃法

一切热性病患，未有不灼伤津液的。吴鞠通主张"撤热以保津液"，吴坤安《感症宝筏》说："以存津液为要旨"，汪瑟庵说："叶氏以保津液为要"。这都说明温热病注意保存津液的重要性。特别是一切热病末期，胃阴消烁，津液愈亏，此时用生津益胃法，能收泽枯润槁之效。临床运用，应根据不同的情况决定。

1. 暑热伤气，汗多，脉散大，喘渴欲脱者，宜用生脉散，酸甘化阴之法以救阴固脱。

2. 热伤胃阴，但热不寒，舌干口渴，或温病愈后，面微热，脉数，暮热，常思饮不欲食者，用五汁饮甘寒救液法。

3. 体质素虚，或误伤津液，不大便，偏于液涸多而热结少者，宜用增液汤以卫护其虚，存其津液。

4. 阳明温病，下后汗出或下后脉静，身不热，舌上津回，十数日不大便，均可与益胃汤或益胃增液辈（表3-6）。

表3-6　生津益胃法方剂表

方名	组成药品
生脉散	人参、麦冬、五味子
五汁饮	梨汁、荸荠汁、鲜苇根汁、麦冬汁、藕汁
增液汤	玄参、麦冬、细生地
益胃汤	沙参、麦冬、冰糖、细生地、玉竹

（八）清燥养阴法

燥本六气之一，但热病伤阴，津涸化燥，则与之有本质的区别。吴鞠通说："热病未有不耗阴者，其耗之未尽则生，尽则阳无留恋，必脱而死也。"娄杰说："温热最易伤阴，无论夹湿夹燥，均须刻刻防其伤阴为第一要义。"与石家庄市治疗流行性乙型脑炎强调养阴的宗旨，是非常切近的。一般热病在初期和中期，当撤热以救阴，急下以存阴，如用白虎承气之类即可，不须直投养阴之品而已寓养阴之义。若在末期，津伤液涸，致生内燥，直须清凉甘寒之物，才能收到养阴清燥之功。张凤逵所主张的："首用辛凉，继用甘寒，"亦即此意。兹摘《温病条辨》原文3条，以示举隅。

1. 手太阴暑温，发汗后，暑证悉减，但头微胀，目不了了，余邪不解者，清络饮主之。

2. 阳明温病，脉浮而促者，减味竹叶石膏汤主之。

3. 暑邪久热，寝不安，食不甘，神志不清，阴液元气两伤者，三才汤主之。

以上3方，或为清轻芳香，或为辛凉甘寒，清而不燥，养而不腻，不仅能够达到养阴清燥的目的，而且还能兼收"余邪外出"的效用（表3-7）。

表3-7　清燥养阴法方剂表

方名	组成药品
三才汤	人参、天冬、干地黄
清络饮	鲜荷叶边、鲜银花、西瓜翠衣、鲜扁豆花、丝瓜皮、鲜竹叶心
减味竹叶石膏汤	竹叶、石膏、麦冬、甘草

第二节　麻疹、疹后肺炎和病毒性肺炎中医辨证论治的体会

麻疹是传染性疾病，小儿尤易感染。1958年冬，我们曾协助儿童医院对麻疹、疹后肺炎和病毒性肺炎的治疗工作。虽然为时尚短，治例不多，但从实践工作中，结合以往的经验，我们获得如下初步体会，现在简要介绍出来，供同道们参考，不当之处，希予指正。

一、麻疹、疹后肺炎和病毒性肺炎的辨证规律

麻疹，中医认为是受不正常之气而发生的，故有称之曰毒气、邪气、温麻、温疹等，多发生于小儿，成人则不常见。

（一）麻疹、疹后肺炎的辨证

1. 辨时令 麻疹是春季常见疾病，冬、夏、秋三季则少发生。春季麻疹与夏暑、秋燥、冬寒时间所发生的麻疹不尽相同，故治法亦有同有异，所同者均宜

宣透，所异者则根据三时气候之燥、暑、湿、寒而酌增苦辛或苦辛微温的方剂。

2. 辨证型麻疹与斑、疹不同，麻疹出于皮外，形大色淡，以手摸之应指，其形有如花瓣，毒盛则颜面皮肤皆肿。斑则形如锦纹，成片，平在肌肉。疹则形为小红点，存于皮肤之内，摸之无痕迹不应指。但是三者也有同时并见的，有麻疹夹斑的，有麻疹夹疹的，临床上必须仔细检查和区别，则治疗方不致混淆。

3. 辨疹原和疹之特征麻疹与斑、疹，三者虽同是热性病，但祖国医学认为，麻疹则是由胃经而肺经，出于肤表。所以初起发高烧，有咳嗽，四肢清冷，目赤喷嚏等现象，甚则气粗心烦。斑则出于阳明经，形大，由肌肉而达皮肤；疹则出于心营，形小，而隐于皮内。后二者俱无喷嚏咳嗽，皆由热病失表失透，其邪不得外达，表郁内闭。简言之，即热蕴于阳明则发斑，走于心营则发疹；且斑与疹，治以清气、清血之法，于消失后无痕迹可验，而麻疹其色虽退，热平身和，尚有痕迹可验。麻疹一日有三潮，即如潮之有汛，一日发生三度红润，斑与疹则不潮。

4. 辨顺证逆证及继发证麻疹、斑、疹三者均须"出要周匀，没宜徐缓"。红润透发者为顺，紫黑不透者为逆。麻疹多有肺炎继发证，斑、疹则少有肺炎继发证。麻疹后并发肺炎其因有二：一失于调护，一失于治疗。邵仙根曾说："治疹之法，不外辛凉宣透，宣肺化邪……大忌冒风凉遏，犯则肺闭内陷，发喘而死。"认为疹后肺炎是由冒风和过用凉遏引起，并且是非常严重的症状。如果护理谨严，治法得宜，而仍继发肺炎者，则因毒盛所致。王肯堂说："疹退之后，微微咳嗽者，此余毒未净也；若咳甚喘气，连声不住，甚至饮食汤水俱呛出者，此毒盛乘肺而然也。"疹后肺炎，当以宣透解毒为治。

（二）病毒性肺炎的辨证

肺炎一证，四时皆有，现代医学因肺炎致病原因和肺病理变化部位的不同，将其分为细菌性、病毒性、大叶、小叶等多种。1958 年冬，我们所参与的治疗者，经病理解剖结果，证明多为病毒性肺炎，故虽用多种抗生素，但不能收到预期的疗效。中医本无肺炎这个病名，但在古代文献中，记载的"肺气喘满"、"咳逆上气"、"气促气紧"，及"马脾风"之类，与现代医学所称肺炎的症状都很近似。《素问·至真要大论》病机十九条"诸痿喘呕，皆属于上。""诸气膹郁，皆属于肺。"这些认识，亦与现代医学认为肺炎的病理变化在肺是相符的。肺炎发于冬日，中医认为是内火与外寒相搏，肺金受制，失于清肃，气不下降，下焦决渎失职，以致饮邪上逆，造成极为严重的结果。

1. 辨表里肺炎初起多在表在上，亦即在肺在卫，其症为发热无汗，面赤，口渴或不渴，气喘咳痰，舌苔薄白或微黄，脉浮数或右大于左。此时当治上不犯中，治表不犯里。迨至在卫不解，转入气分，即传胃传里，其症多见口渴鼻干,舌红苔燥,气粗息促,喘逆膈动,烦躁不安或大便不通,小便短赤。此时仍宜清气,由气透卫,慎毋犯下,诛伐无过。

2. 辨虚实 实为邪气实,虚为精气脱。首先应注意病人的体质,其次应注意病邪之轻重,病邪轻而体质强者易治;病邪重而体质弱者治疗颇难。

二、麻疹、疹后肺炎和病毒性肺炎的治疗原则

(一)关于麻疹的治疗

麻疹由胃出肺,前面已经分析,其治疗原则,古人立有"疹宜清凉"的明训,不能与斑、疹相混,但这只是言其一般规律性,临床上还必须因人因时灵活掌握。

1. 自大寒至春分节前,天气虽渐温和,但冬令寒水之气尚未去尽,时有骤寒发生,由于气候乍寒乍暖,小儿感受之后,初起嚏泪发烧,手足清,耳凉,思睡,不思食,即是麻疹将出的表现。亦有烧过一天,即行退烧,有时手足心与额角微热,有时不热,有时表情不快等,也是麻疹的前期证候。此时最好节制饮食,避免油腻生冷及户外伤风受寒,使肠胃不受阻滞,肺卫不受外邪,麻疹自然易出,出亦轻松。如系婴儿,哺乳量亦宜减少,宜多予开水。治法,宜辛平微温之剂透之发之。如患儿舌苔薄白,舌质淡,可与杏苏饮加葱白、前胡、牛蒡子、升麻、葛根等;如舌苔白腻而厚,舌质红,此必夹有食滞,用前方加莱菔子、建曲、前胡、葱白等;如苔白腻微黄,宜桑菊饮加葱豉、牛蒡子;如舌苔黄腻,目赤心烦,气粗息促,此属表里郁闭,必须用麻杏石甘汤加僵蚕、牛蒡子、桔梗、葱、豉之类。这些清宣凉解之剂,使麻疹之毒自上自卫而解。至麻疹已出三日,下至足跗,此为邪透,虽间有大便日夜泻下二三次,乃是里热下行,切勿止泻。并且不可过用苦寒以伤胃气。若胃气受伤,余热内陷不化,致使低烧久稽不退,或内热复炽而体温再起,易成疹后肺炎;亦有因受凉邪与内热结合而成疹后肺炎。无论前者后者,若病人体实,尚可挽救。若遇体虚,终多内闭外脱之危险。所以麻疹出后三日,虽已全透,体温虽已降低,仍宜宣透,清解余毒,预防内陷。若既内陷,虽见昏迷,但不似手厥阴症状,病犹在肺,用药应选银花、连翘、花粉、寸冬、知母、玄参、竹叶、石膏、黄芩、苇根、葱白之属;津伤加玉竹、粳米;若内陷后,热灼津液,气急痰鸣,金不制木,发现抽搐者,用竹叶石膏汤兼送牛黄抱龙丸以清热化痰为主。但病势至此,气液两伤,多难挽救。若因麻疹尚未透齐,因感风冷而收,造成神迷气促,心烦面青,四肢逆冷,种种危候,急宜凉解法。本古人"火郁发之"的意义,用栀子豉汤加葱白、竹叶、苇根以宜发郁火外达,迟则内饮上逆,痰阻胸膈,呼吸迫促,循环阻碍,而心脏受胁,即成内闭外脱。《经》曰:"出入废则神机化灭,升降息则气立孤危。"即此之谓。

2. 自春分至立夏节，正值春末夏初，天气渐热，此时所发麻疹，治法仍以宣透为主，稍佐苦寒生津之品，如黄芩、花粉等药。若麻疹出透，而仍见目赤，齿出血、鼻衄，可用犀角、细生地。且在此季节，多于麻疹之中夹疹（出于心营），故可用解毒凉血之药。

3. 自立夏至夏至节，乃三焦火甚之时，麻疹治法，清宣同上，但应当注意治以辛凉佐以苦寒稍重，且此时麻疹多夹斑夹疹，须俟麻疹出透，再加犀角、细生地以清血热。但务必用细生地或鲜生地，勿用干生地，取其凉而不滞。

4. 自夏至至立秋节，此时气候上热下湿，为湿热交蒸的暑令。间有麻疹发生，若属热甚，症见心烦口渴，目赤气粗的，以白虎汤加竹叶、苇根清解宣透；若属湿甚，症见舌白不渴而心烦的，以通阳利湿法宣之渗之，如茯苓皮、桑皮、冬瓜仁、苡仁、竹叶、连翘、苇根、通草、栀子、豆豉、葱白、滑石之类。

5. 自立秋至立冬节，为燥金司令，天气渐凉，治麻疹之法，以辛凉为主佐以辛平之药，如桑菊饮加葱豉，或杏苏饮加连翘、竹叶、葱白。

6. 自立冬至小寒节，此时麻疹当以冬温法治之。即"治以苦温，佐以辛凉"的原则。如症见发热、嚏泪、咳嗽，可与葱豉桔梗汤。如症见舌白咽红，以麻黄杏仁甘草汤佐前胡、桔梗、僵蚕、连翘、竹叶、葱、豉之类；如症见气紧心烦，面赤目红，属表气郁闭，疹不出达，以麻杏石甘汤佐药同上；至麻疹出透则宜清里，但仍以合乎透达余邪的要求为宜。若火郁于肺，痰阻音哑，宜用清泻法，如诃子、马兜铃、射干、苇根、竹叶、枇杷叶、寸冬、桑皮、冬瓜仁、杏仁、葱白等。

上述六节，因发病季节不同，治法各有同异。若不明所因，则不能伏其所主，治麻疹如此，治疹后肺炎亦如此，即治其他温病亦莫不如此。

（二）关于疹后肺炎的治疗

前面虽已概括论及。为了临床更好掌握，现再选录吴坤安著作中的类似疹后肺炎的条文七则，供参考：

1. 痧透后，痰多气急咳嗽者，余热郁于肺也。宜宣之开之，如栀子、豆豉、桑皮、杏仁、桔梗、枯芩、薄荷、象贝、蒌皮、通草、苇根之类。

2. 如痧疹虽透，而咳嗽声哑喉痛者，此痧毒不能尽发郁于气分也，亦宜宣通肺气，如前胡、桑叶、杏仁、连翘、牛蒡、射干、薄荷、银花、甘草、桔梗、通草、黄芩、苇根之类选用。

3. 凡痧瘄透发不尽，毒邪干肺，喘急昏闷者，危症也，宜急透之。焦麻黄八分，生石膏四钱，杏仁二钱，牛蒡子一钱五分，连翘、枯芩、象贝各一钱五分，薄荷、桔梗、犀角尖各八分，生甘草四分，通草一钱，苇根一握。

4. 痧后咳嗽，余热在肺也，宜泻白散加贝母、橘红、杏仁、枯芩、知母、花粉、甘草、桔梗、梨浆之类清之。

5.凡痧瘄等症，外虽透达，易隐易回，而身热不除，渐加喘咳，腹胀咽痛，喉哑龈烂，神昏欲寐，或兼赤痢等症者，此系失潮，伏邪在内，危症也。急宜散邪解毒，如犀角、连翘、牛蒡、射干、玄参、杏仁、楂肉、人中黄、净银花、通草之类。

6.痧瘄隐没太早，以致发热咳喘者，此伏邪在肺也，速宜开宣肺气，迟则不治。如栀子、豆豉、桑皮、杏仁、牛蒡、连翘、前胡、薄荷、苇根、桔梗之类主之。

7.凡痧瘄隐疹，最宜通泻，虽下利五色，亦不妨，惟二便不利，最为凶候，如遇此症，勿实脾止泻。

（三）关于肺炎(包括病毒性肺炎)的治疗

肺炎四时均有，不似麻疹多发于春季。肺炎发于初春、深秋、冬季，初起宜用三拗汤加竹叶、前胡、葱白、白僵蚕、苇根、桔梗；如舌黄心烦面赤，用麻杏石甘汤加苇根、桑皮、竹叶、前胡、葱白，咽红加僵蚕；若鼻煽膈动，手足热，可用五虎汤加葱白、竹叶、苇根；若手足凉，腹额热，唇紫齿干，苔黄干，目赤鼻煽，膈动腹满，此为表里郁闭，三焦不通，急用三黄石膏汤加竹叶、葱白抢救之；若胸满痰阻，肺气不宣，苔腻，此属温热郁闭，用千金苇茎汤加瓜蒌、薤白宣泄之；若胸微满硬，苔黄腻，此属痰火结于胸中，肺气不通，宜小陷胸汤加薤白以宣郁利痰；若正虚邪实，脉细数有力，热久不退，可用竹叶石膏汤加玉竹、花粉；若气液大伤，呼吸短促，脉数而虚，可用独参汤或麦门冬汤，痰甚可加天竺黄、菖蒲、川贝、诃子；若不下利，可加竹沥、姜汁，若下利则勿用。但病热至此，救治颇难。

总之，麻疹与肺炎，同是肺经受病，其部位在上，其病机在卫，故其治法，必须严格遵照古人"病在上上取之"和"在卫汗之可也"的精神，直宣肺气，使肺卫通调，则麻疹自透，肺炎自清，决不致酿成疹后肺炎或内闭外脱之变。上述各法，都是从这个原则出发的，可以互相参照，灵活运用。

三、麻疹、疹后肺炎和病毒性肺炎的临床四法

（一）宣透法

宣透是中医治疗四时一切温病的准绳。麻疹与肺炎，在初起必须急用此法，不可过早使用寒凝凉血之品，致使邪无透发之机。吴坤安说："凡温邪入肺，症见头痛，恶寒发热，口燥舌干，脉数，胸满气喘，治宜辛凉。""如天寒气喘，气口脉闭，加麻黄。""治疹不可骤用寒凉，必须辛散。"都说明宣透的重要性。我们可以选用杏苏饮、银翘散、桑菊饮、升麻葛根汤、葱豉汤、三拗汤、葱豉桔梗汤，或从凉解，或从辛散。

（二）表里两解法

表里两解是中医治疗温病的重要措施。麻疹、病毒性肺炎，初起失于宣

透，则病邪由卫而气，以致肺胃同病，表里受邪，内结胸中，此时必须两解，由卫透气，否则表里郁闭，热甚津伤而成陷脱。吴坤安说："肺有火邪而太阳感寒……宜外散寒邪，内清肺火，兼喘者，麻杏石甘汤妙。"

"疹瘄发于暴寒之时，肌表头面不透，是外袭寒邪，内蕴伏热，宜两解肺卫之邪。""外症身热……胸满而喘，舌苔白刺，或兼微黄，脉象洪滑……为阳明半表半里之症，斯时汗下两忌，惟宜吐法，以越胸中之邪，栀子豉汤主之。"都说明表里两解，是麻疹、肺炎透邪外达的有效途径。可以选用麻杏石甘汤、五虎汤、栀子豉汤、凉膈散、三黄石膏汤、小陷胸汤、瓜蒌薤白汤。

有人提出：肺炎和麻疹均属温病的范畴，今麻杏石甘汤中有麻黄，是否会犯辛温之戒？我们认为：当辨时令气候，再议用药，时值冬令，外寒而内热，火为寒郁，内病肺经，火郁则宜发之，是《内经》治则的重要论据。况麻黄属苦辛温，不似薄荷、荆芥之辛温而燥，人们敢用芥、薄而不惧，何故独惧麻黄？吴坤安说："若秋候凉风外袭，伏热内蒸，以致咳嗽或喘者，亦宜麻杏石甘汤。"秋日可用，何况冬日。

还须指出：小儿未满 10 岁，脏气未充实，体质脆弱，用药的剂量不宜过大，配方亦不宜复杂，若剂量过大，胃难胜任，往往激起病变。仍以麻杏石甘汤为例，6 个月以内的儿童，一般可用麻黄五分，甘草五分（甘草量必须与麻黄量相等。多则牵制麻黄力量，少则麻黄散发太过），石膏三钱，杏仁一钱；6 个月以上，则按 1 个月增加一分计量；1 岁至 1 岁半，麻黄可用一钱，甘草一钱，杏仁一钱五分，石膏四钱。按照这个比例用药，不致有药过病所或病重药轻之弊。其他方剂，亦可参照类推。关于服药时间和剂量亦须加以注意，病势缓者，4 小时服 1 次，量为 20～40 毫升；病势急者，不拘时服，但每次之量，不宜过多。

（三）清热救阴法

麻疹、疹后肺炎、病毒性肺炎，在用宣透或表里两解法后，一般只须调和肺胃微兼生津之品即可。若热邪尚盛，阴液受伤，或治疗不当，热邪郁闭而伤阴，则当用清热救阴之法。吴坤安说："瘄后咳嗽，余邪在肺也，宜泻白散。""凡瘄瘖伏邪未清，以伤阴分而发热不止者，宜甘凉养阴。""肺胀喘急，胸痛气秽者，此温邪伤肺，急用活水芦根、桃仁、苡仁、瓜蒌皮、冬瓜子之类清之。"如热邪不清，必灼肺胃之阴，清热养阴之法刻不容缓，其方剂可采用竹叶石膏汤、白虎汤或人参白虎汤（前方加参）、泻白散、千金苇茎汤、玉女煎及犀角地黄汤之类。

（四）生津固脱法

生津固脱是针对病情危重的紧急处理的方法。麻疹、疹后肺炎、病毒性肺炎，误用温燥或过用寒凉，以致邪陷不解，正溃津涸，或饮食不节，或重感风寒，病人反复迁延，而气液两伤，正脱津伤，此时惟宜急扶正气，力救津液，迨正气来复而邪气始有外出之可能。方剂可用独参汤、参麦散（沙参或西洋参、麦冬）、千金麦门冬汤、益胃汤之类，此时用药务在单纯，力专而取效快。

四、麻疹、疹后肺炎和病毒性肺炎的病案摘要

（一）麻疹病例

患儿王某，男，7岁。初诊：1958年12月24日。诊断：重症麻疹。

主诉：发热咳嗽已3天。体温高达41℃以上，夜益甚，无汗，手足发凉，时有妄语，唇红目赤，舌赤苔黄腻，脉象浮数，按脉证属冬温，欲出麻疹之候，治宜辛凉宣透之法。处方：生麻黄一钱、杏仁二钱、生石膏三钱、甘草一钱、桔梗一钱五分、僵蚕二钱、前胡二钱、莱菔子（炒）二钱、香豆豉四钱、葱白2寸，水煎服。

26日：前方已服两剂，麻疹初透，但仍未彻，色黯，目赤，鼻衄，腹痛下利，微有咳喘，脉数，此肺胃热甚，肠热亦甚，治宜清宣解毒。处方：鲜苇根五钱、牛蒡子一钱五分、黄芩一钱、桑皮二钱、前胡一钱五分、淡竹叶二钱、生石膏三钱、生甘草一钱、银花二钱、连翘二钱、淡豆豉四钱、葱白2寸。连进两剂。

27日：热退疹透，目赤全退，喘平利止，惟午后微热，稍有呛咳，此余热未尽之象。宜清热生津，以善其后。处方：北沙参二钱、麦冬二钱、生石膏三钱、淡竹叶二钱、甘草一钱、粳米四钱、知母一钱、桑皮二钱、浙贝二钱、黄芩一钱、枇杷叶三钱。服两剂，余热亦清而痊愈。

按：本例初起即高烧妄语，为表热虽盛，里热已露，治法亦乘其初势，急透其表，故疹出表通而下利随作，又急于宣透队中加黄芩一味，苦寒直降以泻其热，所以三诊而疹透热退，虽重症麻疹亦迎刃而解，可见治病，必须"先表后里，先透后清"，始能收到得心应手的功效。

（二）疹后肺炎病例

1. 患儿杜某，男，1岁。1958年12月16日住院。诊断：疹后肺炎。

主诉：发病已半月，疹后已7日，仍发热喘嗽。初起曾用青霉素和链霉素。8日发现全身麻疹，9～10日出齐。但颜面较多，手足不多。在麻疹消退后，而热不退。入院时，病儿干烧无汗，干咳而喘，呼吸急促，鼻煽咽红，面红，口围青紫。血常规检查，白细胞8000，多核33%，淋巴67%，胸部透视：左下心缘旁可见片状阴影。全身检查：发育营养良好，神志清晰，惟烦躁不安，抗拒检查，心动频速不可计数，约200多次/分钟，胸部各处有呼吸音粗糙，左后下方叩诊有浊音。当时诊为"麻疹后左下叶肺炎"，用合霉素而不见减轻。

至17日，体温仍39.6℃，喘急烦躁，经初诊单位改投中药，予以清热之剂，如麻黄、前胡、川贝、杏仁、苏子、鲜茅根、鲜苇根、地骨皮、生石膏、苦桔

梗、枇杷叶、瓜蒌、玄参、麦冬、鲜生地、鲜石斛、竺黄及牛黄之类，连服4日，而高烧不见减退，精神烦躁。

至20日下午，我们开始会诊：患儿体温40.5℃，舌苔黄燥，舌质深红，脉数实。认为系疹后余势未清，津液未复，拟以清热养阴法。处方：淡竹叶二钱、生石膏三钱、麦冬二钱、半夏二钱、甘草一钱、沙参二钱、桑皮二钱、白前二钱、葶苈子一钱五分、莱菔子一钱五分。每2小时，温服1次。

21日再会诊时，服前方后便通，下黄黑色夹白涎黏沫及痰3次，黄燥苔减退，苔仍秽，昨夜虽体温在40℃，但睡眠较前安稳，此里热已下，治宜调和肺胃，续清余热。原方去沙参、寸冬加冬瓜仁三钱、苡仁三钱、甘草换为通草一钱，服法如前。连服两剂。

22日体温逐渐降至正常，热退睡安，诸证已解，惟微咳有痰，脉转滑象，治宜调和肺胃，兼化痰湿，易用云苓二钱、法夏二钱、化红一钱、甘草五分、冬瓜仁三钱、杏仁二钱、白前一钱五分、川贝一钱、麦芽二钱、天冬二钱、枇杷叶二钱，再服二剂。此后续用本方加减，服至28日停药，一切趋于正常而出院。

按：本例属余热未清，何以前者用清热之剂而热终不减，后者用清热养阴之剂而热迅速降至正常？因前者虽清热，而甘寒偏胜，又有生地、玄参、牛黄、地骨皮等药，以致热邪胶滞而不能外达。后者取竹叶石膏汤之清热养阴，再加葶苈、莱菔、桑皮、白前以引热下行，故便通热泻而身热以退，再加冬瓜仁、苡仁撤其湿热，其次本例属实证，与另一虚证同时施治，其后果又判然有别，可见治病强调虚实的重要性。

2. 患儿霍某，男，14个月。1958年12月30日住院。诊断：疹后肺炎。

主诉：麻疹出后，骤然收没。先曾患百日咳。近发热出疹已5日，并见少许白痦。今日突然面黄不红，昏迷，不能吞咽，口角裂，舌质不红，苔白腻，腹满膈煽，红疹完全内陷，纹伏脉沉，呼吸微，无汗，体温降低。此疹毒内陷，正虚邪实，有内闭外脱之危。急用冬瓜仁三钱、杏仁二钱、薏苡仁三钱、鲜苇根五钱、生桑皮二钱、前胡一钱五分、竹叶三钱、香豆豉四钱、葱白3寸。

服第1次即吐痰涎一口，腹鸣大便1次，神志清醒。至夜体温上升38℃以上，予以退热剂，热反增高。续服原方，探吐一次，排出痰水颇多，面色转赤，红疹再显，白痦渐透，全身周遍，精神转佳。31日，白痦续出，体温亦逐渐降低，食眠亦正常，遂以调和肺胃，益气生津而渐愈。

按：本例先患百日咳，再患麻疹，复因疹陷续发肺炎，诚所谓正虚邪实，闭脱之危，即在俄顷。急用苇茎汤复葱豉汤宣肺透邪，并取探吐以开其闭。一举而收"陷者举之，上者越之"的效用。同时，在邪正相争之时，体温渐升，表示正气尚能抵抗。故虽欲退其热而不应，证明古人"火宜发之"乃因人之正气而导邪外出，所以不直接退热而热自退，不必强制。

（三）重症肺炎病例

1. 患儿王某，女，3岁。入院日期：1958年12月22日。诊断：重症肺炎。

主诉：昨晚开始发烧，今日喘急烦躁1天。入院时，患儿极端烦躁，呼吸困难，面部发青，体温39.7℃，发育营养中等，神志不完全清楚，谵语，鼻煽，左肺后下浊音，呼吸音低，全部很多喘鸣音，有散在中、小水泡音，心跳160～170次/分。肝在右肋下4cm，因不合作，未做神经反射检查。血常规检查：白细胞18 650，中性59%，淋巴41%。当即给氧气吸入，及10%毛地黄毒苷0.4肌注，另在十宣穴放血。并予链霉素。

3时15分会诊：患儿高烧烦躁，妄语欲动，面赤额汗，身无汗，腹满而软，气促而喘，脉浮数，舌苔白腻微黄，此属内热外寒，肺气郁闭，因昨日在旅途火车上受热并感受外寒之气所致。治宜辛凉宣透之法。麻杏石甘汤加味。生麻黄（先煎去沫）一钱、生石膏（先煎）四钱、甘草一钱、僵蚕二钱、桔梗一钱、前胡一钱五分、莱菔子一钱五分、葱白2寸。煎取120ml，分3次热服，4小时1次。夜半以后，喘渐减，呼吸渐缓，体温也降至37.5℃，神志完全清醒。

至23日再诊时，热已全退，腹亦不满，舌苔减少，脉静身和，惟有微咳，此里热表寒已解，治宜调和肺胃以善其后。方用鲜苇根五钱、桑皮二钱、杏仁二钱、瓜蒌仁三钱、橘红一钱、苦桔梗、浙贝一钱五分、苏叶一钱、莱菔子一钱五分、枇杷叶二钱。煎取同前。肝在右肋下2cm，至25日痊愈出院。

按：本例虽属重症肺炎，但获得早期治疗，兼之首从宣透，故使外寒内热1剂而解。再服调和肺胃药2剂而完全正常。

2. 患儿罗某，男，3岁。1958年12月23日住院。诊断：病毒性肺炎。

主诉：13天以来发热咳嗽。在发病第5日后，体温曾一度恢复正常。至第7日又有高烧，夜益甚。入院时，神志清楚，重病容貌，颜面皮肤干燥，眼无神。咽红颈稍强，心音弱，120次/分，两肺后背散在中、小水泡音，肝在肋下1.5cm脾（-），腹胀满，胸部透视，两肺门影不大，两肺纹理明显，右下野较甚。血常规检查：白细胞：8450，中性74%，淋巴26%。即行输液、输血。

会诊时，见胸前硬满，舌赤苔黄，咳嗽，气不喘促，3天无大便，不思食，脉数，病机在胸中，为痰、湿、热所阻。治法：开胸中之结，以宣通肺气，方用小陷胸汤加味，瓜蒌仁三钱、枳实一钱五分、尾连八分、薤白二钱、花粉二钱、豆豉四钱、麦芽二钱、炒莱菔子二钱。煮取100ml，匀3次服。

24日，药后大便1次，色黑，舌苔减退，胸硬满亦减，脉弦滑，仍宜表里和解。原方去黄连、花粉增一钱、再加葱白2寸。25日继服。

26日，大便通利，并见黏涎，尚不思食，亦不思饮，舌苔白腻，脉滑数，右甚，治法调和肺胃，兼清湿热，瓜蒌仁三钱、薤白二钱、尾连五分、厚朴一钱半、炒莱菔子二钱、麦芽二钱、建曲二钱、通草一钱。

至 29 日身热已退，有时轻咳，胃纳尚佳，唇干，舌苔厚，脉缓。方用全瓜蒌三钱、薤白二钱、法夏二钱、橘红一钱、连皮苓二钱、白前二钱、莱菔子一钱五分、蛤壳三钱、桑皮二钱、麦芽二钱、枳壳一钱、竹茹一钱，以调理善后。

按：本例乃热痰阻塞胸中，直以小陷胸开结而便通，腹满亦减。三四剂后热亦下降，而病渐次向愈。盖开中焦之塞，正所以通宣肺气之闭。若治病不求其本，则未有不为病变所困惑。

五、麻疹、疹后肺炎和病毒性肺炎的护理和中西医合作

本证的护理很重要，尤其在高烧期，总以节饮食，慎风寒，禁食油腻生冷之品为宜。并应保持绝对安静，调节室内温度、湿度和空气通调。《证治准绳》关于麻疹的禁忌，内容很好，摘录如下：

大热未退，不可与食，与伤寒同。

一发之时，既表之后，切戒风寒冷水瓜果之类，如一犯之，则皮毛闭塞，毒气难泄，遂变紫黑而死矣。

如渴极欲饮水，只宜少与葱白煎水以滋其渴耳，必须使皮窍中常微汗润泽可也；盐醋食之，令咳不止，五辛食之，令生惊热等。

所以，无论麻疹和肺炎，在发热期只宜少与清米汤或稀藕粉之类，恢复期亦只宜藕粉、牛奶，少量渐进，不可妄用温补之剂，如参、芪、术、砂、姜、附等，恐致口舌糜烂牙疳等患。

有必要指出，运用祖国医学的护理特点，结合现代的护理方法，对于提高本证的疗效有重要参考价值。如急重病人，输氧给血，更是不容忽视的。几年来我们在各方面的临床配合以及这次短短的合作中，都深深地体会到中西医合作的必要性。处处均可证明党的团结中西医的政策是完全正确的。但是，有一点很值得我们注意。即在抢救危急病人时，仍须中西医密切合作，议定救治办法，合理进行。切忌滥用治法，以免发生贻误病情的危险。我们曾经见过 1 例，1 个患儿在 1 日内，接受 32 次的治疗，结果仍未挽救住其生命。其次，强制退热，也是一个问题，前面有 1 例疹后肺炎，曾用大队清热中药和青霉素之类，热反不退。另外还有一儿童在接受退热剂后，热反上升。我们认为治病，必须治其病之所在，病退则热自退，不必强制退热，以免造成不良的病变。最后，西医学习中医，也极为重要。我们在儿童医院工作时，由于他们积极的学习，不仅在治疗上做到亲密合作，而且他们还能边学习边掌握，在很多中西药物使用时，能达到相辅相成的作用。如在使用宣透方面的中药，则尽量不使用能影响宣透效能的西药。因此，治疗效果很快得以提高，很多危重病人也很快转危为安，这是我们的一点体会。我们还须再接再厉、共同携手，为社会主义的保健事业贡献出所有的力量。

第三节　时病的治疗经验

薛按：此文为蒲老手稿，为四时热病的诊治经验。

一切外感病，称时病，也称六气为病，二者是统一的。外感热病必须掌握季节性，一年十二个月，有六个气候上的变化。即风、火、暑、湿、燥、寒。学习祖国医学，治疗急性病，要掌握这个规律。

大寒、立春、雨水、惊蛰，这四个节气六十天，叫做初之气，主厥阴风木。此时的外感病，称风温、春温。亦有应温反寒，而病寒疫。

《内经》云："冬伤于寒，春必病温。"有人说：有伏邪者叫春温，无伏邪者不叫春温。他们对《内经》这句话理解错了。我认为经文原意，应是指人的体质衰弱，冬天不能抵御寒冷，春天也不能适应天气的变化，必然要生病。

春分、清明、谷雨、立夏，为二之气，主少阴君火。吴鞠通《温病条辨》自序："来岁己未湿土正化，二气中温厉大行"指的就是这个节气，其病多属温热病范围。

小满、芒种、夏至、小暑，为三之气，主少阳相火，叫做暑病。积温成热，积热成火。到这个季节，外感病多在暑症范围。

大暑、立秋、处暑、白露，为四之气，主太阴湿土，叫做湿温。这是多雨的季节，这时的外感病，多属湿温。

秋分、寒露、霜降、立冬，为五之气，主阳明燥金，叫做秋燥。这个季节，雨水少了，自然界万物枝萎叶黄，干枯了，因谓之燥。

小雪、大雪、冬至、小寒，为终之气，主太阳寒水。这时候，伤寒病就多了。但冬阳偏胜，气候应寒反温，亦有冬温。

六气（淫）为病，年年如此。气候正常则发病少，反之则发病多一些，环境卫生好，可以减少四时的流行病。下面，就六气为病的特点，按四时分别做一些具体说明。

一、春季时病

1. 风温风为百病之长。风邪从口鼻或从皮毛侵入人体发生诸病。若春阳过盛，感受温风而病者，名曰风温。其症发热，微恶风寒，头痛目胀，有汗或无汗，口干或心烦口渴，或不渴，鼻干或塞，或胸闷，咽干或咽痛，或咳或不咳（咳者较轻，不咳者较重），身困或酸，而不甚痛，脉象浮数，右大于左，或细数微浮，舌红，苔白或黄，小便黄。以上皆风温病之表现。病在上焦，属手太阴，法宜辛凉解表，宜银翘散、桑菊饮二方出入化裁为主。兼有微寒者略佐葱白、苏叶；夹湿者加滑石、芦根、通草。初起总以达邪外出为要，切勿过早使用寒凉,冰伏其邪,热不得外越而内陷,延长病程,甚则恶化。

银翘散加减:胸闷加藿香、郁金;渴甚加花粉;项肿咽痛加马勃、玄参;衄者去荆芥穗、豆豉,加白茅根、侧柏叶、栀子炭;咳者加杏仁;热渐入里加细生地、麦冬。

桑菊饮加减:小便短少加知母、黄芩、栀子;燥热在气分加生石膏、知母;入营加玄参、犀角(可用水牛角代之);在血分去薄荷、苇根,加麦冬、细生地、玉竹、丹皮;肺热加黄芩、花粉。

余在临床亦按此法加减,惟初起加入葱白,透邪外出,见效更捷。咽痛加僵蚕、射干;伤食加山楂、莱菔子;若心烦不用葱白,加栀子三枚,即合用栀豉宣解郁热,其效更速。

2. 寒疫偶为暴寒所折,发为寒疫,其发病多与伤寒相似。临床症状憎寒、发热,头痛、身疼,胸闷不饥,或欲呕或泻,或口干不渴饮,脉浮弦而滑或紧,舌质色黯,苔白而秽,治法宜芳香温散和解,不宜辛凉、苦寒,一般可用香苏饮加味或十神汤化裁。头痛甚加川芎、僵蚕、白芷、蔓荆子;身痛加羌活、防风;项背痛加葛根;呕加半夏、生姜;若呕吐下利腹痛可用藿香正气加生姜;若无汗身痛兼胃肠不和,症状夹杂,可用五积散为末,每用五钱,加生姜三片,水煎温服。

似寒非寒,似温非温,壮热烦躁,无汗头痛身疼,胸腹痞满,大便不利,小便短涩,目胀心烦,口苦不思食,渴不多饮,脉沉紧或浮弦,舌质黯,苔白腻或黄腻者,属内蕴湿热,外感风寒,营卫失和,三焦郁滞,治宜两解,用增损双解散为末,每用五钱,加生姜三片、葱白三枚,水煎热服,汗出热退,二便自和,当避风,以稀粥调养数日即愈。

二、夏季时病

1. 先夏至为病温,一般称为温热。发病较速,历代医家治此病以存津液为主,因热甚则伤津。其症状初起即高热烦躁,口渴舌干,头痛微恶风,面赤目红,或有汗,或无汗,小便短赤,脉浮数或洪,初起有表证者,可酌用银翘散合栀豉以解之。若不效,心烦便秘者,可用凉膈散两解之;若表解里热盛,大烦渴,汗大出,脉洪大有力者,可用白虎汤清解之。脉大而芤,热甚津伤,可加沙参、玉竹益气生津。

再者春夏之交,一般热病在三四天之后表证已罢,高热不退,烦渴引饮,或有时谵语,目赤气粗,或汗不出,因肺胃津伤不能达热外出,此时不能再用表剂重伤津液,然而又无里实证,不可用下药再伤正气,惟宜生津退热轻宣之法引热外出,可用二鲜饮生津退热。二鲜饮为余经验方,方用鲜芦根(切)三两,鲜竹叶一握(约一两许)。浓煎取汁,不拘冷热频频服之。余在农村行医时用之屡效，若兼衄血加鲜茅根一握（约二两），煎成再加童便半杯兑服，屡获满意效果。此方看来平平无奇，在热病三四日之后，表证已罢，此方类似白虎汤的功用；有衄血者加茅根、童便，则类似犀角地黄汤之功用。丹溪谓降火最速莫过于童便。余临床数十年，凡热盛络伤之证，在对证方中加入童便，颇获速效。此方最宜于乡村缺药之地，就地取材，不花钱能治病。但须注意：童便必须取之于健康无病之儿童。

附温毒：温毒者秽浊之气所致之病，四时皆有，春夏较多。其症微恶风寒，咽痛或不痛，耳前后肿，颊肿面赤，甚则头面全肿，耳聋，眼不能开，俗名大头瘟，亦名虾蟆瘟，其尤重者，喉中结塞，咯痰不出，声如曳锯，汤水难入，语言困难，亦名捏颈瘟。脉象多见浮沉俱盛，苔多秽腻，或白或黄，舌质赤黯。治法总以清热逐秽解毒为主，一般以普济消毒饮治之，而杨栗山增损普济消毒饮有所发展。若舌苔白腻乃湿盛，宜酌加燥湿解秽之药，如佩兰、藿香、薏仁、豆卷；若苔黄腻乃湿热并盛，宜本方加栀子宣发郁热；若便秘腹胀满，酌加炒大黄，服法频频含咽。并常用热毛巾热敷患处，引热外达，或用赤小豆细末醋汤调，厚敷肿处，以拔其毒，稍凉即换。

2. 后夏至为病暑。夏至后热盛于上而下迫，湿蒸于下而上腾，湿热交蒸，风行其中，人在气交之中感之而病者即为暑病。静而得之为中暑，即所谓"阴暑"；动而得之为中暍，即所谓"阳暑"。暑本热也，阴暑乃暑天贪凉受寒，非暑有阴也。

暑温、湿温都是季节流行病。暑和湿各居六气之一，在每年六气用事各主六十日。但春分以后至秋分以前一百八十日是君火、相火、湿土三气错综相互为用，所谓热、湿、火混合为一，故夏秋之间发病急，而见症不一。在夏至后至立秋前，所现症状多属热盛湿轻，宜暑温法治之；若夏至后三伏中多雨，则见热湿并重；立秋后多阴雨，也有属湿重热轻，湿胜必以湿温法治之。但秋季往往少雨，秋阳亢盛，而又多见燥症，须从燥治。在临床必先岁气，重视天候地气。

暑温致病，风、暑、湿三气夹杂，发病最骤，变化亦速，其症状不一，或高热、面赤、心烦、口渴，甚则昏厥、抽搐；或上吐下泻，四肢厥冷。因暑病急，伤元气最速，此乃举其大概。张凤逵先生著有专论，可重点参阅。脉象不一，或洪或芤，或细数，或濡缓，或隐而不显。舌色多赤，或绛或紫，苔或白或黄，或无苔。治法可根据张凤逵先生所主张的"先用辛凉，次用甘寒，终用甘酸"。初起头痛身热，微渴，心烦有汗，脉右大于左，可用六一散。

六一散方：滑石六两，甘草一两为末，每服三钱，温开水调下。

胃阳弱者，绢包煎汤服。或用二鲜饮。

热重者，脉洪火，身大热，大烦渴，大汗出，宜以辛凉重剂白虎汤主之。脉芤者加人参(以沙参代之，玉竹亦可用)，此乃纯热不兼湿之证，名为中暍。若夹湿身重者，宜白虎加苍术。

若兼暑湿闭滞，表实无汗，舌苔白秽，可用新加香薷饮。有呕吐加鲜藿香；若心烦，舌赤，苔黄加黄连，小便短涩加六一散。

若汗多，脉散大，喘渴，欲脱者，急用生脉散；若暑邪入营，神昏谵语，可用清营、清宫加减酌用；至宝丹、牛黄丸、紫雪丹亦可随症选用。

若邪入厥阴，证见消渴烦躁，神昏谵语，时热时厥，或吐蛔者，可予连梅汤或用椒梅汤。

连梅汤方：黄连，乌梅肉，麦冬，生地，阿胶。

椒梅汤方：黄连，黄芩，干姜，白芍，川椒，乌梅，人参，枳实，半夏。

善后调理以益胃生津为主，可与益胃汤或三才汤。

伏暑：长夏受暑，过时而发者名伏暑。此病多发于秋后。其中偏于热者，多发于手太阴，宜清暑透邪；偏于湿重者为湿温，多发于足太阴，宜通阳利湿；湿热平等者两解之。初起症状头痛微恶寒，面赤，口渴，舌白，脉濡而数。无汗者宜银翘散去牛蒡子加杏仁、滑石，香薷可酌用，胸闷加藿香、郁金；若舌赤口渴无汗者，银翘散酌加细生地、丹皮、赤芍。以上皆表实之证，一兼气分，一兼血分。若舌红，口渴，有汗，宜银翘散去牛蒡子、芥穗，加石膏、杏仁、黄芩；若脉大，口渴甚，汗大出，仍用白虎汤。脉虚大则加人参，此邪在气分正虚之证，若舌赤，口渴、汗多宜生脉散加丹皮、生地黄，此邪在血分正虚之证。暑温、伏暑，病本一源，可前后互参，不可偏执。再者若初起恶寒，无汗，身痛，或有微汗而热不解，亦可采用香薷饮；若热甚无汗，心烦，舌赤，小便短涩者，亦可用黄连香薷饮加六一散或六一散加薄荷、葱白、豆豉，轻清宣透，以达到汗出，热从表解。

3. 湿温病发于夏秋之际。湿邪之害，不同于暑。盖盛暑之时必兼湿，湿盛之时不一定兼暑；暑邪只从外入，而湿邪兼于内外。暑邪为病骤而易见，湿邪为病缓而难知。湿热病四时皆有，湿温病则发于夏秋之间。外受之湿或从雨露而得，或从地气潮湿中而得，皆着于肌表，当用解肌法微汗之，兼风者微微疏散，兼寒者佐以温散，兼热者佐以清解，此乃外受湿邪之治法；若内生之湿，乃从饮食得之，凡过食膏粱厚味，甜腻水果，皆能内生湿热，或兼感外邪，当分三焦论治。

湿温在上焦，其症状头痛，恶寒，身重疼痛，苔白不渴，胸闷不饥，面色淡黄，午后热盛，状若阴虚，脉弦细濡，湿邪黏滞，病难速已，其来也渐，其去也迟，忌汗与下，误汗则神昏耳聋，下之则洞泄，治宜芳香化浊，通阳利湿，以三仁汤灵活运用。喘促者宜用千金苇茎汤加杏仁、滑石。若邪入心包，神昏肢厥，清宫汤去麦冬之滞加银花、赤豆皮宣清降浊，并可予以至宝丹、紫雪丹。

以上属上焦治法，若出现中焦症状，当从中焦论治。

湿温之邪，由膜原直走中道，不饥不食，机窍不灵，宜三香汤。

三香汤方：瓜蒌皮，桔梗，黑山栀，枳壳，郁金，香豉，降香末。

若湿郁三焦，升降失司，五个加减正气散，对症选择。

若身痛脉缓，舌苔淡黄，渴不多饮，汗出热解，继而复热，徒清热则热不退，徒去湿则热愈炽，宜湿热两清，用黄芩滑石汤。

黄芩滑石汤：黄芩，滑石，茯苓皮，大腹皮，白蔻仁，通草，猪苓。

若湿聚热蒸，蕴于经络，骨节烦疼，热炽寒战，舌苔灰滞，此属湿痹，宜用宣痹汤，加减木防己汤亦可选用。

宣痹汤：防己，薏苡仁，晚蚕砂，半夏，杏仁，赤小豆皮，滑石，连翘，栀子。

加减木防己汤：防己，桂枝，石膏，杏仁，滑石，白通草，薏苡仁。

若胸腹项背发现白㾦，可用薏苡竹叶散。

薏苡竹叶散：薏苡仁，竹叶，飞滑石，白蔻仁，连翘，茯苓，通草。

寒湿：多中于阳虚脾弱之人，寒湿之病，脉沉迟而濡，身无大热，口不渴，小便清，大便多溏或身痛重着，手足肿痛，但头汗出，背强喜暖，治宜温中利湿，胃苓汤加木瓜、炮姜，寒盛者酌加川附子，脉浮虚而涩者宜桂枝附子汤。

三、秋季时病

叶氏所谓秋燥一证，颇似春月风温，肺先受病；沈氏所谓燥乃微寒之气。秋气凉劲肃杀，感之而病者为凉燥；暑气未消，秋阳过盛，感之而病者，则为温燥。症状：秋感凉燥而病者，初起头痛，身微热，微恶寒，喉痒，呛咳，无汗鼻塞，形似风寒，惟唇干咽燥，脉浮细数，右大于左，舌红苔白而干燥，宜用杏苏散加味。若咽痛加马兜铃、射干、橄榄；头痛甚加僵蚕、蔓荆子；口干加花粉、麦冬；烦热加知母、生石膏；气粗痰黏加苏子、桑皮；有食滞加山楂炭、麦芽；胸胁满加炒枳实、竹茹；呕者加枇杷叶、半夏。

如感温燥，微热不恶寒，头胀目胀，鼻干龈肿，唇干咽干或咽痛呛咳，清窍不利，脉细数，舌红苔薄黄，小便数，大便干，可予吴氏翘荷汤。

翘荷汤方：薄荷，连翘，生甘草，黑栀皮，桔梗，绿豆皮。

耳鸣加苦丁茶、夏枯草；渴加花粉；咽痛加橄榄；咳甚加象贝母、瓜蒌、枇杷叶；咳痰带血加茅根、芦根、竹茹；目赤加菊花、夏枯草；口苦加枯黄芩。

若肺燥喘咳，痰黏咽干者，可酌用喻氏清燥救肺汤。

清燥救肺汤方：石膏三钱，甘草一钱，霜桑叶三钱，沙参二钱，杏仁（去皮）二钱，胡麻仁（炒）二钱五分，阿胶（烊化）一钱，麦冬三钱，枇杷叶（去毛炙）二钱。

痰多加贝母、瓜蒌；血虚加细生地；口渴加花粉；烦热加知母。

以上加减化裁,必须根据患者强弱而施,用量不宜过大。

四、冬季时病

1. 冬温 冬季应寒不寒,气候温暖,人感受其气而病者名冬温。冬温治法可与风温治法互参。其症状类似伤寒,但脉不紧,头痛发热,不恶寒或微恶寒,心烦,小便赤,口渴,有汗或无汗,脉浮数,舌红苔白燥或黄,古称外寒内火,宜凉解之法,可用麻杏石甘汤。咽痛加僵蚕、桔梗、射干,咳甚加前胡、象贝、枇杷叶,痰多气促加瓜蒌、莱菔子、苏子,头痛加薄荷、菊花、荆芥穗。若失治或治不适宜,邪气转化深入,则分入气入血随证施治。若脉浮紧,无汗烦躁,头疼身痛者,可予大青龙汤。桂枝量只须数分,切勿过重致衄。若四五日不解,气分大热,大烦大渴,汗出热不解,亦可用白虎汤,脉虚大者加沙参。若表热未解,里热又结,腹满便秘,心烦无汗,舌红苔黄,可用凉膈散表里两解之。若见少阳证亦可予小柴胡汤去姜枣和之,或大柴胡汤下之。

2. 伤寒 四时皆有,冬日较多。张仲景著《伤寒论》,未分季节。柯韵伯说:中风之重者便是伤寒,伤寒之浅者便是中风。此说法颇客观,符合事实。祖国医学对于六淫为病,有中、有伤、有感、有冒,无非分别病之轻重,作出治法之缓急。伤寒诊治法详见《伤寒论》。

冬季感风寒轻者,头痛身痛不甚,微恶寒发热,咳嗽鼻塞声重,胸膈满闷。华盖散、九宝汤可以选用。

华盖散方:麻黄、苏子(炒)、杏仁、桑皮、茯苓、橘红各一钱,甘草五分,生姜三片,大枣一枚,水煎服。

九宝汤方:薄荷、苏子(炒)、麻黄、杏仁、桂枝、陈皮、大腹皮、桑皮各一钱,甘草五分,生姜三片,大枣一枚,水煎服。

暴寒伤肺,喘嗽鼻塞痰壅,宜三拗汤。

三拗汤方:麻黄二钱,杏仁二钱,甘草一钱,水煎服。小孩酌减。

外寒内火,肺气郁闭,而喘甚者,越婢加半夏汤。

越婢加半夏汤:麻黄,石膏,生姜,甘草,大枣,法半夏。

外寒内火,咳而微喘者,麻杏石甘汤。

外感风寒,内有寒饮,胸满喘嗽,宜小青龙汤,兼烦热者加生石膏。

水饮上逆,喘咳,面目浮肿,宜葶苈大枣泻肺汤。

冬季感风寒兼伤食,肠胃失和,胸腹满闷或呕吐,或腹痛下利,宜藿香正气散。痛甚加吴茱萸,呕吐甚加白豆蔻,生姜引,水煎服。

冬感风寒,内夹湿痰,恶寒发热,头痛身疼,腹胀满,不思食,或呕,恶水不欲咽,大便不利,或关节痛,或重,此乃表里皆病,症状复杂,宜用五积散,每服五钱,生姜三片,水煎服。

温病是随季节而命名。病之来路有二：呼吸与皮毛；去路有三：汗、吐、利。温病最怕表气郁闭，热不得越；更怕里气郁结，秽浊阻塞；尤怕热闭小肠，水道不通，热遏胸中，大气不行，以致升降不灵，诸窍闭滞。治法总以透表宣膈，疏通里气，而清小肠，不使热邪内陷或郁闭为要点。并且人体有强弱，感受有轻重，伏邪有深浅，治法有缓急，用方有大小，辨证施治灵活运用，勿犯虚虚实实之戒。瘟疫实与四时温病不同，是杂气为病，杨栗山《伤寒温疫条辨》论述颇详，临床灵活运用杨栗山十五方，治疗杂气瘟疫疗效很好，其方附后。但四时温病之中亦偶有兼秽浊杂感者，须细心掌握，才能提高疗效。

第四节 流行性感冒辨证论治的一般原则

薛按：蒲老擅长治外感热病，热病最常见就是感冒、流感，跟师临诊亦必是最常见的病。此文为蒲老给徒弟反复讲述，真实记录，蒲老修改。善治外感必须从善治感冒起步，真正掌握感冒治疗方法，方可掌握达到外感热病善治者治其皮毛。反复研读此文为善治外感热病重要奥秘之一。

流行性感冒，简称流感，是由流感病毒引起的急性发热性呼吸道传染病，经飞沫传播，临床典型表现为突起畏寒、高热、头痛、全身肌肉酸痛、疲弱乏力等全身中毒症状，而呼吸道症状有重、有轻。本病常呈自限性，病程一般为3～4天。婴幼儿、老年人、有心肺疾病及其他慢性疾病患者或免疫功能低下者可并发肺炎，预后较差。流感在流行病学上最显著特点为：突然暴发，迅速蔓延，波及面广，具有一定的季节性。

流行性感冒是传染性极大的疾病，也可以说是一个世界性的急性传染病。蒲辅周先生为更好地发挥中医的优势，防治流感的流行，曾在《对几种急性传染病的辨证论治》中探讨了中医对四时流行性感冒辨证论治的一般原则。简要学习概述如下：

一、流行性感冒的辨证规律

因有多种疾病的临床症状极似流行性感冒，故在流感非流行期间，诊断颇困难，从流感的发病因素、流行季节、发病过程及其分类等方面掌握流感的辨证规律，是防治流感的关键。

（一）流行因素

流行性感冒的病原体是滤过性病毒。因病毒有不同类型及病毒的变异等问题，从而增加了流感流行规律的复杂性。中医虽对病原体尚没有直接观察到，但已注意其自然环境、气候的外在因素对流感流行规律的影响。例如：

《中国医学大辞典》感冒条："此证因春夏秋三时，感冒非时暴寒所致，多见恶寒发热,头痛,骨节疼,无汗,或呕逆恶心等证,其脉人迎多浮紧,亦有弦数者。"

《中国医学大辞典》伤风条:"此证多由天时凉暖不一,风邪由口鼻吸入,郁于肺经,而见鼻塞声重,时流清涕,咳嗽自汗等症;甚者头痛身热,痰壅气喘,声哑咽干,脉浮而数,易于传染。"

徐灵胎《医学源流论》:"凡人偶受风寒,咳嗽涕出,俗语谓之伤风,乃时行之杂感也。"

《巢氏病源》记载:"夫时行气病者,此因岁时不和,温凉失节,人感乖戾之气而生,病者多相染易,故予服药及为方法以防之。"

可见,古人所谓"暴寒"、"风邪"、"时行乖戾之气",虽非明指病毒,但可以说明这些因素是引起流感流行的诱因,还认识流感是由呼吸道传染,及其容易引起流行的发生和预防的方法。

（二）流行季节

"春应温而反寒,夏应热而反冷,秋应凉而反热,冬应寒而反温,非其时而有其气,是故一岁之中,病无少长,率相似者,此则时行不正之气也。"说明季节气候异常,时行不正之气能引起流感的流行,但亦有不因非时之气而发病的,即所谓六淫外感为病。流感的辨证,在因时制宜的情况下,既要分析非时不正之气。又要分析当令之邪。

例如:冬日为寒水正令,单衣薄被,感冒寒邪,多恶寒、发热、头痛、无汗、脉浮紧,此即当令之寒邪为病;若气候反温,感其气而发病者,则为非时之气为病,当于冬温法中求治。春日为风木主令,春日感冒风邪,若初起微恶寒,后则但热不寒,头胀、身痛、口渴、咳嗽,或自汗,脉浮数者为风温,亦当令之邪为病;若寒水之气未尽,或气候骤寒,感之而发病者,则又为非时之气为病,当于感冒寒邪法中求治。至于夏日则多属热属暑,长夏则多兼暑兼湿,秋日则燥气偏胜,而燥又有两种性质,一属于凉,一属于热,因之有凉燥和温燥两种不同的类型。以上根据时令不同,寒温各异,则四时流感亦因时变化,而表现不同的证候类型,在临床上,"审察病机,无失气宜。"自能收到"必伏其所主,而先其所因"的治疗效果。

（三）发病过程及其分类

流感的发病过程一般较短,病势发展很快,1～2 天症状达最高峰,各种证候可渐次消失,遗留极度虚弱和劳动力的降低。单纯型的流感很少迁延 5～7 天以上。有时在第 3～4 天,体温下降,病即好转。有时,1～2 天后体温又复升高,病情加重,呈现双峰型的体温曲线。极轻的病例,整个病程持续 1～2 天,病人并不卧床。极重的病例,有时病情呈现各种全身中毒征象,甚至呈虚脱,亦有肺衰竭而死亡者。

流感的临床表现是多样性的，因而就有许多分类的方法。基本上可分为单纯型、混合型及继发性感染三种病型。

按照中医特点，需要结合流行因素及发病季节，加以归纳分析，若其时仅为当令之邪，或因感寒，或因受风，而不兼其他因素者，则发病多为单纯型感冒。若其时气候不常而杂感不正之气者，则发病的变化复杂，多为混合型的感冒。同时，体质有强弱，感受邪毒有轻重，年龄有大小，地区有燥湿，以及病毒侵犯的部位各有不同，如有太阳证的，头痛发热，脉浮恶寒；有阳明证的，鼻干目痛，发热，项背强，口渴汗出；有少阳证的，口苦咽干，往来寒热，胸胁满，喜呕；亦有三阳并见，但以某经证多，则加某经之药。间有直中三阴。又以所犯何经，循经治之者。此外，尚有感冒夹食、感冒夹痰，等等，均须仔细辨别（夹食加消食之品，夹痰加化痰之品），则疾病自无遁情。至于流感的并发症，则以肺炎为常见，又须视其继发感染情况，或属治疗不能及时，或属调理失于谨摄，随证治之，适宜为度。

二、流行性感冒的治疗原则

流感总属外感的疾患，治疗流感的原则也就总不外乎解表透邪为主，而解表法又应分辛温解表和辛凉解表两大法则。根据流感的发病因素和季节，区别宜温宜凉，再辨其有无兼夹，自能执简驭繁，得其要领。

（一）冬日流感的治疗

可分感冒寒邪（同伤寒治法）和应寒反温感受非时之气（同冬温治法）两类。

1. 感冒寒邪恶寒、发热、头痛、身疼、脉浮紧、无汗、舌白、口不渴、舌质不红，可予麻黄汤；发热、头痛、身疼、项背强、脉浮长无汗，可与葛根汤。

往来寒热、口苦咽干、胸胁满、目眩喜呕、脉浮弦，可与小柴胡汤。

恶风寒、头痛身酸、胸闷不渴、舌苔白、脉浮，可与荆防败毒散。

恶风寒而咳嗽、身微痛、舌苔白、脉浮而体虚者，参苏饮可与之。

以上虽同是辛温解表的方法，但见症不同，体质有异，故处方用药，应区别对待。

2. 感受非时之气（时行不正之气）发热甚、微恶寒或不恶寒、头痛鼻塞、舌苔白或微黄、口微渴、脉浮数，宜葱豉桔梗汤凉解之。

若发热微恶寒、无汗或有汗不彻、微烦、面微赤、目微红（面赤色者，阳气怫郁在表之象）、口渴、舌苔白或微黄不燥、舌质色红而不绛、脉浮数兼紧，兼见咳嗽气急者，乃内热为外寒所遏，脉气受制，属寒包火，宜凉散之剂，麻杏石甘汤可与之。

若体虚感冒冬温，咳嗽咽干、发热头痛，加味葳蕤汤可以选用。

以上是微辛凉解表的方剂，因冬日虽应寒反温，但仍主寒水司令之时，选方不宜纯用辛凉苦寒，宜辛凉宣透。

（二）春日流感的治疗

可分感温风之气（同风温治法）和非时之寒（同寒疫治法）两种。

1. 感冒风邪发热不恶寒或微恶寒、口不渴或微渴、头痛、有汗或汗不彻、或微咳、舌苔薄白、脉浮数，或用辛凉平剂银翘散主之，或用辛凉轻剂桑菊饮主之。按风为阳邪，春则温暖，本《内经》"风淫于内，治以辛凉"之义，故用"辛凉解表"之正法。

2. 感冒寒疫恶寒发热、头痛身疼、胸闷不饥、无汗、舌白脉浮，用香苏饮或复以葱豉汤。

恶寒发热或寒战、头痛、全身酸疼、咳嗽、无汗、口不渴、舌白而秽、不思食，脉浮紧或浮弦，可与十神汤，或苏羌饮。

（三）夏日流感的治疗

夏令多热，感冒则头痛身酸、发热、口渴、无汗、舌白、脉浮数，可用银翘散加杏仁、滑石；发热、口渴、心烦、头痛、有汗，可用银翘散去芥穗、牛蒡子加杏仁、黄芩、生石膏；渴甚者加花粉；胸膈闷者加藿香、郁金；小便短者加栀子或加六一散。

若发热、头痛、头胀、恶心呕吐、胸闷身倦、腹痛下利，舌白滑或微腻，或渴，或不渴，乃暑秽及夹食，可与藿香正气散。

（四）长夏流感的治疗

这一季节，兼暑、湿、风三气。尤多暑湿并胜。如伤暑感冒，表实无汗、发热、头痛、舌苔白、面赤口渴、右脉洪大，宜新加香薷饮；若舌尖红，可加黄连少许，小便短，亦可加六一散。

感冒暑湿，恶心呕吐、头晕身痛、倦怠乏力、腹泻不思食、发热口不渴，宜六和汤。

感冒湿胜，头痛如裹、身重、骨节酸疼、舌白苔滑、不渴不饥、脉濡、午后热甚，宜三仁汤。

若脉缓身痛、舌苔黄而滑、渴不多饮、或竟不渴、汗出热减、继而复热，乃内蕴水谷之湿，外复感受时令之湿，黄芩滑石汤可与之。

如风湿上冲、头痛脊疼、项如折，羌活胜湿汤可以选用。

按四时感冒，在夏季，特别是长夏，风、暑、湿、火兼而有之，因此流感所感受的各有不同，必须掌握病机，灵活运用辛凉透邪、芳香清化、通阳利湿等法。

（五）秋日流感的治疗

头痛、恶寒、发热、鼻塞嗌干、咳嗽稀痰、脉弦无汗，此属凉燥，杏苏散主之。

头痛、身微热、口微渴、微咳有汗，桑菊饮主之。

头微胀、目不清、口微渴、干咳，余邪不解者，清络饮主之。

咳嗽无痰或痰少而黄、咽干、口渴、舌红无苔、脉数，清燥救肺汤可与之。

以上是四时流行性感冒的一般治疗原则。可以前后互参，分别运用，不必拘泥。所列的方法与方剂，必须因人、因地、因时，增减化裁。另外，如元素九味羌活汤、海藏神术散、苏沈九宝汤等，均是流行性感冒可以选用的方剂。因为祖国医学是非常丰富的，非一方一法或几方几法所能尽其治疗流感的应有作用。

第五节　蒲辅周低烧的治疗经验

病因为本，症状为标，急慢性病都要询问病因，审证求因，"必伏其所主，而先其所因"，正气为本，邪气为标，"邪之所凑，其气必虚"，"邪气盛则实，精气夺则虚"，这就将疾病的内外因联系起来了，外因通过内因而起作用，"风雨寒热，不得虚，邪不能独伤人"，即"正气存内，邪不可干"。

外感发热病，必须分清是风、火、暑、湿、燥、寒以及温疫之杂气、疠气为病。外感发热病，治疗失当，将息失宜，或体质素虚，往往导致低烧，治疗可参考前外感热病。而不少低烧病人，求因就是困难，病因不易问出。有的一拖几年。内伤低烧病我本着"肝为罢极之本"，"阳气者，烦劳则张"，这个理论指导临床实践，取得较满意的疗效。

这两句《内经》原文及我的体会：因患者不善于掌握劳逸结合，过度疲劳，中气损伤，脾阳下陷，以致消化不好，营养不足，中气不固，脾失健运，脾气不敛，虚热内生；肝喜条达，而易寒易热，精神过度紧张，而致肝脾不和，亦能引起低烧。这样的低烧，主要调理肝脾两脏。我治一病人年近七十，低烧八年，自诉多开会或烦劳之后必然体温升高，静养不服药体温也能恢复正常。由此可知"阳气者，烦劳则张"是有根据的。

"烦劳则张"实为阳虚，这个阳是指中焦脾胃之阳，亦谓之中气、中阳。虚则不内敛而外越，以致低烧。这样的低烧，用青蒿鳖甲汤多不见效，这是治疗阴虚发热的方。阴虚发热每至夜晚烦热、盗汗、热退无汗，有时微恶寒。久患内伤低烧有气虚、血虚之分，属气分者多，而属血分者少。"阳虚则寒，阴虚则热"，都是病人自己的感觉。而这种低烧病人也有不觉发热、发冷，只觉疲乏无力、自汗、头晕，脉无力，体温偏高，一般是下午高，劳累之后往往高得更明显。这种病人，我在北京、四川都治得不少，用药大体上是甘温除热法，轻则用补中益气汤，重则用当归补血汤合甘麦大枣汤加党参，即当归、黄芪、党参、甘草、小麦、大枣。若汗多用浮小麦。若脉弦细数、脾胃虚弱、疲乏嗜睡、体重、关节疼痛、口苦、食不知味、大便不调，宜升阳益胃汤。这是夹湿热而为补中益气之变局，未离甘温之法。曾治一女同志低烧已两年余，消化不好，不欲饮食，疲乏无力，身痛、关节疼痛，月经不正常，或前或后，多方调治无效。我用升阳益胃汤，总共剂量是十五两，研粗末，分为三十包，每日煎服一包，服一月后食欲渐好转，低烧亦渐降低，共进三料，连服三月而恢复健康，药费才二元钱。若脾胃虚，过食生冷，损伤脾胃，阳气抑郁；或先有外感治疗不当，犯凉遏、误补，热郁于内，以致长期低烧，头晕、口苦，或见热如火燎，扪之灼手，宜升阳散火汤或火郁汤。这都是从升麻葛根汤套出来的，有升有散，升的是脾阳，散的是郁热，本"火郁发之"的理论。因升阳散火汤中有人参、甘草、大枣，脾弱气虚、疲乏者用之，外感郁闭者用火郁汤，调和肝胆脾胃之功能，升散郁结之热，胸胁满可合用越鞠丸。低烧偏于血分者，体虚，脉细无力，月经量少色淡，男、妇、老、幼均可用圣愈汤加地骨皮，消化不好加神曲、荷叶。荷叶能平肝胆热，而升脾胃清气。脉弦细数，胁下痞，烦热甚，口苦，用丹栀逍遥散加香附、神曲、荷叶，胁痛加川芎。香附、川芎同用，肝胆郁气才能推得动，这就合了越鞠丸。胁痛甚可再加郁金，胁下有块用姜黄。低烧病人，苦寒药不宜多用，不仅伤脾败胃，苦寒太过亦化燥伤阴。另外慢性病尤其要重视胃气为本，内伤低烧，脾胃已弱，药量宜轻，宁可再剂，不可重剂。用之欲速不达，反伤中气。这是临床用药原则，必须重视，要善于掌握。

第六节 蒲辅周温病治疗八法

蒲老参考樊开周《验方妙用》所列八法，介绍有关自己理论领悟及有关临床心得，薛伯寿教授一直反复研读领悟，曾多次聆听其中教诲。从乙型脑炎蒲老立八法，选用 66 方，故求索温病八法相对应 140 方。从每方按中可学到灵活使用，很多方有蒲老的应用体会，甚为珍贵，故附于本书之后。

一、发表法

发表法为治温热病之一大法。其大要不专在乎发汗，而在乎宣其气血，开其郁闭，郁闭在表，辛凉芳淡以发之，郁闭在半表半里，苦辛和解以发之……必察其表无一毫阻滞，始为完善。并谓凡能发汗、发瘖、发疹、发斑、发丹、发痧、发瘰、发痘等方，皆谓之发表法。温热病首贵透解其伏邪，而伏邪初发，必有着落，着落在皮肉肌腠时，非发表则邪无出路。可见发表是祛除病邪从表而解，急性传染病初起必须用之。按发表法不外辛温发表和辛凉发表两端，急性传染病多属温热病之类，辛凉发表自是最为相宜的方法，但如夹有寒邪郁闭，辛温发表之法，亦不容有所偏废。

二、攻里法

攻法者，解其在里之结邪。结邪为病，不一而足，大便闭结，大便胶闭，协热下利，热结旁流，四者之邪结在里，必须攻以解结。如结胸、水结、血结等里病，亦以解结为治。同时说明温热结邪，总属伏火，自宜苦寒泻火为正治。但必须辨其为毒火宜急下，风火宜疏下，燥火宜润下，痰火宜降下，食积化火宜清下，瘀血化火宜通下，水火互结宜导下等攻里法之大要。至其攻里之轻重缓急，宜以见证为主。

三、和解法

凡属表里双解、温凉并用、苦辛分消、补泻兼施、平其复遗、调其气血等方，皆谓之和解法。按伤寒邪在半表半里，仲景用小柴胡汤以和之；温疫邪伏膜原，吴又可立达原饮以和之。可见和法多适用于邪居表里之间。温热伏邪，初起自内出外，每多因新感风寒暑湿而发。惟温病之发，因风寒者居多；热病之发，兼暑湿者为甚。兼风兼暑，其性阳，其气轻扬，伏邪反因而易溃；兼寒兼湿，其性阴，其气抑遏，伏邪每滞而难达。故一宜表里双解，一宜温凉并用。其病每多夹并传变，如夹食、夹痰、夹水、夹瘀之类，与伏邪互并，结于胸胁脘腹膜络中，致伏邪因之郁结，不得透发，不透发，安能外解。凡用双解法不效，即当察其所夹为何物，而于双解法中，加入消食、消痰、消水、消瘀等药，效始能捷，病始能去，故治宜苦辛分消。更有气血两虚，阴阳两亏，如吴又可所谓四损、四不足者，复受温热伏邪，往往有正气内溃，而邪愈深入者，亦有阴气先伤而阳气独发者，《内经》所云："温病虚甚死"，即此类也。故治宜补泻兼施。且有病人不讲卫生，病家不知看护，每见劳复、食复、自复、怒复者，亦有余邪未净，或由失于调理，或由故犯禁忌而见遗证迭出者，故治宜平其复遗，调其气血，为温热病中期、末期之善后要法。凡此和解之法，是在汗、下、温、清、消、补、中运用的，颇能适应急性传染病的复杂变化。

四、开透法

凡属芳香开窍，辛凉透络等方，皆谓之开透法。一则去实透邪，一则补虚提陷。此为治温热伏邪、内陷神昏、蒙脱厥脱等危证之要法，急救非此不可。此等危证，虽由于心肺包络及肝肾冲督等之结邪，而无不有关于脑。因为热邪所蒸，湿痰所迷，瘀热所蔽，血毒所攻，则心灵有时而昏，甚至昏狂、昏癫、昏蒙、昏闭、昏痉、昏厥，而全不省人事，厥而不返，亦必内闭而外脱。治宜先其所因，解其所结，补其所虚，提其所陷，以复心主之神明。此开透法之所以出生入死而为最紧要最珍贵之良法。按急性传染病最多昏迷之症，开透诚为治疗的重要方法。

五、清凉法

温热郁于气分为伏热，郁于血分为伏火，通称伏邪。热与火均宜用清凉法。当其伏邪外溃在表，法宜辛凉开达，使热从表泄，则辛凉发表即清凉法；伏邪内结在里，法宜苦寒通降，使火从下降，则攻里亦即清凉法；伏邪在半表半里，法宜双方和解，使热从表泄，火从里清，则和解即清凉法；若在表已得汗而热不退，在里已下而热不解，在半表里已和解而热犹不净，或本来有热无结，则惟清凉直折，以肃清其火而已。故清凉法可济发表攻里和解之不逮，四者之用，可合而亦可分。温热病当清凉者十之六七，故清凉法不可不细加讲述。

凡用清凉法，必先辨其为伏热、为伏火，热属气分，为虚而无形，如盛夏酷暑炎蒸，虽挥汗淋漓，一遇凉风即解，故人身之热，气清即退。至其清热之法，首用辛凉，继用轻清者，所以肃气分之浮热，终用甘寒者，所以滋气分之燥热。火属血分，为实而有物，其所附丽者，非痰即滞、非滞即瘀，非瘀即虫，但清其火，不去其物，何以奏效，必视其所附丽者为何物，而于清火诸方，加入消痰、化滞、祛瘀、杀虫等药，效始能捷。如燔柴炙炭，势若燎原，虽沃以水，犹有沸腾之恐慌，必撤去其柴炭，而火始熄。故凡清火之法，虽以苦寒直降为大宗，而历代医方，往往有清火兼消痰法，清火兼导滞法，清火兼通瘀法，清火兼杀虫法者，皆所以清化火之所附丽之故。若无所附丽之火，但为血郁所化者，自以清其络热，宜其气机为第一要义。而时有苦寒复甘寒法者，甘苦化阴，以存胃肠之津液，使苦寒不致化燥；苦寒复酸寒法者，酸苦泻肝，善通孙络之积血，使络热转入气分而解；苦寒复咸寒法者，咸苦达下，一则清镇冲气之上逆，一则泻壮火而坚真阴。总之，凡温热病，宜于辛凉开达者，早用苦寒直降，则为误遏，冰伏其邪而内陷；宜于苦寒直降者，但用轻清甘寒，又只能清热，不能退火。虽然火散则为热，热积则为火，热与火只在散集之间，故清热散火，可分而亦可合，但其先后缓急之间，所用方法，界限必须分清。可见古人立法之严密审慎。

六、温燥法

温热为伏火症，本不当用温燥。然初起客寒包火，致伏邪不能外达，不得不暂用温燥法，如羌苏饮、芎苏散之类。亦有湿遏伏火，抑郁太甚，致伏邪不能外出，不得不暂用辛燥法者，如藿香正气散、九味羌活汤之类。一经寒散热越，湿开热透，即当转用他法以速清其伏邪。此即在表兼寒兼湿立温燥法之本意。更有初起夹水气症，在表则纯用辛凉发散，则表必不解，而转见沉困；

有里症不可遽用苦寒，若早用苦寒，则里热内陷，必转加昏蒙，此水气郁遏伏邪，阳气受困，宜于发表清里药中加温燥之品以祛水气，迨水气去，郁闭开，然后议攻议凉，则无不效；又有夹冷食伤胃，往往有脉沉肢冷者，若胸膈痞闷，舌苔白厚，益为食填膈上之明证，即当用温化燥削，如加味平胃散、沉香百消曲之类。甚则用吐法以宣之，如椒梅汤、生萝卜汁等，使隔开而阳气宣达，然后伏邪外溃，或当解表，或当清里，自无误治。但有以此等兼夹症，每用温燥药见功者，遂相讼清热泻火之非，归咎于冰伏凉遏之弊，不知温热乃其本气，兼夹乃其间气。故不可拘执兼症夹症之用温燥法见功，遂并其温热本症之当用清凉而一概抹煞。若并无兼症夹症，而邪深入里，失于攻下，致热深厥深，反欲拥被向火，凛凛恶寒，身冷肢厥，而二三处独见火症，如目大小眦赤，舌苔黄黑燥，小便黄赤涩痛，大便稀黄极臭，或下利鲜血，此皆热深阳郁之象，当以温燥通郁为主，佐以辛凉透热，使里气通而郁阳发，反大热而烦渴，即转机而用清用下，以收全功；又如湿温湿热，方伏于膜原，未经传变之时，胸膈必多痰滞，有见其躁烦而过用知、膏、芩、连者，有因其作渴而遽用生地、麦冬者，有病者自认火症而恣啖冷水、西瓜、梨、荸太早者，皆能抑郁阳气，壅闭伏火，火遏于中、下二焦，停痰滞于上焦，每见恶寒胸痞，甚则烦渴昏谵，宜先以宣导痰滞为主。以上温化之法，特救药误、食误，非治温热正病。则知温燥一法，为应变救逆而设，以治急性传染病，非有真知灼见，不可滥用，但亦不可因循贻误，当用而不用。

七、消化法

消者去其壅也，化者导其滞也。凡人气血所以壅滞者，必有所因，先其所因，而坚者削之，此即消化之法也。并谓用宜得当，不可诛伐无过，温热伏邪，临时每多夹食、夹痰、夹水、夹瘀、夹虫之故，必须消化之，乃得其平。

八、补益法

温热伏火症，本不当用补益法。然《内经》云：精气夺则虚，虚者补之，冬不藏精，春必病温，温病虚甚死，当实其阴以补其不足。此即后贤治四不足与四损者，复病温热，创立先补后泻，先泻后补，补泻兼施之法的依据。况温热诸症，每有屡经汗下清解而不退者，必待补益而始痊。此由本体素虚，或因素有内伤，或为病药所残，自当消息其气血阴阳，以施补益之法，温热虽伤阴分血液者居多，然亦有凉药太过，而伤阳气者，则补血补阴，补气补阳，又当酌其轻重，不可偏废。凡屡经汗下清和，热退而昏倦痞利不止者，当补阳气以培元，所谓驱邪必先扶正，正足邪自去也。急性传染病如宜用补益之时，总宜清补、平补、调补、食补为妥。

　　以上八法,对于急性传染病,前五法为必用的重要法则。温燥法则于变症、误证时选用,消法则有时宜用,补益法亦急性传染病善后不可缺少的步骤。但仅拘于八法,不知通变,也是不善于掌握"辨证论治"规律的表现。因而就不能达到提高治疗效果的最终目的。惟善辨证者必善于施治,善于施治者必善于用法和选方遣药。只有这样,才能发挥祖国医学治疗急性传染病的应有作用。

参 考 文 献

[1]　薛伯寿,薛燕星.蒲辅周学术医疗经验——继承心悟 [M].北京:人民卫生出版社,2000.

[2]　蒲辅周.中医对几种急性传染病的辨证论治 [M].北京:人民卫生出版社,1960.

[3]　高辉远.医门新录 [M].北京:人民军医出版社,1991.

[4]　中医研究院.蒲辅周医疗经验 [M].北京:人民卫生出版社,1976.

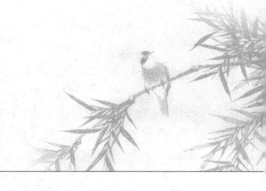

第四章　发挥运用

流感诊治心得；"非典"辨治八法及方药；中医药试治艾滋病；和解分消兼融，双解外感热病；埃博拉病毒性出血热中医辨证诊治方案设想；火郁发之；汗法的运用；杨栗山温疫证治钩玄；精研升降散以达疗百疾，推动中医自身发展，明显提高疗效。

第一节　流感诊治心得

1998 年入冬以来，气候变化较大，流行感冒患者迅速增多，有一家四代人前后数日皆患感冒，某些中、小学校，因发烧的小孩极多而不能上课。此次流感发烧，体温在 39℃以上者约占 1/3，发烧在 38.5℃左右者较多，皆有不同程度形寒、身痛，四肢酸痛，无汗或汗出不畅。皆有咽痛，且剧者多，轻者少，咽喉充血明显，淋巴滤泡增生多，小儿扁桃体肿大者多。皆有咳嗽伴咽痒，多剧咳少痰，甚则咳重不能安睡，数日后有痰，痰黏色黄，有的病人微烦口渴。小儿兼积滞，则胃不适亦较多。舌苔薄白少津，或薄白微黄，质偏红，脉浮滑数，故不但有相互易染而且皆有相似临床表现。

然年有老幼之别，且体质有异，感染有轻重，治疗有及时延误，调养有谨慎妄行，故流感的临床表现同中有异，尚有新感合邪，继发感染者，尤易加重病情。

此次流行性感冒，有明显的气候异常，冬应寒而反大温，时已冬至，寒气却不至，非时之温，时行之气，而致冬温。在这样气候异常和生活环境中，极易发为寒包火的外感热病。从季节气候，五运六气变化考虑急性热病的性质，是已故名老中医蒲辅周先生善治外感病的奥秘之一。从前述临床表现、脉证分析，病机为寒包火。即温邪上受，首先犯肺，而外寒束。治法采用辛凉复微辛温，取银翘散、三拗汤、升降散合方加减，名为速解流感饮：

银花 15g、连翘 12g、蝉衣 4g、僵蚕 8g、栀子 8g、麻黄 6g、杏仁 10g、桔梗 8g、生甘草 6g、豆豉 10g、葱白 5 寸。

此方在门诊广泛应用，价廉而效佳。继之中国中医研究院广安门医院作为流感普济方广施于病人。每日排队取药者极多，医院虽每日昼夜加班制造速解流感饮，仍时有供不应求，普遍反映疗效好、疗效快。

发烧退后，若尚有低烧，咳嗽尚较重，咽干口渴，纳差乏力，脉细数，舌红少津，苔薄黄，治宜清透余邪，调理脾胃。可用桑杏石甘汤合竹叶石膏汤加减：

桑叶 8g、杏仁 8g、生石膏 15g、生甘草 6g、沙参 10g、元参 8g、浙贝 10g、前胡 10g、连翘 10g、芦根 15g、天花粉 10g。

若口苦咽干，两耳不适，头晕，咳嗽，纳差，恶心，有往来寒热，舌质略红，苔白微黄，脉弦数。从少阳透邪，而清肃肺气，小柴胡汤合桑杏石甘汤加减：

柴胡 12g、黄芩 10g、法半夏 10g、沙参 10g、麦冬 12g、竹叶 6g、生石膏 15g、杏仁 10g、生甘草 8g、浙贝 10g、芦根 15g。

流行性感冒虽较普通感冒严重，然若无继发感染，患者无四损四不足，无故疾，一般属表证、表里同病或里热实证为多，相当于《伤寒论》之太阳病、少阳病、阳明病，温病之卫分证、卫气合病、气分证，很少陷入三阴或营血病证。故流感的治疗原则，首贵汗解，然有辛温发表、辛凉透邪之别。表里合病则应有辛温复清解，辛凉复以微辛温。若邪入里而无表证者，则宜清、下、解毒之法。若素有故疾，或继发感染，则可导致邪陷三阴，应知温补，甚则回阳救逆；邪陷营血，当知透营转气，凉血散血，以及逐秽开窍，镇肝息风，育阴潜阳等法。外感热病往往多从感冒起，伤风失治可转瘥，即可导致各种严重的慢性虚弱疾病。善治感冒者，必须灵活运用中医治疗八法。

第二节 "非典"辨治八法及方药

前言：一场抗击"非典"的无硝烟的战争，已经在世界各地及我国大部分地区展开。面对"非典"的肆虐，我们将全国名中医薛伯寿教授在继承著名中医专家蒲辅周先生经验的基础上，拟定的治疗"非典"的中医八法及方药编印成册，并赠与抗击"非典"一线的医务工作者与有关人员，以便诊疗时作参考之用。

人民卫生出版社中医编辑部
2003 年 5 月 7 日

敬爱的周总理称颂蒲老："高明中医，又懂辩证法"。1971 年周总理在全国卫生会议上指示："蒲老是有真才实学的医生，要很好总结他的医学经验，这是一笔宝贵财富。"

1955 年"乙脑"在石家庄流行，名中医葛可民按中医"暑温"治之，取得好的疗效；次年北京"乙脑"流行，采用石家庄有关治疗经验，疗效不高，不能控制病情恶化。蒲老力排狂澜，独辟蹊径，辨证论治运用自如，达到运斤成风的境界，他当时指出："北京今年长夏多雨，证型偏湿，必须在石家庄的经验上灵活变通，以湿温兼伏暑治之"，中医研究院专家组深入到儿童医院、传染病医院等，在蒲老的指导下治疗观察病人，显著地提高了疗效，降低了病死率，使许多垂危病人起死回生，通过数年抢救大量"乙脑"病人，用先贤的法与方、结合数十年经验创立"乙脑"治疗八法：辛凉透邪、通阳利湿、清热解毒、逐秽通里、镇肝息风、开窍豁痰、生津益胃、养阴清燥。亲选 66 方。"乙脑"虽属温病、温疫，然其变证，如热中转寒中，心肾阳虚，四肢厥冷者，亦要用"伤寒"回阳救逆法。

　　蒲老在儿童医院与西医同道共同救治腺病毒性肺炎数百例，正治法有宣透解表、表里双解、清热养阴、生津固脱法。每法皆辨证选用伤寒、温病之方，或融会贯通使用：如寒邪表闭用三拗汤加桔梗、前胡、蝉衣、僵蚕；温邪表郁，用桑菊饮加蝉衣、僵蚕、豆豉、葱白；表寒肺火用麻杏石甘汤加前胡、桑皮、竹叶、芦根；表寒水饮内停，用射干麻黄汤加厚朴、杏仁；表寒痰热内蕴，用定喘汤加厚朴、胆南星；痰热互结胸中，用小陷胸汤加豆豉、栀子、天竺黄；热陷胸膈，用凉膈散加豆豉、桔梗、生石膏；表里郁闭，三焦大热，急用三黄石膏汤加蝉衣、僵蚕、竹叶、葱白；余热伤阴，用竹叶石膏汤加芦根、白茅根；肺胃津液耗伤，用麦门冬汤加石斛、玉竹；脉虚汗出欲脱，用生脉饮加味。在抢救重症腺病毒肺炎中，救逆法亦有多种：有用甘草干姜汤救逆而愈者；亦有用西洋参送服安宫牛黄丸而愈者；肺闭热极生风用羚羊钩藤饮、紫雪丹而效；热陷血分，有用加减复脉汤加玳瑁、天竺黄、远志而愈者。总之，从正治到救逆诸法，皆融会贯通地使用伤寒与温病两法，收效显著，曾获 1978 年国家科委颁发的科学大会奖。

　　蒲老常说："治疗急性病，尤其急性传染病，要研究杨栗山的《伤寒温疫条辨》，余治温疫多灵活运用杨氏温疫十五方，而升降散（僵蚕、蝉衣、广姜黄、大黄）为其总方。治温疫之升降散，犹如四时温疫之银翘散。升降散的作用为辛凉宣泄、升清降浊。其方以僵蚕为君、蝉衣为臣、姜黄为佐、大黄为使。僵蚕味辛苦，气薄，轻浮而升，能祛风除湿、清热解郁，散逆浊结滞之痰，辟一切怫郁之邪气；蝉衣气寒无毒，味咸而甘，能祛风而胜湿，涤热而解毒；姜黄气味辛苦，大寒无毒，祛邪伐恶，行气散郁，建功辟疫；大黄味苦，大寒无毒，上下通行，盖亢盛之阳，非此莫抑。杨氏认为：温疫与四时温病有别，温疫为杂气为病，疫邪多种多样，侵袭一定脏腑组织而得某种疫病，"各随其气而发为诸疫"，传染性强、有普遍易感性，《内经》："五疫之至，皆相染易，症状相似、无问大小"，杨氏还阐明温疫既有大流行，"延门合户"也有散发，"偶有一二人"，更阐明了空气和水的污染以致温疫流行蔓延，"种种秽恶，上溷空明清净之气，下败水土污浊之气，人受之者，亲上亲下，病从其类。"杂气感则一时不觉，"先时蕴蓄"，相当于潜伏期，邪毒日益鸱张而致病甚，认为外感无名暴病顷刻即亡，皆为温疫所致。

"乙脑"、腺病毒性肺炎，此为不同病毒为患，病邪侵入，蕴伏发病，皆有发生、发展、好转或恶化转归，有表里、寒热、虚实、阴阳八纲之别，治疗相应有汗、清、下、和、温、补、消、吐八法之异，蒲老从临床实践经验，寻求古训、博采众方，对"乙脑"总结了八法，选用66方；腺病毒肺炎总结出四法，尚有多种救逆法。若能从"乙脑"八法、腺病毒性肺炎正治四法救逆法中，领悟辨证论治的精髓，组方用药配伍之妙。同时明白自然气候与疾病的发生、发展与转归有密切的关系，临床"必先岁气，毋伐天和"，外感热病必须掌握季节气候，方能提高疗效；对外感热病的诊治应当融会贯通"伤寒"、"温病"、"温疫"学说，方能如虎添翼。

在"非典"邪魔猖獗之时，特介绍先师蒲辅周有关学术经验精华，据此继承心悟，对"非典"运用辨证论治，研究拟定治疗八法及方药如下。

一、辛凉宣透法

蒲老云："温病、温疫最怕表气郁闭，热不得越"，一般疫病畏用麻黄，然麻黄开表闭、宣透肺邪、消散间质饮邪而利小便，是其他药难以取代的。只要善于配伍，即可大胆用于"非典"病人。《伤寒论》麻杏石甘汤、越婢加半夏、厚朴麻黄汤皆为辛凉宣透之剂，为治肺炎要方。"非典"高烧、形寒、全身酸痛、咳嗽、胸憋而咳喘，舌质偏红、苔薄白黄，脉浮数。

普济宣肺消毒饮：银花15g、连翘12g、荆芥穗6g、生甘草10g、麻黄8g、杏仁10g、苡仁12g、生石膏20g、蝉衣4g、僵蚕8g、广姜黄6g、栀子10g、豆豉12g、胆南星8g。

杨栗山云：温疫热郁自里达表、亦宜解散，但以辛凉为妙，推崇升降散、增损双解散尤为对证之方，解散分消内外之毒，内热邪毒偏重，为适应非典稍有变动，较上方表证为轻。

"非典"增损双解散：僵蚕8g、蝉衣4g、广姜黄5g、荆芥穗8g、防风10g、桑叶10g、黄连5g、黄芩10g、连翘12g、栀子8g、杏仁8g、桔梗6g、生石膏15g、滑石（包煎）10g、大黄3～6g、芒硝3～6g、甘草6g。

若无热结便秘，大黄少用且去芒硝。

二、表里双解法

温疫热毒至深，表里俱实，扬之则越，降之则郁，郁则邪火犹存，兼之以发扬，则炎炎之势皆烬矣。扬之则越，兼之以发扬，即宜辛凉宣透，里之毒火则宜苦寒直折，表里同治，内外分消其势，病之轻者，加减凉膈散；病之重者，增损三黄石膏汤之类。

表郁已微，有汗不畅，里热偏重，上焦如焚，烦渴、烦热、懊㤵、口渴，大便热结、小便短赤，舌心干，四边色红，中心或黄或白者，乃上焦气热烁津，急用之。叶氏云：黄苔不甚厚而滑者，热未伤津，尤可清热透表。

"非典"加味凉膈散：僵蚕 10g、蝉衣 5g、广姜黄 3g、薄荷 6g、桑叶 10g、杏仁 10g、桔梗 8g、生石膏 15g、黄连 5g、黄芩 10g、连翘 10g、栀子 8g、豆豉 12g、酒军 3～6g、芒硝 3～9g、甘草 8g。

蒲老常云：肺炎表里郁闭，三焦大热，喘憋气促，无汗灼热，身体拘急酸楚，烦躁口渴，面赤，两目充血，大小便不畅，脉浮滑数，舌质红苔黄。急用三黄石膏汤加蝉衣、僵蚕、竹叶、葱白急救之。

"非典"三黄石膏汤：黄连 8g、黄芩 15g、麻黄 8g、生石膏 30g、杏仁 10g、豆豉 12g、连翘 12g、蝉衣 4g、僵蚕 10g、姜黄 6g、栀子 10g、竹叶 6g、葱白三寸。

三、宣化痰浊法

秽湿郁闭，痰浊蕴肺，发烧纠缠，咳而胸憋微喘，痰稠黄浊，舌质淡红，苔黄腻，脉濡数。

"非典"千金苇茎汤：冬瓜仁 10g、苡仁 12g、杏仁 10g、桃仁 8g、苇根 15g、桑叶 10g、厚朴 8g、茯苓 12g、桔梗 10g、鱼腥草 15g、黄芩 15g、胆南星 8g、蝉衣 4g、僵蚕 8g、连翘 12g。

四、逐秽通里法

蒲老云：温病温疫更怕里气郁闭，秽浊阻塞，尤怕热闭小肠，水道不通，故二便畅通极为重要。肺与大肠相表里，腑实大便秘结，邪毒不能排泄，必使气逆咳喘，脘腹燥实，潮热，谵语狂乱，或热结旁流，神志昏糊，脉沉实有力或沉伏。

"非典"解毒承气汤：僵蚕 10g、蝉衣 5g、黄连 6g、黄芩 10g、黄柏 10g、栀子 10g、大黄 5～10g、枳实 6～10g、厚朴 6～10g、芒硝（冲服）6～10g、杏仁 10g、全瓜蒌 15g。

牛黄承气亦可用，即安宫牛黄丸，以大黄水送服，热极生风者紫雪丹极好。

五、清热解毒法

温疫急以逐秽透邪为第一要义，应三焦分治，皆必兼以解毒。上焦如雾，升而逐之，兼以解毒，如辛凉宣透法；中焦如沤，疏而逐之，兼以解毒，如表里双解法；下焦如渎，决而逐之，兼以解毒，如逐秽泻下法，通阳利湿法。温疫一发则邪气充斥奔迫，如飚举蜂涌，势不可遏，其本为三焦毒火深重，故火毒重为温疫特点，杨栗山温疫十五方中除升降散、芳香饮之外，基本都合用了黄连解毒汤，尤以黄连、黄芩为必用之品，栀子在十一方中皆用，有的还配用银花、连翘等。杨氏认为大黄、黄连为解毒逐秽之主帅。由此可知温疫初起、中期治疗法则中，皆离不开解毒。若为秽湿之疫，吴又可《温疫论》创达原饮之治；对火毒之疫，余师愚《疫疹一得》创清瘟败毒汤，两者证治各异，必须鉴别清楚。

清瘟败毒饮：生石膏、小生地、犀角、黄连、栀子、桔梗、黄芩、知母、赤芍、连翘、玄参、甘草、丹皮、鲜竹叶。

六、清营转气法

疫邪久羁或邪毒极甚，内陷逆传，高热不退，耗伤营阴，反不甚渴，身热夜甚，心神不定，烦扰不寐，甚则谵语。脉细数，舌质红绛，苔黄白色，延之数日，心虚有痰者，外热一陷，里络就闭，非菖蒲、郁金等所能开，须用安宫牛黄丸、至宝丹之类以开其闭。

"非典"清营汤：犀角（水牛角代）15g、羚羊角粉 0.6g、生地黄 18g、玄参 15g、麦冬 15g、丹皮 8g、黄连 6g、银花 15g、连翘 12g、竹叶心 6g、白茅根 15g。

邪毒较重，热有入营血趋向，烦躁不安，甚则神志不清者，可选用片仔癀，每次用 1/4 粒，日两次，重症可服三次。

七、生津益胃法

温邪不从外解，亦未入营，而适中留连气分，发热稽留不退而不恶寒，舌质嫩红少津，或有苔白带黄，更有邪盛正虚，不能一战而解者。邪热消烁津液，胃阴不足，不能达余邪外出，亦可用于恢复期，伤津液而虚热不净。

"非典"加减益胃汤：沙参 12g、麦冬 12g、川贝 6g、竹叶 6g、生石膏 15g、玉竹 10g、石斛 10g、白茅根 15g、芦根 15g、天花粉 10g、甘草 8g。

八、育阴补肾法

热入营血，精血受劫，或其人肾水素亏，虽未及下焦肝肾，务在先行顾护，邪气尚甚，宜加减玉女煎；若邪气已微，低热，虚风内动，瘛、疭，心动悸，手足心热，口干舌燥，脉细数无力、或虚大、或结代，宜加减复脉汤，重则选一甲、二甲、三甲复脉汤，大小定风珠。

"非典"加减复脉汤：生地黄 18g、白芍 15g、炙甘草 10g、麦冬 12g、五味子 6g、西洋参 3g、阿胶（烊化）6g、炒枣仁 15g、川贝 6g、百合 12g、菖蒲 8g、远志 5g、龟板 10g。

八法的运用，应注意因人、因时、因地制宜。温疫初起、中期当以祛邪解毒为要，一般不宜用补，然《伤寒论》有桂枝加人参新加汤、桂枝人参汤、白虎汤加人参；小柴汤中有人参、甘草、大枣，《温病条辨》银翘散有芦根，或有玄参,邪气在气分留连,提出法当益胃生津,白虎汤有加地黄法、尚有增液承气汤,由此可见,"非典"正虚不足,有慢性病、五脏受损者,在初起、中期诸法中也可适宜选加补药:如人参、沙参、麦冬、石斛、细生地、玄参、生黄芪、女贞子等,然必须补而不碍邪,且用药皆必须护脾胃之气。冬季"非典"初起,又在北方,若脉浮紧,发热恶寒重,身疼痛而剧,不汗出而烦躁者;或脉伏,身不疼,但重,乍有轻时,胸憋呼吸困难,无少阴证,寒邪郁遏正气,气血失于通达者,必须急用大青龙汤主之,或发之;"非典"若夏日仍不能控制发病,初起有表证,风暑湿合邪者,则宜用新加香薷饮合升降散治之(银花15g、连翘12g、香薷10g、扁豆10g、厚朴8g、黄连3g、蝉衣4g、僵蚕8g、姜黄6g、栀子10g、豆豉12g、胆南星6g),南方湿邪偏重之地,或多雨之时,脾虚内湿重者,更易导致"非典"偏秽湿或夹湿,叶天士甘露消毒丹为可取用之方(滑石、茵陈、黄芩、连翘、石菖蒲、川贝、木通、射干、薄荷、藿香、白蔻)。灵活选用芳香化湿、淡渗利湿、风以胜湿、苦能燥湿、辛开苦降之药配方必有疗效。

"非典"运用最适宜的中、西药治疗只是重要的一方面,药物的疗效绝对离不开患者正气强弱;脏腑协调水平高低;经络气血调畅程度;饮食消化吸收多少,二便表气通畅能否适中;升清降浊,新陈代谢之优劣密切相关。患者身质的强弱,有先天禀赋,后天多方面因素决定,难以短时期改变。唯良好的心志,消除恐惧、焦虑,心静则气和;不烦不躁,充满必胜信念则脏腑易协调,经络易通顺;好的情绪,则往往有助于纳香、消化好而能升清降浊。疫病尤禁妄补,"非典"肠胃功能必然有损,故提倡适宜合理容易消化的饮食,结合食疗更好。中医有"食复"致病加重之说,不可不慎。

"非典"预防:对"非典"病人,疑似患者分别住院隔离,对其住所有防疫站彻底消毒,对有关接触人员封闭观察2周,此举极为重要。

个人预防主要是讲究卫生而避邪,少去公共场所,尤其去医院应戴口罩,勤洗手、洗澡,勤换衣。中医养身之道更讲究:其一,起居有常,生活有规律,善于运动而提高体质;其二,饮食有节,合理饮食为要,膏粱厚味太过,可导致严重疾病;营养不良又致浮肿、免疫力下降;其三,精神内守,保持良好的心情,消除恐惧、焦虑,心静神安,为健康长寿之要,故有"药补不如食补,食补不如精补"之说。

若没有接触"非典"病人,家庭和单位周围均无"非典"患者,妄用大剂苦寒解毒药预防,身体强者为浪费药材;身体弱者必伤脾胃之气,反降低免疫能力。中医认为卫气出中焦。若有密切接触者,方有用苦寒解毒药的必要,以冀预防或减轻发病。薛伯寿教授为中国中医研究院广安门医院急诊室拟定普济宣肺消毒饮,各药用二分之一量,作为接触人群的预防服药。

最后,根据蒲老有关经验为身体素弱者增强体质处一方。

"非典"增强免疫方：生黄芪 6g、白术 5g、防风 4g、女贞子 5g、百合 6g、生姜 1 片、大枣（劈）3 枚、川贝粉（冲）0.5g。

总之，本文从蒲老有关学术医疗经验，据继承心悟，对"非典"辨证论治进行有序的理论脉证探讨，提出相对治疗八法及方药等，希望"非典"一线的同道们斧正，从临床实践中提出宝贵的修改意见。

第三节 非洲中医药试治艾滋病

1987 年 9 月至 1988 年 10 月，卫生部派出首批中医专家组赴非洲坦桑尼亚进行中药试治艾滋病，开始由陆广莘教授任指导，通过一年的研究工作，取得了一定的疗效。

一、从中医理论角度谈谈对艾滋病的认识

（一）既似虚劳，又为瘟疫

艾滋病之极度乏力、异常消瘦，较肿瘤、肺痨更为严重，据此与中医的"虚劳"相似；然而发现此病方十余年即迅速蔓延五大洲，为 HIV 感染所致传染病，病势凶险、表现纷呈，溯源则为疫疠之气所致瘟疫。因其潜伏期长，可达数月至十余年，又与伏气瘟疫相关。

（二）重感于邪，正虚为本

中医认为"邪之所凑，其气必虚"，"正气存内，邪不可干"。HIV 侵袭人体，同样与正气内虚密切相关。艾滋病患者，往往在生活上以妄为常，吸毒、酗酒、淫乱，失于摄生之道，内虚日甚。HIV 侵犯人体，既有伏于体表的朗格汉斯细胞之中，又有深伏于 T_4 淋巴细胞之内，正虚邪伏内陷，必进一步损耗精血，伤害正气，使五脏受损而逆乱，卫气失于防御而重感其他病邪（病毒、真菌、原虫、结核菌等）。所以病因既有内伤因素，又有感邪因素。新感引动伏邪而邪气鸱张，外感与内伤互为因果而恶性循环。而新感引动伏邪为 AC 向 ARC、AIDS 发展的因素之一。

（三）分期立法，"内""外"参辨

临床治疗艾滋病，必须根据不同阶段，采取相应治法。在 AC 及 ARC 前期，伏邪为主，逐邪为第一要义，邪去正安，拟定了分消逐邪、解毒护正之法。用升麻葛根汤合升降散加苍术、防风等，名为分消合剂；用雄黄、青黛、豆豉等制成化毒散。对素有内伤正虚表现者，又需兼以扶正；在 ARC 后期及 AIDS，病邪留恋日久，进行性极度消瘦、乏力、反复感染，正气虚败，精气耗竭，元气大伤，逐邪之法已失正气内应。徒攻其邪，非但邪不能祛，反而更伤脾胃。此阶段扶正方有生机、扶正且可祛邪。拟定培元气、扶脾肾之法。用保元汤合

龟鹿二仙胶加菟丝子、女贞子等制成扶正合剂。对于机会性感染，在正气大伤的情况下，中医亦有"无粮之师，宜于速战"，急则治其标，故透邪攻下之法亦不可废。总之，须按邪正之盛衰分期立法，辨外感与辨内伤综合分析立法。

HIV 感染一但发病，薛伯寿教授认为以持续或间歇发热、慢性持续或间歇性腹泻症状为主。多数患者发热与腹泻并见，且缠绵不愈。长期发热、腹泻、纳呆，必致精血耗伤，且气血化生不足，必导致消瘦、体重剧降、体质极端虚弱。中医辨证论治，必须抓住发热与腹泻这两个主要症状。

发热分为内伤发热与外感发热两种。内伤发热属中气虚者，可选用黄芪建中汤，补中益气汤；兼阴伤者，用保元汤合龟鹿二仙胶。外感发热见有表证者，选用升麻葛根汤合升降散，或银翘散合升降散加减；邪在少阳者，可选用小柴胡汤合升降散加减；湿热郁闭三焦者，可用甘露消毒丹合升降散加减。

腹泻有外邪郁闭者，可选用升麻葛根汤合五苓散；湿热中阻者，可选用半夏泻心汤加减；中虚者，选用七味白术散；中虚腹泻、发热、腹痛者，用升阳益胃汤尤为相宜；脾肾虚寒者，选用理中汤、四神丸加减；久利寒热虚实相兼者，乌梅丸可以获效。

（四）临床试治，观察总结

在非洲坦桑尼亚运用中医药试治艾滋病，基本按上述辨证论治思维进行。

AC 患者一般无症状，近期内难以观察疗效，没有提供患者试治。累计治疗 ARC6 例、AIDS24 例。主要症状观察统计如下（表 4-1）：

表 4-1　主要症状检出率

症状	发热	乏力	消瘦	气短	咳嗽	腹泻	腹痛
例次	30	29	29	19	19	18	17
检出率（%）	100	96.67	96.67	63.33	63.33	60.00	56.67

在所提供的 30 例病例中，ARC6 例症状疗效明显，获效相对稳定。其中 5 例体重增加，2 例恢复正常工作而不觉疲劳，1 例 ELISA 转阴；AIDS 24 例，中医药治疗亦有症状疗效，然而极易反复，疗效难以巩固（表 4-2）。晚期患者正气衰竭，久泻中气败绝，伏邪与新感之邪鸥张，邪毒弥漫，补之不受，攻之不宜，极易发生阴阳离绝而死亡。

表 4-2　症状疗效

症状	发热	乏力	消瘦	气短	咳嗽	腹泻	腹痛
总例次	30	29	29	19	19	18	17
症状消失	16	7		7	7	2	2
症状消失率（%）	53.33	24.14		36.84	36.84	11.11	11.76

续表

症状	发热	乏力	消瘦	气短	咳嗽	腹泻	腹痛
症状好转	13	14	5	10	8	9	9
症状好转率(%)	43.33	48.28	17.24	52.63	42.11	50.00	52.94
合计有效例数	29	21	5	17	15	11	11
总有效率(%)	96.67	72.41	17.24	89.47	78.95	61.11	64.71

由表 4-2 可以看出：中医药对于改善艾滋病人的症状、减少痛苦、提高生命质量有肯定的效果，尤其对早期患者更有明显疗效。第二批试治组 ELISA 转阴者已有五例，值得进一步探索。

二、艾滋病案例举隅

案 1：Geolge，男，33 岁，职员，门诊病人，1988 年 2 月 4 日初诊。患皮疹一年、奇痒，间歇发烧腹泻七个月，劳累后易诱发。近两个月病情加重，发烧、汗出不畅，腹泻常呈水样便，有黏液，日 4～5 次，纳呆，神倦，体重由 98kg 降至 91.5kg，不能工作。1988 年 1 月 16 日经检查诊断为艾滋病（ARC），2 月 4 日白细胞计数 $3.8×10^9$/L，血沉 40mm/h，舌质偏红有瘀斑，苔薄黄腻，脉弦数。先予防风通圣丸合补中益气丸，服 3 周皮疹瘙痒减轻，发烧减轻，食欲增加，大便日三次。开始用分消合剂，化毒散治疗观察，一周之后体温恢复正常，大便日 2 次，已无黏液，体重增至 95.2kg。守方至 4 月 1 日，体重增至 98kg、未再发烧，饮食二便皆正常，恢复正常工作。继续守方至 8 月底，一直能整日工作，基本未再发热和腹泻，皮疹亦明显消退。

案 2：Charles，男，41 岁，住院号 520016，1987 年 12 月 26 日初诊。慢性腹泻一年，伴有肠鸣，日排便 6 次以上，有脓性样物，臭味重，半年来常有低烧，进行性消瘦，疲乏无力，4 天来咽喉疼痛甚剧，咽部充血，体温 38℃，颈部、腋下及腹股沟淋巴结肿大，1cm×1.5cm 至 2.5cm×3cm，化验 HIV 阳性，诊为"AIDS"，脉弦细而数，舌偏红苔黄，证属疫毒内蕴、新感外邪、肺气郁闭、肠胃失调。治拟解毒透邪、宣肺利咽、升阳除湿、调和肠胃。

处方：蝉衣 5g、僵蚕 10g、片姜黄 8g、酒军 6g、苍白术各 10g、防风 6g、白芍 10g、茯苓 10g、升麻 8g、桔梗 6g、黄连 5g、吴茱萸 1g，每日 1 剂，水煎分 3 次服。六神丸 10 粒，每日 3 次服。

服药后咽痛日减，1988 年 1 月 2 日咽痛已除，咽部充血消失，体温正常，大便日 3 次，已无脓性物，肠鸣减轻，精神好转，能到病房外散步。1 月 5 日起咳嗽，清稀痰甚多，肠鸣加重，辘辘有声，水样便而有黏液，脉弦细滑，舌质有瘀斑，苔薄白。证属久泻伤脾，脾虚生饮，痰饮蕴肺则咳，饮走肠间则肠鸣而

86

泻，治拟健脾益气、温阳化饮。

处方：党参 10g、白术 10g、茯苓 10g、甘草 8g、葛根 8g、广木香 4g、乌梅 3 枚、桂枝 10g、五味子 6g、法半夏 10g、细辛 4g、干姜 6g，服 2 剂咳嗽即止，稀痰消失。继服 5 剂后，又以上方加大黄炭 4g、桃仁 6g。肠鸣渐消失，腹泻大减。1 月 21 日，咽痛又起，恶寒发热，体温 39℃，咽充血，脉数而滑，舌苔薄黄，治拟疏散解毒。

处方：蝉衣 5g、僵蚕 8g、片姜黄 8g、焦大黄 3g、升麻 8g、柴胡 10g、桔梗 6g、苍术 10g、防风 6g、银花 10g、玄参 8g、乌梅 3 枚，服 2 剂后发热即退，咽痛大减，大便转为日一次，饮食增加，体重从 48.5kg 增加到 52kg。2 月 4 日出院，继用香砂六君丸。

案 3：Inocent，男，32 岁，住院号 517675，1987 年 12 月 17 日初诊。患者为晚期危重艾滋病人，极度乏力、卧床不起，形体枯瘦，精神萎靡，咳嗽，咽痛，发烧 5 个月，腹泻 3 个月，伴有腹痛。周身淋巴结肿大，血沉 112mm/h，血小板 $46×10^9$/L，舌质略红，苔薄黄腻，脉细弦。先以四逆散、升降散、戊己丸合方，药后体温恢复正常，咽痛消失，咳嗽大减。继用四君子汤、四神丸、痛泻要方合方出入，获得腹痛减轻、腹泻一度基本控制、精神好转的疗效。后因右胁疼痛，舌质红苔剥，转用柔肝安胃之法，用一贯煎、保元汤加乌梅，药后精神明显好转，气力增加，能自己去厕所。

1988 年 1 月 25 日诊：腹痛甚剧，腹泻，大便中有白色黏冻，日 4～7 次，有鹅口疮。用乌梅汤加苍术，锡类散，腹痛渐缓解，腹泻控制，饮食增加，精神又大有好转。至 2 月 10 日，大便色黄，日 1～2 次，腹痛基本消失，能起床活动。2 月 19 日上感发烧，病情未能控制而去世。

案 4：Simfuro，男，24 岁，住院号 520041。晚期艾滋病，腹泻 2 月余，日 10 多次。腹痛甚剧，近日加重，完谷不化，有鹅口疮，脉细弦无力，舌质淡苔白腐，用椒梅理中汤、吴茱萸汤加减，药后鹅口疮消失，腹泻虽减，仍不能食，五天之后语音极微，卧床无力行动，继之精神萎靡，昏迷不语，目光呆滞，脉微细欲绝，舌质嫩红，证属精气败绝，神欲涣散，急用扶正固脱法，用独参汤、人参生脉饮频频喂服。第二天晨神志即转清醒，能说话，守方 3 天，日有好转。下利清水，四逆厥冷，转用保元汤、四逆汤加山萸肉，开始 5 天精神好转，后因病情恶化而去世。

案 5：J·Fass，女，33 岁，住院号 521280。发烧 4 个月，纳呆、腹泻。1988 年 1 月 4 日高烧、体温 39℃ 而收入院，化验 HIV 阳性。1 月 27 日面部抽动，四肢瘛疭，继之昏迷，循衣摸床，目呆珠定，有鹅口疮，诊为晚期 AIDS，HIV 侵犯中枢神经。舌质淡苔白腐，脉细数无力。证属秽毒鸱张，上扰神明，急拟温开逐秽，扶正固脱。苏合香丸 2 丸，独参汤、人参生脉饮 3 支，同时喂服，服药后神志转清醒，目视灵活，循衣摸床症状消失。次日晨查房，自述仍有头痛，全身乏力，下肢麻木。隔日能自己拿杯饮药，进少量流食，大便一日 3～4 次，脉微细而数，舌质淡，尚有少量白腐苔。正邪相搏，脾气大伤，治宜健脾和胃，扶正达邪。补中益气汤加五味子、吴茱萸，药后数日内精神好转，能在床上活动。2 月 6 日起鹅口疮加重，腹泻无度，中气败绝，神情呆滞，躁动不安而去世。

　　小结：具有悠久历史的中医药学，拥有独特的理论体系和极丰富的临床经验。中国中医科学院曾根据青蒿抗疟的记载，从青蒿中提取出高效、速效的抗疟药物，从中医药治疗病毒疾病探索寻找抗 HIV 中草药有临床基础。中医扶正学说内容极为丰富，可以从中探索研究提高免疫功能的药物，促进免疫缺陷的恢复，以期阻断或延缓 AC 患者免疫异常的发生，改善恢复 ARC 患者免疫缺陷。从祛邪和扶正结合研究艾滋病，可以发挥中医学的学术专长。从 30 例临床总结中，可看出中医试治艾滋病有一定疗效，值得深入观察研究。

第四节　和解分消兼融，双解外感热病

　　蒲辅周先生曾说："六经、三焦、卫气营血等辨证皆说明生理之体用，病理之变化，辨证之规律，治疗之法则，当相互为用，融会贯通。"余承蒲老之学术思想，认为伤寒和温病所论皆为外感热病，皆涵温疫内容，虽有寒温之异，但从学术渊源上伤寒为温病之基础，温病为伤寒之发展创新补充，吴鞠通著《温病条辨》有云："羽翼伤寒"并非取代之！伤寒、温病所论之病重点不同，病性有异，侧重不同，叶氏云："辨营卫气血虽与伤寒同，若论治法则与伤寒大异也！"故外感热病的治疗则宜择善而用，融会贯通。而其所倡导的和解与分消兼融辨治则是其学术思想的具体体现和应用。充分阐明融会贯通"伤寒"、"温病"、"温疫"之治，可显著提高临床疗效。

　　冉雪峰《冉注伤寒论》认为：少阳为游部，一身上下内外，无所不到，惟握其出入枢纽，乃得其内外汇归，不是半表半里，却是半表半里，超以家外，得其环中。少阳为阳枢，而口而咽而目，为苦为干为眩，自觉更真，又为少阳枢中之枢。足少阳胆，手少阳三焦。胆为中正之官，十一脏所取决；三焦发原肾系，内连脏腑，外通皮毛，一身上下无所不到，三焦气化，水流下，火炎上。三焦生理既繁，少阳病理当更广泛，《伤寒论》本篇仅仅十条，而少阳在太阳篇，言之甚多，有十五条，少阳出于太阳，则太阳借少阳外枢；在阳明篇次之，亦有四条，少阳入于阳明，则阳明借少阳内枢。使温病温疫学派更有创新发展。

　　吾特别欣赏叶氏《外感温热篇》"邪留三焦，亦如伤寒中少阳病也。彼则和解表里之半，此则分消上下之势，随证变法，如近时杏、朴、苓等类，或如温

胆汤之走泄"。吴氏《温病条辨》创制三仁汤；杨栗山《伤寒温疫条辨》有升降散；《伤寒论》少阳病的主要内容之一，为辨大小柴胡之异，仲景谓小柴胡汤能使"上焦得通，津液得下，胃气因和，身濈然汗出而解。"可见小柴胡汤证为少阳经证偏表，亦有和胃、宣通、通利之效；而运用大柴胡汤有"下之"之文，故大柴胡为少阳腑实之证偏里，宣通郁闭，通腑之力更强！诸方既可据脉证择优而用，必要时亦可融会复方而施，临床更可提高疗效！可谓珠联璧合，两法通融则能突破原法所囿，扩大其功用主治。并在临证中无时不在地贯穿着这一学术思想，形成了其融和解分消为一体的独特的疗法。

案1：王某，男，20岁，山东青岛人，2006年6月16日初诊：反复高热5个月。患者春节后无明显诱因出现高热，体温高达41℃，持续10多天，当地查血常规未见异常，予以对症治疗，2月18日转北京302医院，应用抗生素及对症治疗，查转氨酶升高，怀疑药物性肝损伤，查B超怀疑肝结核，穿刺后排除。住院一月余尚低烧，体温37～38℃，复查转氨酶正常出院。出院后体温又逐渐升高，时达41℃，转北京304医院查转氨酶又升高，血常规淋巴细胞高，其他检查未见异常。住院一个多月体温维持在38.5℃左右，于5月末转入301医院。此时患者又并发附睾炎和精索静脉曲张，转氨酶仍高，使用第四代头孢菌素及对症治疗体温渐降至38℃以下。六月初出院回家。数日体温又升至40℃，并伴发左侧胸锁关节局部肿痛、寒战。由此看到患者于北京辗转数家知名大医院，治疗近半年，作了许多检查，一直未能确诊，病人自诉已花费数十万元仍未能退烧。经广安门医院西学中班的同乡学员引见而请薛老诊治。见患者面色稍红，时有咽痛较重，自诉发热以下午为甚，时高达40℃，体温稍降时尚可饮食，伴乏力，胃脘灼热，左侧胸锁关节肿痛、不能触摸，大便干而不畅，汗出不畅，口不渴，观其舌尖红，有瘀点，苔白略腻，脉弦滑而数。自诉发病前曾酗酒半个月。辨为气机升降闭阻，邪毒炽盛、痰瘀互结少阳。治以和解少阳、升清降浊、清热解毒、化瘀散结。方用小柴胡汤、升降散、四妙勇安汤化裁。

处方：柴胡18g、黄芩12g、法半夏9g、黄连8g、党参10g、银花18g、玄参15g、当归10g、蝉衣4g、僵蚕8g、姜黄8g、酒军5g、夏枯草10g、连翘12g、生甘草10g、浙贝10g、炒栀子10g。7剂，水煎服。

6月23日二诊：药进4剂烧退，已3日未烧，胸锁关节肿痛明显减退，昨日查血常规正常，血沉正常，饮食增加，大便调畅，咽痛减而未已，稍有头晕，乏力明显减轻，精神渐见好，观其舌尖红，苔薄稍黄，脉细数而弦。仍治以前法，守方加赤芍12g、胆南星8g。3剂，水煎服。

6月26日三诊：药后一直未再发烧，胸锁关节肿痛愈，体质渐增强，饮食、睡眠、二便皆正常。用小柴胡汤合黄芪赤风汤调理，随访两个月，恢复工作而稳定。和解分消兼融,升清降浊,表里双解。以小柴胡汤合升降散灵活变通,枢机运达,透达分消,三焦通畅,诸邪尽消。

案2:刘某,女,26岁,四川人,2006年10月24日初诊:高热1个月。该患者40天前因早孕施"无痛人流术",10天后出现发热,无腹痛,阴道流血。体温最高达40.3℃。曾去当地医院诊治,检测尿常规,诊断为"尿道炎",但无尿频、急、痛等症状,经住院治疗10天,热不退。检查胸部CT、血培养、支原体、肝功能、免疫功能均正常,血常规:白细胞3.4×10⁹/L,中性粒细胞68%,淋巴细胞32%,血红蛋白10.5g/L,血沉38mm/h。出院后辗转数家医院,经中西医多方治疗体温均不能降至正常。患者发病时先恶寒约1小时,恶寒时手足凉且麻木,然后发热,体温可达39～40℃,发热时伴咳嗽,很少有汗,肌肉酸痛,腰痛,脘腹不适,纳少,大便不畅,3日一行,小便色黄,服退烧药热退,热退后周身乏力,口干,整个过程5小时左右,下午5～6点体温最高。最近一周上午体温38.5℃,下午可高达40℃,舌边尖红,苔黄厚润,脉寸浮数关弦细。辨为邪热郁闭卫气三焦,表里升降失和,治以宣透和解分清,调畅气机。

处方:柴胡18g、黄芩10g、枳实10g、赤白芍各10g、蝉衣4g、僵蚕8g、姜黄8g、炒栀子10g、豆豉15g、银花15g、连翘12g、荆芥穗8g、防风10g、甘草10g、桑叶10g、杏仁9g(后下)、生石膏30g(先煎)、天花粉15g、胆南星6g。片仔癀一次1/4粒,日2次。

10月28日二诊:服药得畅汗出,二便通利,两剂后白天不发热,夜间尚有低烧,最高体温37.8℃,共服4剂,精神明显好转,低烧也减轻,尚有干咳。舌边尖略红,苔减退薄黄,守方加浙贝10g、停片仔癀,续服一剂后体温恢复正常,共服七剂。停药观察5天,康复而归。

仲景对往来寒热,主以柴胡剂,上述患者虽高热已久,但临证时仍有发热前先发冷,有少阳往来寒热之征,始终汗出不畅,全身酸痛为有表郁之征,脘腹不适,二便不利,舌苔黄厚,亦有三焦郁闭化热之征,谨察其阴阳所在而调之,薛老治以和解分消,辛凉透达,升清降浊,恢复气化功能。杨璇云"温病伏邪内郁,往来寒热在里,阴阳不和……如升降散乃此妙药也;叶氏对邪郁卫气,主以辛凉透邪,倡用银翘、荆芥之品。"

外感热病的诊治,重点是分清表里寒热,伤寒太阳主表,温病卫分亦主表,温疫热郁于表,三者皆当解表。还必须辨明寒热,伤寒在表多为寒,温病在表多为热,温疫多邪郁化火外达,治寒宜辛温发表,治热宜辛凉透表,治疫宜苦辛寒透邪解毒。治表勿犯里,切不可一见发烧,不分表里即用清下之剂以撤热,往往导致冰伏其邪,或引邪入里。故外感热病首要以不同透邪之法,逐邪外出,疏透表气郁闭为重点!使邪毒有外出之路!故热病甚怕表气郁闭。同时亦指出外感热病的治疗当始终护胃气、存津液,现今时弊迷惑于细菌、病毒等，一遇外感热病，动辄清热解毒，或惑于炎症之说而滥用苦寒，既影响外邪透达，更损伤中气，必导致免疫功能降低而生变。强调治上不犯中，治表证兼顾胃气，外感恢复期则调理脾胃为要。卫气出中焦，脾胃之气盛衰，与其免疫功能密切相关。胃气为本，必须贯彻治疗疾病之始终。

案3：邹某，男，7岁，患儿因外感发烧6天，体温最高至39℃，服药输液只暂缓一时，旋即复烧。刻诊：咳嗽，咽痒，咳吐白痰，自诉胸部不适，大便干燥，小便色黄而少，四肢疼痛，偶有恶心呕吐。查见咽喉略红，扁桃体不大，时在暑天，舌边尖红，苔白润而微黄，脉寸浮数而濡。

处方：香薷8g、厚朴8g、扁豆10g、黄连4g、银花12g、连翘10g、杏仁8g、桔梗8g、前胡8g、薄荷6g、黄芩8g、六一散10g（包煎）、神曲9g。水煎服，3服。患儿服2剂烧退症消，纳增，二便通畅，活泼爱动，睡眠亦安。

本例抓住暑季患儿咳嗽、咽痒，四肢疼痛，时恶心呕吐，舌红，苔白润而微黄，浮濡之脉证特点，辨为暑热外感，风暑郁闭肺气，湿阻中焦化热。治以新加香薷饮化裁，芳香辛凉，开宣肺气，化湿和中之法，治之而痊愈。辛香与辛凉并用，只佐少量黄连清暑和胃止吐，而非一味苦寒。

"伤寒、温病学说是相依而非相峙，是本源与创新的关系，中医的创新不可废其本源，即不可取而代之。"和解与分消汇融了寒温之长，为寒温理论的延伸和实践架起了桥梁。正如其所言"外感热病，内伤杂病，皆是恒动变化的，病的不同阶段辨证有异，治疗随之有变，尚须注意因人、因时不同，用药贻误变化，故在重视中医辨病的基础上，必须强调辨证论治，随证施治。"可谓发皇古义，融会新知。

第五节　埃博拉病毒性出血热中医辨证诊治方案设想

埃博拉病毒病是由纤丝病毒科的埃博拉病毒（Ebola virus，EBOV）所引起的一种急性出血性传染病。主要通过患者的血液和排泄物传播，是一种多器官损害的疾病，潜伏期3～18天，临床主要表现为急性起病，发热，剧烈头痛、肌肉关节酸痛，出血，皮疹和肝肾功能损害。目前对埃博拉病毒病尚无特效治疗方法。

2014年3月，非洲几内亚暴发扎伊尔埃博拉病毒疫情，这种类型的埃博拉病毒具有高达60%～90%的致死率。同年8月中医药管理局科技司组织中医专家研究埃博拉病毒性出血热的中医诊疗方案。

当时有故不能出席会议，紧急研读"埃博拉病毒的研究"、"埃博拉出血热防治方案"、"埃博拉病毒性出血热中医诊治"等相关文章，结合蒲老善治瘟疫，继承发扬其融会贯通"伤寒"、"温病"、"瘟疫"知识，对埃博拉病毒出血热，反复思考研究，紧急写出此文供中医局同志修改有关中医诊治参考，亦作为专家工作会议的书面发言。

一、卫气同病

发热恶寒，咽红咽痛，面红目赤，头痛身痛，口干，烦躁，舌红苔薄白或微黄，脉浮数。

治则：透邪解毒，清上降浊。

处方：金银花，金银花炭，连翘，荆芥穗，荆芥炭，牛蒡子，苦桔梗，生甘草，蝉衣，僵蚕，姜黄，炒栀子，豆豉，芦根，白茅根。

本方为银翘散、栀子豉汤、升降散复方组合。

蒲老认为热性传染病初起，银翘散合升降散可提高疗效，善用栀子豉汤，为张镜仁大师家传善治热病的奥秘之一。

因本病以出血为特征，金银花炭：走血分解毒（赵炳南名医之经验）。荆芥炭：一味名独圣散，善止血。

牛蒡子：冉雪峰名医有一方，犀角饮：荆芥、防风、牛蒡子、生甘草。此方无犀角，而达犀角之效。叶氏银翘散就有牛蒡子，故不应去之；苦桔梗治咽痛，既解毒，亦宣透外邪，亦不可去。

白茅根：有生津解毒，凉血之效。先师创三仙饮：芦根、茅根、竹叶加减。汗多，壮热、烦渴加生石膏，天花粉。天花粉配石膏，提高石膏溶解度，且有解毒生津之效。吐泻加黄连、苏叶。

此方为该瘟疫初起，表里双解之方。在流行区有接触史者，亦可作预防之用。

二、气营双燔

壮热，汗出，口渴，或反不欲饮，咽喉疼痛，烦躁不寐，肌肤斑疹，重则可见各种出血，甚则精神萎靡，神昏谵语，动风惊厥，舌赤绛，苔黄燥或黑糙少津，脉洪数，滑数。邪鸱张，毒重，而正气未大伤期。

治则：清气凉血，解毒化瘀。

处方：生石膏，知母，天花粉，生甘草，连翘，金银花，石斛，黄连，薄荷，竹叶心，白茅根，焦栀子，豆豉，水牛角尖镑片，生地黄，玄参，赤芍，丹参。

本方由加减玉女煎、凉膈散、清营汤复方组合加减。

先师蒲老对此病证善用石斛、白茅根而加入。张镜仁大师家传善用黑膏方：鲜生地配栀子、豆豉，可提高透热转气之效。

又据《丁甘仁医案》凉营清气汤：此方有金汁，为抗邪解毒妙品，成药可合用片仔癀。

三、暴发危重证

寒战迅速消失，高热汗出，喉咙剧痛，结膜充血，严重发斑疹，头身剧痛，吐泻便血，呼吸不利咯血，心悸乏力，神志萎靡，低血压，胃功能差。尿血混浊，出现严重 DIC，电解质和酸碱的平衡失调，肝脏可发生灶样坏死，舌质绛紫，苔焦黑无津，口气秽臭。卫气营血难分而合病，一日数变。

治则：宣透清营，凉血散血解毒。

处方：新清瘟败毒饮。

蝉衣，僵蚕，姜黄，酒军，全蝎，胆南星，黄连，黄芩，连翘，水牛角尖镑片，鲜生地，赤芍，丹皮，丹参，玄参，金银花，当归尾，生甘草，生石膏，知母，天花粉，焦栀子，豆豉。

本方由升降散、大黄泻心汤、犀角地黄汤、四妙勇安汤加减玉女煎各方组合而成。

1. 治暴发瘟疫必须善用升降散。加全蝎，可增解毒通络，可提高治咽痛、头痛、身痛之效，加胆南星，能祛风痰抗邪解毒，有牛黄之用。

2. 大黄泻心汤《金匮》方："心气不足，吐血，衄血，泻心汤主治。亦治霍乱。"埃博拉病毒，以内外大出血为特征，故必须用大黄泻心汤，发挥解毒止血，治吐泻之长，为加强祛邪解毒合用黄连解毒汤。

3. 四妙勇安汤为治脱疽方，本病病理有肝、脾、肾、肺、淋巴结和睾丸急性坏死，取此方活血解毒抗坏死，亦可提高治疗 DIC 的疗效。

4. 加减玉女煎清营转气，犀角地黄汤凉血散血，为治邪入营血有效方，亦取上海张家鲜生地配栀子、豆豉之妙用。

成药急用片仔癀，或选用安宫牛黄丸。

四、邪毒肾衰

邪毒鸱张，损伤肾脏，少尿甚则尿闭，尿赤混浊见膜（可能为肾局灶坏死），DIC 显著，腰腹刺痛，呼吸不利，大便不畅，口有秽浊之气，舌绛而紫，苔腐腻或焦黄，脉涩滞尺弱。

治则：化瘀通腑，滋肾排毒。

处方：丹参，桃仁，大黄，芒硝，生地，通草，竹叶，白茅根，泽泻，黄柏，知母，焦栀子，肉桂，车前子。

本方由桃仁承气、增液承气、导赤散、滋肾通关丸复方组成。

温疫怕腑秘，大便不通，尤怕小便秘阻，小便痛当急开支河排毒浊，桃核承气汤因小便秘而不用甘草。加强化瘀活血而用丹参。方中有丹参、生地，故有增液承气之意。生地配泽泻，有滋肾而泄浊之用，滋肾通关丸加车前子合用导赤散,也为了急利小便。加白茅根,为凉血解毒而利尿。

五、邪毒休克

邪毒鸱张,既可致肾衰,同时亦可导致心血管损伤致衰,心动悸,脉结代。瘕瘕,四肢厥冷,精神萎靡,瘟疫邪毒,耗伤阴血,休克厥逆多见。然亦有素体阳虚之人患温疫更伤阳气而致厥逆,亦有疫病诊治寒冷太过转为寒厥。故当辨证选用。

治则:

1. 滋阴复脉,解毒化瘀

处方:炙甘草,生地黄,枳实,白芍,丹参,麦冬,阿胶,炒枣仁,西洋参,五味子,龟板,醋炙鳖甲,三七粉。

本方由三甲复脉汤、生脉散、枳实芍药散复方组合而成。

三甲复脉汤《温病条辨》:"下焦温病,热深厥甚,脉细促,心中澹澹大动,甚则心中痛者,三甲复脉汤主之。"

生脉饮:益气阴生脉,加丹参、三七,养血活血强心。

枳实芍药散:实源于四逆散治"少阴病始得之"厥逆的研究,南京研究出枳实、芍药有升压而除血瘅之效。

2. 回阳救逆,通脉宣闭

处方:制附片,干姜,炙甘草,生晒参,三七片,麦冬,五味子,葱。

本方由四逆汤、参附汤、生脉散复方组合而成,通阳气加青葱,活血益气强心加三七。

六、恢复期调治

1. 余邪未净宜选清心凉膈散合黄芪赤风汤,竹叶石膏汤合黄芪赤风汤。
2. 肝损伤宜选一贯煎加味。
3. 损伤胃阴宜选益胃汤加味。
4. 肾气耗伤宜选六味地黄汤加白茅根。
5. 心气阴不足宜选加减复脉汤加菖蒲、远志、柏子仁。
6. 损伤脾气宜选异功散加味。
7. 心脾两虚宜选归脾汤加减。

第六节 论"火郁发之"

气机升降出入是人体生命活动的根本。《素问·六微旨大论》曰:"升降出入,无器不有。故器者,生化之宇……无不出入,无不升降。"又曰:"非出入则无以生长壮老已，非升降则无以生长化收藏。"在生理状况下，五脏藏精气而不泻，六腑传化物而不藏。升清降浊，营卫通行，气煦血濡，经脉和畅，以保持着阴阳的动态平衡。一旦外感六淫、内伤七情、饮食不节造成气机失常，壅滞不通，郁结不舒而导致诸郁证。正如戴思恭所说："郁者，结聚而不得发越也，当升不升，当降不降，当变化者而不得变化也。""火郁"一证，最早见于《素问·六元正纪大论》，此后，《丹溪心法》所论"六郁"中又有"热郁"之说。但两者之间是有区别的，前者多指六淫外袭表郁化火；后者多由七情郁结内伤肝郁化火。

对于郁热，《内经》早已提出"火郁发之"的治疗大法，张景岳具体解释说："发，发越也，故当因势而解之，散之，升之，扬之，如开其窗，如揭其被，皆谓之发。"此论发挥经旨，深得要领。简言之，"火郁发之"就是因势利导，通过宣发郁热，既可透邪外出，又可散热降温，以达到气机开合升降协调，恢复阴平阳秘。

内伤"多虚"，然丹溪创越鞠丸（香附、川芎、苍术、神曲、栀子）主治六郁，气、血、火之郁多责之于肝；湿、痰、食三郁多责之于脾，肝脾郁结为本，非补药所能调，当三思求本方效。肝为刚脏，内寄相火，体阴用阳而喜条达，故肝郁化火最为多见，七情郁结化火诸证，治疗当宜疏肝解郁、调和气血，可选丹栀逍遥散加减，则标本兼治可提高疗效；李东垣《兰室秘藏·杂病门》创火郁汤（升麻、葛根、白芍、柴胡、防风、甘草、葱白），治心火下陷脾土之中，郁而不得伸，五心烦热。余善用此方加枳壳、栀子治内伤杂病低烧，若用滋阴降火则反难见效。

四时之气而言，君火、相火各有主时，但风、寒、暑、湿、燥皆可郁而化火。温病，尤其温疫每多伏火之证，尚有毒甚为火之说。灵活运用宣透，掌握火郁发之，实为提高外感热病疗效的奥秘。

《伤寒论》大青龙汤证为外寒郁闭极重，而里热已起："太阳中风，脉浮紧，发热恶寒，身疼痛，不汗出而烦躁者，大青龙汤主之。"若寒邪郁闭太甚，正气被遏抑过重，或时间较长，紧极转缓，闭极则弛，身疼变身重，烦躁亦可转沉静，类似于但欲寐，而必然有发热，脉浮主表，缓为紧数有力之变，反映正气被遏而已，非微细也，脉证皆异上述条文，"伤寒脉浮缓，身不疼，但重，乍有轻时，无少阴证者，大青龙汤发之！"透过现象求本仍为重证、急证寒郁遏闭正气，无少阴证，故直言发之，发之较主之病情更为紧急，为"火郁发之"的非典型条文。至于上条言中风脉浮紧，下条言伤寒脉浮缓，诸注家难明，若明皆为大青龙汤之脉证，前条寒邪表郁重，正气亦盛，脉证皆为病本真实反应，标本一致；后条表寒郁闭更重或已久，正气被遏严重，然非少阴证。前条病情相对较轻，显示阳证；后条病情甚重而急，类见少阴而实异于少阴，故此处中风，风为阳也；伤寒，寒为阴也。即大青龙汤证，有阳证与假阴证不同临床反应，从中必须领悟到轻重缓急而已！大青龙汤两种脉证，临床中皆可见到，善用者疗效极好！蒲老与岳美中老中医皆有用此方治疗流感高烧的经验。

麻杏石甘汤为外寒郁闭，喘咳，有汗不畅，"无大热"是体表触之热虽轻，因表有汗，然舌红、面赤、烦渴，喘憋不宁，肺火已炽甚。本方与大青龙汤证寒闭、郁火标本有异：大青龙汤证外寒郁闭为本、郁而化热为标，故倍用麻黄而配桂枝宣透寒闭为要，佐以石膏兼清里热；麻杏石甘肺火炽甚为本，兼有表寒郁闭，故重用石膏清解辅以麻黄宣肺透邪；麻黄汤为治太阳伤寒，无汗恶寒，发热咳喘，脉浮紧，为伤寒表实证，辛温发汗治本，杜绝伤寒郁而化热入里，麻黄汤证因无里热（寒未化热入里），若用石膏、黄芩则无的放矢，反有碍透邪，甚则冰伏其邪，反致寒热迁绵。故可知《伤寒论》非常重视先表后里，"其表不解，不可与白虎"、"外未解也，其热不潮，未可与承气汤"。麻黄汤为寒郁发之，可杜绝内热的产生，麻杏石甘汤寓火郁发之，二者皆为速效方，必须掌握应用。

中风，为"太阳病发热，汗出恶风，脉缓者"；"太阳中风，阳浮而阴弱，阳浮者，热自发，阴弱者，汗自出，啬啬恶寒，淅淅恶风，翕翕发热，鼻鸣干呕者，桂枝汤主之。"惟其发热，是以脉浮，惟其汗出，是以脉弱，缓而似弱，缓中寓弱。浮缓合言，是从两条相关条文，合成一个中风脉体，桂枝汤解肌发表，调和营卫，为中风的主方。然桂枝汤广泛用于伤寒太阳病，"太阳病，头痛，发热，恶风，桂枝汤主之。"太阳病下无中风字样，可见桂枝汤，原不仅单治中风。《伤寒论》桂枝汤主之、宜、可与条文甚多，善用者可以应用无穷，稍有增损，方制即变。即使为温病，若初起既恶风又恶寒，邪热未张，犹未脱风寒郁闭之貌，在这阶段仍有灵活运用桂枝汤之必要；风为阳邪，郁闭卫分，卫强营弱为其病机；温邪亦为阳，温邪袭卫分，易伤阴为其机要，二者有相类之处，余在上海中医学院曙光医院实习时，某住院肠伤寒病人，临床表现为桂枝汤证，名老中医刘鹤年指示用桂枝汤，药后病速愈，甚为崇敬！若能知此理，则明吴鞠通《温病条辨》首列桂枝汤，甚有道理！同时应明白桂枝汤主治卫强，即有邪实郁闭于表，郁闭于卫，因势利导解肌透邪而汗解，透邪汗解，即寓火郁发之！无汗不得服桂枝，此是专对麻黄汤而言，要知桂枝汤本为微汗之剂，必须得汗方解，故在服法中指出：饮稀热粥，以助药力，温覆令一时许，遍身漐漐微似有汗者益佳，若不汗，更服依前法，又不汗，后服小促其间……若不汗，乃服至二三剂。

桂枝汤为太阳中风主方，麻黄汤为太阳伤寒主方，二方同属汗法，解表透邪，主治有别，必须辨证选用，《伤寒论》有云："桂枝本为解肌，若其人脉浮紧，发热汗不出者，不可与之也。常须识此，勿令误也！"然太阳伤寒之中灵活运用桂枝汤的条文甚多，桂枝汤加减变化之妙用，在《伤寒论》中已达左右逢源之境界，柯琴阐明："此方为仲景群方之冠，乃滋阴和阳，解肌发汗，调和营卫之第一方也，凡中风、伤寒、杂症，脉浮弱汗自出而表不解者，咸得而主之，其但见一二证即是，不必悉具矣。"

《伤寒论》149条："伤寒五六日，呕而发热，柴胡证具，而以他药下之，柴胡证仍在者，复与柴胡汤……必蒸蒸而振，却发热汗出而解。"从"汗出而解"，可领悟到小柴胡汤虽为和解剂，然亦寓有火郁发之而汗解之功。少阳病兼表，"伤寒六七日，发热，微恶寒，支节烦痛，微呕，心下支结，外证未去者，柴胡桂枝汤主之。"此方取桂枝之半，以解太阳未尽之邪；取柴胡之半，以解少阳之微结，因有桂枝透邪开郁，更可透解太阳少阳并病之发热，故少阳兼表，更宜透邪汗出而解，不可片面领悟少阳禁发汗之说。

《伤寒论》太阳病主表，外邪侵袭郁闭于表，据邪之性质不同，轻重有异，表里兼夹有别，辨证选用汗法透邪诸方及表里双解诸剂，皆为火郁发之，或寓火郁发之。少阳病虽宜和解，且有汗出而解之说，若兼表者，则宜兼透邪汗解。尚有阳明表证，用栀子豉汤之说；白虎汤为辛凉重剂，辛有宣散之意，吴鞠通谓其达热出表，临床可加薄荷、芦根、竹叶或加银花、连翘，蒲老云："热病最怕表气郁闭"，故清中寓宣透，即开窗散热！开窗散热，亦火郁发之。在农村治温热病，壮热燥渴，其势甚急，蒲老所创三鲜饮，方虽平淡，且就地取材，获效广易！方中芦根甘寒，能除热生津，取其轻清透达，使邪热出表；竹叶清香清透之品，以清上焦烦热；白茅根泻火利小便，为甘寒宣透轻清凉解之剂。

"太阴中风，桂枝汤主之"，邪在太阴经之表，亦可用桂枝汤主之，故桂枝汤既可用于太阳中风，亦可用于太阴中风。

太阳病表未解，误下，清阳下陷，浊阴上逆之脾虚寒证；"太阳病，外证未除，而数下之，遂协热而利，利下不止，心下痞硬，表里不解者，桂枝人参汤主之"，此方为理中加桂枝，桂枝通经而解表，理中温中以转升降。此方亦可灵活用于太阴（脾虚寒）感风之证。

少阴感寒之证："少阴病，始得之，反发热，脉沉者，麻黄细辛附子汤主之"，一般认为此方太少两感证运用，于温阳中促进解表郁，于解表中而不伤阳。然此条只言"少阴病始得之"，故不可因有麻黄而论太少两感！

厥阴病，邪陷阳郁，阴阳上下并受其病，虚实寒热混淆不清："伤寒六七日，大下后，寸脉沉而迟，手足厥逆，下部脉不至，喉咽不利，唾脓血，泄利不止者，为难治，麻黄升麻汤主之"，方中重用麻黄、升麻为君，目的在于发越郁阳，所以方后有"汗出愈"。邪陷厥阴，精血已伤，用当归、白芍、玉竹、天冬为臣，滋润养血益阴，滋肝体以助汗源，且防发越太过之弊；厥阴病三阴之尽，厥阴内寄相火，一阳欲升，此病多寒热胜复，故多寒热相杂，既佐少量黄芩、石膏、知母清肺胃之郁热，清肺火则肝木得荣，而助厥阴正气来复；又佐少量干姜、白术、茯苓、桂枝温中健脾，健中培土亦可荣木，亦可有益于正气的来复！而桂枝既助麻黄宣闭，与甘草同施则有护阳强心之用，方中寒温并用，相反而达相成，炙甘草又可调和诸药。药味虽多而杂，明此配伍之意，则杂而不乱。药多之中有奥理！

我院 ICU 曾治一名吉兰-巴雷综合征呼吸肌麻痹的上机患者，请余会诊，诊断为"肺痹"，开出麻黄附子细辛汤加味的方药，取得了一定效果。曾多次给徒弟讲述麻黄升麻汤配伍奥妙，据有关"肺痹"的临床表现和病机特点，学生齐文升在急救辨证论治中，发现麻黄升麻汤具有很好的开宣"肺痹"的作用，COPD 以及慢性心脏疾患等各种危重证晚期呼吸衰竭需上呼吸机患者的脉证，相当多可归纳为"肺痹"证，辨证运用麻黄升麻汤，能明显促进患者自主呼吸的恢复，改善临床症状，有助于脱机，转危为安。

总之，伤寒三阴病，本虚标实者多，"太阴中风，桂枝汤主之"；太阴病，数下之，利不止，表里不解，太阴病兼风，有理中加桂枝；少阴感寒，有麻黄附子细辛汤；厥阴邪陷阳郁，有麻黄升麻汤。后二方用麻黄透邪宣闭相同，然少阴病用温补肾阳的附子固本，且防麻黄宣闭伤阳之变，佐以细辛既助附子温经，又佐麻黄解郁闭透沉寒；厥阴病则用养肝血滋水之品以资汗源，且防麻黄过汗阴竭之变；厥阴不但虚实相杂，而且寒热相混，故佐使药则寒温同调。三阴病兼外邪郁闭，皆宜分别扶正为主，兼透邪外出，即寓"火郁发之"，慎不可忽视。

金元四大家的刘河间善治热病，有"热病宗河间"之说，其名方防风通圣散既能清泄内火，又有麻黄、荆芥、防风、薄荷解表透邪，即寓"火郁发之"之意而表里双解，可达透邪清热之效；若为温疫，则宜选用杨栗山增损双解散（僵蚕、蝉衣、广姜黄、荆芥穗、防风、薄荷、黄连、黄芩、连翘、栀子、桔梗、生石膏、滑石、甘草、酒军、芒硝、当归、白芍），杨氏云：余加减数味，以治温疫，较原方尤觉大验！实为温疫表里双解、上下分消之剂；三黄石膏汤（黄连、黄芩、黄柏、生石膏、麻黄、栀子、豆豉、葱白），为陶华方，该方亦是重症肺炎救急之要方，方中以三黄清三焦之火盛，栀子导热下行，石膏倍用以清阳明之热，配合麻黄、葱、豉，法取乎青龙，开表闭而散热，即在解毒清火之中寓"火郁发之"之意。在急救之中可合用升降散，以达表里上下分消毒火，促其转危为安。若为温疫，表里三焦大热，五心烦热，两目如火……可选用杨栗山的增损三黄石膏汤（石膏、知母、黄连、黄芩、黄柏、僵蚕、蝉蜕、薄荷、豆豉）。

《外感温热篇》云："盖伤寒之邪留恋在表，然后化热入里，温邪则热变最速，未传心包，邪尚在肺，肺主气，其合皮毛，故云在表，在表初用辛凉轻剂，夹风则加薄荷、牛蒡之属，夹湿加芦根、滑石之流，或透风于热外，或渗湿于热下，不与热相搏，势必孤矣。"叶氏指出温病在表，宜用辛凉透邪，夹风、夹湿有异,慎防两阳相劫或浊邪害清。吴鞠通据叶氏经验,本治上焦如羽,非轻不举,整理出银翘散、桑菊饮、新加香薷饮、五加减正气散、三仁汤、桑杏汤等温病初起名方,皆有辛凉透邪,寓"火郁发之"。章虚谷在《温热经纬•叶香岩外感温热篇》按:"邪在卫分,汗之宜辛凉轻解,清气热不可寒滞,反使邪不外达而内闭,则病重矣!"更阐明温病邪在卫分宜汗,邪在气用药不可寒滞,而有碍宣透外达,警告可致病加重!

叶氏指出:"到气才可清气,苔白而不燥,或黄白相兼,或灰白不渴,慎不可乱投苦泄,其中有外邪未解","黄苔不甚厚而滑,热未伤津,犹可清热透表"。故对六淫之火,在清火、泻火正治法之中,尤宜注意宣发透达,必须掌握"火郁发之",使伏火能从内外达,不致遏郁不解。

叶氏又指出:"入营犹可透热转气",此本于《伤寒论》三阴病兼有外邪郁闭,宜扶正温补透邪;温病邪入营分,则宜扶正清补透邪,即滋阴清营之中,犹可宣透气分郁闭之邪热,故清营汤中乃用银花、连翘轻清宣透之品,实辅以火郁发之,然邪在气分则易疏透;邪在血分恒多胶滞。

内伤郁热,慎不可妄补,疏肝解郁,调气和血,宣通郁闭,升清降浊,有内伤杂病从肝治之说,实为提高有关内伤疗效之奥秘;外感热病,从伤寒到温病,以及温疫,掌握灵活运用火郁发之原则,实为辨证、立法、选方、用药的关键。掌握辨证论治精髓,必须明白此理,此为提高外感热病疗效奥秘之一。

第七节 论汗法的应用

外感初起,邪在表,伤寒宜辛温解表,有麻黄汤、桂枝汤之异;温病宜辛凉透邪,有银翘散、桑菊饮之分。外感之邪有六淫、疫病之不同,人有老、幼、强、弱之异。

历代医家创汗法之方甚多,其大要不专在乎发汗,而在乎宣通气血、开其郁闭,应辨证选用。

"汗而毋伤"之原则,推崇《医学心悟》对汗法之精论——有当汗不汗误人者;有不当汗而汗误人者;有当汗不可汗,而妄汗之误人者;有当汗不可汗,而又不可以不汗,汗之不得其道以误人者;有当汗而汗之不中其经,不辨其药,知发而不知敛以误人者。

外感热病在表,必须明伤寒、温病汗法之异,择善而用,融会贯通,提高疗效。如肺炎,要据脉证结合季节气候、流行情况等,而定其所属。肺炎邪在太阳,发热恶寒,无汗,咳嗽而喘,唇淡或唇青,面不红,肢冷,口不渴,舌淡苔白,脉浮弦,宜用三拗汤加桔梗、前胡、豆豉、葱白。葱、豉可增宣通肺气,透邪出表之力,三拗汤合葱、豉可谓麻黄汤之轻剂,甚为稳妥。若寒闭甚者,走营血必用桂枝，麻桂相协，宣透发汗之力更猛；郁闭更甚，再加生姜；但郁闭之极必起内热，又需加用石膏。

肺炎初起，恶寒无汗，唇青，舌质淡。大胆温开，表解，里热易清。若失表透，或凉遏苦寒伤中，易致邪恋内溃，再透邪就难了。药力薄、用量小，开不了闭；药力暴、用量大，又更伤元气。纯补不行，纯开也不行，权衡不易。故善治者，治皮毛。

肺炎邪在肺卫，发热，微恶寒，咳嗽气喘，口渴微烦，有汗不彻，舌质红、苔白少津或薄黄，脉浮数。温邪则热变最速，在表初用辛凉轻剂，宜选用银翘散、桑菊饮。银翘散宣透与清热作用皆较强。运用辛凉透邪之剂治肺炎，不可忽视荆芥、薄荷、牛蒡、豆豉的作用。宣闭透邪宜加葱白，散风解毒可加蝉衣、僵蚕，妙在宣通郁闭，导邪外出，俾营、卫、气、血调和，自然得汗解，此亦善治者，治皮毛也。

外感热病表里同病，汗法必须合用清热、解毒、攻下等法，方能中病。肺炎若属表里受邪，肺胃同病，必须辨证使用表里双解之方。伤寒外寒肺火，温病先感温邪，继为寒束。而高热，咳嗽喘急，头面多汗，面赤唇红，心烦口渴，舌红苔黄，脉滑数。治宜外散寒邪、内清肺火，方选麻杏石甘汤加前胡、桑皮、竹叶、芦根治之；表里郁闭，三焦大热，而高热不退，手足凉，腹额热，目赤鼻煽，膈动腹满，唇紫齿干，舌红，苔黄干，治宜宣肺开闭，清热解毒，急用三黄石膏汤加竹叶、葱白抢救之；肺火壅盛，腑气不通，而高热，咳喘气急，腹胀便秘，口苦咽燥，舌红苔黄燥，脉沉滑。治宜宣肺通腑，逐热解毒，急用麻杏石甘汤合升降散治之。

外感热病多有兼夹，汗法必须合消法，其效始捷。肺炎亦然，其所附隶者，非饮即痰，非滞即瘀。寒饮易晓而热饮难明，有寒饮者，宜射干麻黄汤；有热饮者，宜越婢加半夏汤。痰火易明而湿痰难晓。言痰火者，麻杏石甘汤加瓜蒌、贝母、桑白皮；有湿痰者，宜三拗汤合二陈汤。兼滞者，加消导之品；夹瘀者，加化瘀之品。

外感初起，本不当补益，然有素体亏虚者，则宜汗补兼施或以补为通。伤寒有桂枝人参汤证、麻黄附子细辛汤证、当归四逆汤证；温病有益胃生津以资战汗之法；东垣创内伤之补中益气汤，亦可用于体虚外感，以达扶正祛邪。

外感热病的治疗，既有泛用清热解毒之弊；亦有误补滞邪之弊。肺炎尤为常见，病虽久，随证辨治，尚有可汗之例，择用麻桂之剂，其效尤良。

汗法为八法之首，善治者，治皮毛，必须精通汗法。病邪由表入里，由浅入深，则变证蜂起。治肺炎，善用汗法，实一法之中八法备焉。辨证灵活运用，可免痉、厥、昏、脱之变。当前存在滥用苦寒解毒，或泛用补剂之倾向，故倡导正确使用汗法祛病，实有意义。

第八节 杨栗山温疫证治钩玄

蒲辅周老学识渊博，擅长治外感热病，对"伤寒"、"温病"、"温疫"各家学说有精深的研究，积累了60余年的丰富临床经验。他既善于融会贯通"伤寒"和"温病"学说，又博采温病和温疫各家之长，而对杨栗山《伤寒温疫条辨》甚为推崇。蒲老常说："治疗急性病，尤其急性传染病，要研究杨栗山的《伤寒温疫条辨》"。

《伤寒温疫条辨》（简称《寒温条辨》），杨栗山撰于1784年，时年79岁。杨氏云："古无瘟字疫字"，故他所述温病实即温疫，与四时温病有异。本文结合蒲老对杨栗山温疫学术成就有关论述，分别对杨氏学术思想渊源、杂气论的继承与发挥、温疫证治的创见、温疫之治尚须与四时温病互参等方面加以论述。

一、杨氏学术思想渊源

杨氏学有渊源，上溯张仲景《伤寒论》，其"常气"、"杂气"之说出自吴又可《温疫论》，气分、血分之说出自张璐《伤寒缵论》，方药治疗出自刘河间外感主火热。本此以辨温病与伤寒之异，辨治温病与治伤寒之殊。杨氏云："读仲景书，一字一句，都有精义"。他从《伤寒论》平脉篇看出温病脉证根源，看出温病得于杂气；亦从《伤寒论》"凡治温病，可刺五十九穴"，看出温病治法与伤寒不同；认为"仲景治温病，必别有方论，今不见者，其亡之也"。杨氏在自序中说："有晋以后之谈温病者，皆伪学也，惟刘河间直格（《伤寒直格》），王安道溯洄（《医经溯洄集》），以温病与伤寒为时不一，温清不同……然于温病所以然之故，卒未能阐发到底……一日读《温疫论》，至伤寒得天地之常气，温病得天地之杂气，而心目为之一开；又读《伤寒缵论》，至伤寒自气分而传血分，温病由血分而发出气分，不禁抚卷流连，豁然大悟……于是集群有之粹，择千失之得，零星采辑，参以管见，著《寒温条辨》九十二则，务辨出温病与伤寒，另为一门，其根源脉证治法方论，灿然昌明于世"。杨氏承前启后，对伤寒温疫条分缕析，辨其病因之殊，证治之异，如快刀破竹，永断葛藤；如明镜取形，不隐毫发。"

蒲老认为：杨氏学术成就渊源，主要受到吴又可《温疫论》的启发，而上溯经典，旁及诸家，继承发挥了其杂气学说，而阐明了伤寒温疫证治之异。并认为温疫与四时温病有别：温疫为杂气为病，传染性猛烈，往往大流行，杨氏论述颇详，余师愚亦有《疫疹一得》之高见。临床灵活运用杨氏十五方，治疗杂气温疫疗效很好；四时温病是六淫为病，多数传染性较小，气候正常则发病少，反之则发病多，《寒温条辨》虽有论及，而《外感温热篇》、《温病条辨》等书论述甚明。

二、对杂气论的继承与发挥

杨氏继承与发挥了《温疫论》病因学说，认为风温、暑温、湿温、秋温、冬温，皆为六淫"常气"为病，伤寒亦时气之一，而温疫致病原因既非六气，亦非时行之气，而是天地间种种不一之杂气，因来而不知，着而不觉，人惟向风寒暑湿燥火所见之气求之，或责之温暑凉寒时行之气。《寒温条辨》"批语"云："人皆知仲景之法自叔和而明，不知亦自叔和而晦"。王氏《伤寒论》"序例"有云："寒毒藏于肌肤，至春变为温病，至夏变为暑病"。则温暑之病，本于伤寒而得之，又何怪后人治温病，皆以伤寒方论治之！

杨氏推崇吴又可杂气论，并为杂气找到了经论源流。他说："细玩《伤寒论》平脉篇，曰清邪中上焦，浊邪中下焦，阴中于邪等语始翻然顿悟曰：此非伤寒外感常气所有事，乃杂气由口鼻入三焦，怫郁内炽，温病之所由来也"。认为温疫"各随其气而发为诸病"，惜于当时无仪器不能直观病原体，同时论述了各种温疫之邪侵袭人体，受病的脏腑组织不同，"专入某脏腑、某经络，专发为某病"（类似近代"腮腺炎"、"乙脑"、"流行性脑脊髓膜炎"、"霍乱"等各有特定病菌病毒，各患一定脏腑组织）。阐明了温疫既有大流行，"延门合户"，也有散发，"偶有一二人"；更阐明了空气和水的污染以致温疫流行蔓延，"种种秽恶，上溺空明清净之气，下败水土污浊之气，人受之者，亲上亲下，病从其类"。杂气感则一时不觉，"先时蕴蓄"（相当传染病的潜伏期），发病之初一般"邪微病微"，邪毒日益鸱张而致病甚，并认为外感无名暴病顷刻即亡，皆为温疫所致。这些记载与现代对传染病的认识颇有相似之处，极为可贵！

蒲老认为：杨氏对杂气论的继承发挥，是中医学对温疫病因学说的科学论断。《内经》云："必伏其所主，而先其所因"。病因为本，症状为标，温疫病因的继承发挥，是杨氏对温疫证治尤多创见的基础。

三、对温疫证治的创见

杨栗山《寒温条辨·发表为第一关节辨》中，论述伤寒与温疫"唯初病解表前一节治法，大有天渊之别"，阐明辛凉宣透为温疫治疗之重要环节，乃发前人之未发。杨氏认为，伤寒感冒风寒之常气，自外而传于内，又多在冬月，非辛温之药，何以开腠而逐寒邪？此麻黄、桂枝、大青龙汤之所以可用也。若温邪得于天地之杂气，怫郁在里，由内而达于外，故不恶寒而作渴，此内之郁热为重，外感为轻，兼有外感而内之郁热自发者，又多发在春夏，若用辛温解表，是为抱薪投（救）火，轻者必重，重者必死。

　　杨栗山对温病的治疗自云："余推广河间双解、三黄之意"，但有发挥与创见。他说："河间双解散、三黄石膏汤俱用麻黄，仍是牵引叔和伏寒暴寒旧说，盖温疫热郁自里达表，亦宜解散，但以辛凉为妙"，故对双解散、三黄石膏汤亦为增损。并云："温病表里三焦大热，渴欲饮水，烦躁不安，多见奇怪不测之状，增损三黄石膏汤、增损双解散、升降散三方并为对证之剂，予每随证用之，救坏病得生者若许人，真稀世之珍也"。

　　杨氏阐明温疫用辛凉透达之理有二：其一，温疫盖怫热自内达外，热郁腠理之时，可先见表证，表证即里证浮越于外也。若不用辛凉解散，则邪热不得外泄，病之轻者，神解散、清化汤之类；病之重者，芳香饮、加味凉膈散之类，而升降散、增损双解散尤为对证之药。其二，温病热毒至深，表里俱实，扬之则越，降之则郁，郁则邪火犹存，兼之以发扬，则炎炎之势皆烬矣。扬之则越，兼之以发扬，即宜辛凉宣透，里之毒火则宜苦寒直折，表里同治，内外分消其势。病之轻者，加味凉膈散；病之重者，增损三黄石膏汤之类。

　　杨氏温疫十五方，僵蚕、蝉衣为必用之品。升降散中僵蚕、蝉衣尤为君臣之药，用其辛凉透邪，轻浮解郁，以防表气郁闭，热不得越；然而温疫火毒甚，传变极速，一日可数变，故辛凉宣透之品多与黄连解毒汤、承气汤相合使用，这是温疫治疗特点。辛凉宣透除用僵蚕、蝉衣外，增损双解散配用薄荷、荆芥、防风；神解散配用银花；清化汤配用银花、连翘；加味凉膈散配薄荷、竹叶；增损三黄石膏汤是辛凉重剂白虎汤合黄连解毒汤加味，这些方剂的灵活运用，都有辛凉宣透的治则。由此可见辛凉宣透是治疗温疫初起的重要环节，由于温疫火毒内盛，故辛凉往往复以苦寒。

　　蒲老认为，杨氏对升降散辛凉宣泄、升清降浊的发挥应用，是他学术成就之一。其方以僵蚕为君，蝉蜕为臣，姜黄为佐，大黄为使，米酒为引，蜂蜜为导。杨氏考诸本草，僵蚕味辛苦气薄，轻浮而升，阳中之阳，故能胜风除湿，清热解郁，散逆浊结滞之痰，辟一切怫郁之邪气；蝉蜕气寒无毒，味咸且甘，能祛风而胜湿，涤热而解毒；姜黄气味辛苦，大寒无毒，祛邪伐恶，行气散郁，建功辟疫；大黄味苦大寒无毒，上下通行，盖亢盛之阳，非此莫抑；米酒性大热，味辛苦而甘，驱逐邪气，无处不到；蜂蜜甘平无毒，其性大凉，清热而润燥。"其名曰升降散，盖取僵蚕、蝉蜕升阳中之清阳，姜黄、大黄降阴中之浊阴，一升一降，内外通和，而杂气之流毒顿消矣。此方可与河间双解散并驾齐驱，名升降，亦双解之义"。升降散为治温疫的首要主方，表里轻重皆可酌用，蒲老认为："温疫之升降散，犹如四时温病之银翘散"，启发应用升降散之门径。

　　杨氏在"温病脉证辨"中论述：温疫"急以逐秽为第一要义"并倡三焦分治，皆必兼以解毒。"上焦如雾，升而逐之，兼以解毒；中焦如沤，疏而逐之，兼以解毒；下焦如渎，决而逐之，兼以解毒。恶秽既通，乘势追拔，勿使潜滋"。

温疫一发则邪气充斥奔迫，如飙举蜂涌，势不可遏，其实不过三焦毒火深重，故火毒重为温疫特点及其本质。十五方中除升降散、芳香饮外，基本都合用了黄连解毒汤加减，尤其黄连、黄芩为必用之品，栀子在十一方中皆用，有的方还配合用银花、连翘等。增损三黄石膏汤是解毒汤合白虎汤加味；解毒承气汤是解毒汤合大承气汤加味；加味六一顺气汤是解毒汤合三一承气汤加味；增损双解散是解毒汤合六一散、升降散、调胃承气加味；加味凉膈散是解毒汤合升降散、调胃承气加味。杨氏虽宗吴又可"承气本为逐邪"，而本"有故无殒"之旨，又不晦于其寒凉郁遏胃气，以及黄连守而不走之说，黄连是杨氏善用的清热解毒药，并常与大黄相合使用，大黄、黄连为解毒逐秽之主帅。由此可见，杨栗山既重视清热解毒，又重视攻下逐秽，两者常结合使用，凉膈散、增损双解散等，更是辛凉宣透、解毒逐秽并用，以解温疫表里三焦大热，阐明了温疫逐秽为第一要义以及解毒的重要性。

在"六经证治辨"中，论述了温疫表里浅深轻重缓急之治，以及温疫救逆等法，这又是杨氏学术成就之一。其一，阐明辛凉宣透、清热解毒、攻下逐秽在温疫病程中的应用，温疫"一发则炎热炽盛，表里枯涸，其阴气不荣，断不能汗，亦不可汗，宜以辛凉苦寒清泻为妙。轻则清之，神解、清化、芳香之类；重则下之，增损双解、加味凉膈、升降之类，消息治之……温病清后，热不退，脉洪滑数，或沉伏，表里皆实，谵语狂躁，此热在三焦也，加味六一顺气汤、解毒承气汤大下之"。而且论述了清补兼施、攻下兼补法，"温病下后，厥不回，热仍盛而不退者，危证也。如脉虚人弱，不可更下，黄连解毒汤、玉女煎清之；不能不下，黄龙汤主之"。其二，温疫救逆，创清营解毒、宣散蓄热之大复苏饮，用于"邪之越经而传于心"，相当叶天士"逆传心包，热入营血"之说，其方用犀角地黄汤（其中犀角已禁用，多用水牛角代）合黄连解毒汤、六一散、生脉散加味，为温疫热入营血、津液精血耗伤的有效之方。"若停滞已尽，邪热愈盛，脉微气微，法无可生，至此，下之死，不下亦死，用大复苏饮清补兼施、宣散蓄热，脉气渐复，或又得生者"。更论及温疫后期真阴欲竭，宜于大剂滋阴，但所用之六味丸不及三甲复脉汤、大小定风珠之类。亦有少数温疫患者，或因素体虚弱，即所谓四损不可以常法正治，当从其损而调之，或因误治，阳气虚脱，遂转为阴证，但温疫热变为寒者甚少，而且其根源，原是温病，温补药中，宜兼滋阴之味。蒲老甚赞此论，法其意用于"乙脑"等抢救之中，而获较好疗效，挽救了一些病危患者的生命。

杨氏虽晚于叶天士，但全书未提及叶氏之书及叶氏之论；杨氏之书并早于吴鞠通《温病条辨》14年，杨氏对温疫病因证治基本有独自的较为完整的理论体系，不同于叶吴之一脉相承，重点发展了吴又可温疫学说。

蒲老常说："温疫最怕表气郁闭，热不得越；更怕里气郁结，秽浊阻塞；尤怕热闭小肠，水道不通"，认为杨氏三焦分治祛邪，辛凉宣透、清热解毒、攻下逐秽，辨证使用，甚为重要。若用之得法，可无表气郁闭，里气郁结，热闭小肠，邪入心包之虑。可见杨栗山对温疫证治做出了巨大贡献。

四、温疫之治须与四时温病互参

温疫与四时温病虽有差别，但也有内在联系。《寒温条辨》是伤寒温疫对照，对四时温病亦有论述；《温病条辨》等书，虽主要论述四时温病，亦载有温疫内容，而且往往相合论述。蒲老认为：叶氏倡卫气营血辨证，尤其"入营犹可透热转气，入血就恐耗血动血，直须凉血散血"，而用清营汤、犀角地黄汤之类；"通阳不在温，而在利小便"，而用淡渗利湿、芳香化浊、辛开苦降等法；"逆传心包"之论，而采用牛黄丸、紫雪丹、至宝丹、神犀丹等开窍逐秽，宣闭解毒，都是叶氏突出贡献，为抢救热病，包括温疫在内而见热入营血、湿邪郁遏、昏迷痉厥等重症开辟了新的治疗途径，可相参应用。吴鞠通对于热病津伤，采用五汁饮、益胃汤、生脉散、增液汤；热陷下焦，真阴耗竭，采用加减复脉汤、大小定风珠之类，这是温病学说在养阴发面的重大发展，温疫亦须相参应用，上述皆可补《寒温条辨》之不足。而杨氏云："四证（风温、暑温、湿温、秋温）乃时行之气所发，与温病根源不同，而非怫热自内达外，与温病证治相同，余每以温病十五方，时（视）其轻重而施之屡效，盖能涤天地疵疠之气即能化四时不节之气"。蒲老亦说："四时温病之中亦偶有兼秽浊杂感者，须细心掌握，治疗须与温疫相参，才能提高疗效。"由此可见，运用温疫治疗法则亦可补四时温病之不足。

蒲老治疗"乙脑"总结提出了辛凉透邪、逐秽通里、清热解毒、开窍豁痰、镇肝息风、通阳利湿、生津益胃、清燥养阴等八法，此八法是蒲老综合温病和温疫之长，不仅适用于四时温病，亦适于温疫，十分珍贵。

蒲老认为：杨栗山学术思想上溯经典，旁及诸家，而主要渊源于吴又可，并阐明发挥了杂气论，这是中医学对温疫病因、病理、传播途径、流行病学的重大发展（许多记载与西医学对传染病的认识颇有相似之处），也是中医学光辉之一页。

杨氏对温疫证治的创见：其一，辛凉宣透是治疗温疫初起的重要环节，并阐明温疫用辛凉透达之理。由于温疫火毒深重，往往辛凉复以苦寒，而对升降散的有关论述，为其学术成就之一。其二，温疫急以逐秽为第一要义，除辛凉宣透外，既重视攻下逐秽，亦重视清热解毒，而且两者常结合使用；亦有辛凉宣透、清热解毒、攻下逐秽三者相合使用。其三，温疫救逆，创大复苏饮清营解毒，宣散蓄热，类似叶氏逆传心包之说，其方类似清营汤。其四，论及清补兼施、攻下兼补以及滋阴扶阳等重要法则。

杨氏对温疫之病因证治，一脉相承，基本有一完整体系，发展了吴又可温疫学说。蒲老对杨栗山代表著作《伤寒温疫条辨》评价之高，并不亚于吴鞠通《温病条辨》，一偏重于温疫，一偏重于四时温病，各有所长，亦有内在联系，必须互参。

五、杨栗山温病十五方临床应用

（一）《伤寒温疫条辨》十五方

蒲辅周先生诊治急性传染病颇有经验，十分推崇杨栗山《伤寒温疫条辨》，杨氏云："温病总计十五方，轻则清之，神解散、清化汤、芳香饮、大小清凉饮、大小复苏饮、增损三黄石膏汤八方；重则泻之，增损大柴胡、增损双解、加味凉膈散、加味六一顺气汤、增损普济消毒饮、解毒承气汤六方。而升降散，其总方也，轻重皆可酌用。"十五方简介如下：

1. **升降散** 温病亦杂气中之一也，表里三焦大热，其证不可名状者，此方主之。

酒炒白僵蚕二钱，全蝉蜕一钱，广姜黄三钱，生川大黄四钱。为细末研匀，病轻分四次服，病重分三次服，最重分两次服。轻用黄酒一盅，蜜五钱，调药冷服。余依次加半。炼蜜为丸，名太极丸。

2. **神解散** 温病初觉，憎寒体重，壮热头痛，四肢无力，遍身酸痛，口苦咽干，胸腹满闷者，此方主之。

酒炒白僵蚕一钱，蝉衣五个，神曲三钱，双花二钱，生地二钱，木通、车前子（炒研）、酒炒黄芩、黄连、盐水炒黄柏、桔梗各一钱。水煎去渣，入冷黄酒半小杯，蜜三匙，和匀冷服。

3. **清化汤** 温病壮热，憎寒体重，舌燥口干，上气喘咳，咽喉不利，头面猝肿，目不能开者，此方主之。

酒炒白僵蚕三钱，蝉衣十个，双花二钱，泽兰叶三钱，广皮八分，黄芩二钱，炒山栀、元参、桔梗各一钱，甘草、炮白附子各五分，去心连翘、酒炒龙胆草各一钱。大便实加酒大黄四钱，咽痛加牛蒡子（炒研），头面不肿去白附子。水煎去渣，入蜜、酒冷服。

4. **芳香饮** 温病多头痛，身痛，心痛，胁痛，呕吐黄痰，口流浊水，涎如红汁，腹如圆箕，手足搐搦，身发斑疹，头重，舌烂，咽喉痹塞等症。此虽怪怪奇奇，不可名状，皆因肺胃火毒不宣，郁而成之耳。治法，急宜大清大泻之。但有气血损伤之人，遽用大寒大苦之剂，恐火转闭塞而不达，是害之也，此方主之。其名芳香者，以古人元旦，汲清泉以饮芳香之药，重涤秽也。

元参一两，白茯苓五钱，生石膏五钱，全蝉衣十二个，酒炒白僵蚕、荆芥、天花粉、炒神曲、苦参各三钱，黄芩二钱，陈皮一钱，甘草一钱。水煎，去渣，入蜜、酒冷服。

5. 大清凉散 温病表里三焦大热，胸满胁痛，耳聋目赤，口鼻出血，唇干舌燥，口苦自汗，咽喉肿痛，谵语狂乱者，此方主之。

酒炒白僵蚕三钱，蝉衣十二个，去毒全蝎三个，当归、金银花、酒洗生地、泽兰各二钱，泽泻、木通、车前子（炒研）、姜汁炒黄连、黄芩、黑栀子、五味子、麦冬（去心）、酒炒龙胆草、丹皮、知母各一钱，生甘草五分。水煎去渣，入蜂蜜三匙，冷米酒半小杯，童便半小杯，和匀冷服。

6. 小清凉散 温病壮热烦躁，头沉面赤，咽喉不利，或唇口颊腮肿者，此方主之。

炒白僵蚕三钱，蝉衣十个，银花、泽兰、当归、生地各二钱，石膏五钱，黄连、黄芩、酒炒栀子、丹皮、紫草各一钱。水煎，去渣，入蜜、酒、童便，冷服。

7. 大复苏饮 温病表里大热，或误服温补和解药，以致神昏不语，形如醉人，或哭笑无常，或手舞足蹈，或谵语骂人，不省人事，目不能闭者，名"越经证"，及误服表药而大汗不止者，名"亡阳症"，并此方主之。

白僵蚕三钱，蝉衣十个，当归三钱，生地二钱，人参、茯神、麦冬、天麻、镑犀角（磨汁入汤和服）、丹皮、炒黑栀子、酒炒黄连、酒炒黄芩、知母、生甘草各一钱，滑石二钱。水煎，去渣，入冷黄酒、蜜、犀角汁，和匀冷服。

8. 小复苏饮 温病大热，或误服发汗解肌药，以致谵语发狂，昏迷不醒，燥热便秘，或饱食而复者，并此方主之。

白僵蚕三钱，蝉衣十个，神曲、生地各三钱，木通、炒车前子各二钱，黄芩、黄柏、黑栀子、黄连、知母、桔梗、丹皮各一钱。水煎，去渣，入蜜三匙、黄酒半小杯，和匀冷服。

9. 增损三黄石膏汤 温病主方表里三焦大热，五心烦热，两目如火，鼻干目赤，舌黄唇焦，身如涂朱，燥渴引饮，神昏谵语，服之皆愈。

石膏八钱，酒炒白僵蚕、豆豉各三钱，蝉衣十个，薄荷二钱，黄柏（盐水微炒）、黄连、黄芩、栀子、知母各二钱。水煎，去渣，入米酒、蜜冷服。腹胀疼或燥结加大黄。

10. 增损大柴胡汤 温病热郁腠理，以辛凉解散，不至还里而成可攻之证，此方主之，乃内外双解之剂也。

柴胡四钱，薄荷、黄芩、大黄各二钱，黄连、栀子、白芍、陈皮、枳实各一钱，广姜黄七分，酒炒白僵蚕三钱，全蝉衣十个。呕加生姜二钱。水煎，去渣，入冷黄酒一两，蜜五钱，和匀冷服。

11. 增损双解散 温病主方。酒炒白僵蚕三钱，全蝉衣十二个，广姜黄七分，防风、薄荷叶、荆芥穗各一钱，当归二钱，白芍、黄连、去心连翘、栀子各一钱，黄芩、桔梗各二钱，石膏六钱，滑石三钱，甘草一钱，酒浸大黄、芒硝各二钱。水煎，去渣，冲芒硝，入蜜三匙，黄酒半小杯，和匀冷服。

12. 加味凉膈散 温病主方。酒炒白僵蚕三钱，蝉衣十二个，广姜黄七分，黄连、黄芩、栀子各二钱，去心连翘、薄荷、大黄、芒硝各三钱，甘草一钱，竹叶三十片。水煎，去渣，冲芒硝，入蜜、酒冷服。若欲下之，量加硝、黄，胸中热加麦冬，心下痞加枳实，呕渴加石膏，小便赤数加滑石，满加枳实、厚朴。

13. 加味六一顺气汤 温病主方。酒炒白僵蚕三钱，蝉衣十个，酒浸大黄四钱，芒硝二钱五分，柴胡三钱，黄连、黄芩、白芍、生甘草各一钱，厚朴一钱五分，枳实一钱。水煎，去渣，冲芒硝，入蜜、酒，和匀冷服。

14. 增损普济消毒饮 太和年民多疫疠，初觉憎寒壮热体重，次传头面肿盛，目不能开，上喘，咽喉不利，口燥舌干，俗名大头瘟。东垣曰："半身以上，天之阳也，邪气客于心肺，上攻头面而为肿耳。"《内经》谓："清邪中于上焦"，即东垣之言益信矣。

元参三钱，黄连二钱，黄芩三钱，去心连翘、酒炒栀子、炒研牛蒡子、板蓝根（如无以青黛代之）、桔梗各二钱，陈皮、生甘草各一钱，全蝉衣十二个，酒炒白僵蚕、酒浸大黄各三钱。水煎，去渣，入蜜、酒、童便冷服。

15. 解毒承气汤 温病三焦大热，痞满燥实，谵语狂乱不识人，热结旁流，循衣摸床，舌卷囊缩，及瓜瓤疙瘩温，上为痈脓，下血如豚肝等证，厥逆，脉沉伏者，此方主之。

酒炒白僵蚕三钱，全蝉蜕十个，黄连、黄芩、黄柏、栀子各一钱，麸炒枳实二钱五分，姜汁炒厚朴五钱，酒洗大黄五钱，芒硝三钱。甚至痞满燥实、坚结非常，大黄加至两余，芒硝加至五或七钱，始动者，又当知之。

（二）运用杨氏十五方治疗温疫

继承蒲老学术思想，运用杨氏十五方，初步临床观察对温疫范畴的急性传染病，如增损普济消毒饮治疗大头瘟（面部流火）、升降散加味治疗痄腮、升降散合银翘散加减治疗烂喉痧、增损双解散治疗时疫感冒等，确有较好疗效。

案1：杨某，女，40岁。面红肿甚，左眼肿而难睁，某医院诊为"丹毒"，已用青霉素3天，病情未能控制，红肿日益加重，高热不退，头痛，心烦，口渴，大便3日未行。血常规：白细胞16×10^9/L，中性粒细胞89%，淋巴细胞11%，体温38.9℃，脉滑疾，舌质红，苔黄腻少津。为感受温毒所发，拟清热解毒，开泄疏利，用增损普济消毒饮加野菊花。

处方：酒制大黄9g、僵蚕9g、蝉衣6g、连翘12g、野菊花9g、黄连6g、黄芩9g、栀子6g、牛蒡子6g、玄参12g、桔梗3g、板蓝根12g、甘草5g。2剂。

1剂后大便已畅，当晚体温渐降，服2剂面红大减，目肿亦退，体温降到37.5℃，续服原方2剂，大黄减为4.5g，后用养胃生津之剂调理而愈。

按：本例为面部丹毒，属大头瘟范畴。增损普济消毒饮以黄芩、黄连泻心肺之热，大黄荡热斩关，连翘、栀子、牛蒡子、板蓝根、僵蚕、蝉衣等散肿解毒，桔梗为舟楫，载药上浮，宣通肺气，以开下行之路，加野菊花清解头面火毒，治疗大头瘟甚效。

案2：张某，男，12岁，发烧两天，体温38.6℃，耳垂前后右颊部明显高肿，伴有胀痛，边缘不清楚，腮腺管口红肿，咽部充血，尿黄，大便干。化验：白细胞 7.4×10^9//L，中性粒细胞64%，淋巴细胞36%，舌红苔薄黄，脉象滑数。此为痄腮，病由疫毒内袭少阳、阳明，拟疏风解毒，升降散加味。

处方：酒制大黄6g、僵蚕9g、蝉衣5g、广姜黄6g、露蜂房9g、薄荷4.5g、白芷6g、柴胡6g、荆芥穗5g、银花9g、连翘9g、马勃4g、黄芩9g。3剂。

服药1剂，肿见减轻，2剂肿势大消，发热亦退，3剂后调治而愈。

按：杨氏云："大头者，天行疫疠之杂气，人感受之，壅遏上焦……古方用白僵蚕二两酒炒、全蝉蜕六钱、广姜黄去皮三钱、生大黄四两，为末，以冷黄酒一盅，蜜一两，调服三钱有升清降浊之功，因名升降散……较普济消毒饮为尤胜。"本例患者为病毒性腮腺炎，本杨氏上述所论，而用升降散加味，升清降浊，寒热并用，宣通三焦，条达气血，温毒病邪，能得宣泄，并遵照蒲师经验初起宜加柴胡、白芷引经散风，疗效满意。

案3：吴某，女，30岁，发热恶寒，体温38.8℃，红疹始于耳后颈部，1日内遍及全身，咽峡疼痛，脚发湿气，两手浮肿，五心烦热，口苦思凉饮，大便4日未行，小便黄而短，舌苔白腻，脉象两寸浮数，两关弦数，两尺滑，诊为喉痧，系感疫疠之邪，由风、热、湿合而为病，表里不通，气营并阻，治宜双解。

处方：桑叶6g、荆芥6g、僵蚕6g、蝉衣3g、酒军5g、银花6g、连翘6g、牛蒡子5g、桔梗5g、玄参9g、浮萍9g、生石膏15g、升麻4.5g、生甘草5g、葱白3寸。2剂。

二诊：药后红疹出透，两下肢尤多，耳稍痛，流黄水，两手指肿，骨节酸痛，周身皮肤刺痒，咽峡痛，食欲不振，大便日2次，量少，舌苔减退，脉同上，拟清热解毒。

处方：银花9g、连翘6g、黄芩6g、黄连3g、栀子6g、酒军5g、生石膏15g、绿升麻5g、丹皮6g、僵蚕6g、地骨皮9g、生甘草5g、淡竹叶6g。2剂。

服药后诸症皆减，夜间尚有低热，去升麻加银花藤15g、细生地12g、荷叶12g，药后疹退脱皮，体温恢复正常，后调治而愈。

按：喉痧即现代医学所称之"猩红热"，属温疫范畴，用升降散合银翘散加减，透邪为主，兼以逐秽，疹透之后重在清热解毒兼以养阴。

案4：郭某，女，54岁。1997年10月3日夜初诊。寒战后高热1天，体温39～40℃，右胁胀痛难忍，心下急，拒按，恶心呕吐，不欲食，烦急不安，目黄身黄极重，尿少短黄，大便不爽色灰，疲乏无力，精神萎靡，呻吟难受欲死。脉滑数，舌质红绛，苔黄腻。疫邪湿热、蕴毒化火，猝然损肝，伤及营血，起病急黄高热舌绛，慎防神昏，出血之变。嘱急送医院中西医结合治疗为宜。

处方：蝉衣 5g、僵蚕 10g、姜黄 10g、生大黄 8g、茵陈 10g、栀子 10g、银花 18g、玄参 15g、丹参 15g、六一散 10g（包煎）、黄连 8g、黄芩 10g，水煎两次，共服 500ml，分 5 次服，5 剂。

当夜即送医院急诊，晨即开始服中药，急查肝功，ALT 1300U/L，黄疸极重，10 月 5 日发烧开始稍降，病情亦见稍缓，诊为重症急性肝炎转某传染病医院住院。病历号：136446。查肝功九项：ALT 500U/L，AST 218U/L，TTT 20U/L，TBiL 19.7mg/dl，DBiL 13mg/dl，CH 168mg/dl，ALB 38g/L，TP 80g/L，AKP 105U/L。

入院后乃每日服中药，服 5 剂病见好转，又续服 4 剂，10 月 12 日请余再诊，主管医师说：此病人退黄较快，体温平稳下降，症状好转亦快，尚有肝区疼胀，恶心口苦，胃脘痞满，按之稍痛，纳少欠香，脉弦滑，舌绛转红，黄腻苔已减，病已转出气分，脱危转安，守方出入。

处方：柴胡 12g、黄芩 10g、法半夏 10g、郁金 10g、制大黄 10g、茵陈 10g、栀子 10g、蝉衣 5g、僵蚕 8g、姜黄 8g、黄连 6g、全瓜蒌 15g。

10 月 18 日三诊：ALT 80U，TTT 10U，TBiL 4μmol/L，患者已能起床活动，饮食增加，稍有胃脘胀，睡眠差而多梦。脉细弦略数，舌略红，苔薄微黄，守方去蝉衣僵蚕，加炒枣仁 15g、茯苓 12g。10 月 25 日复查肝功九项：ALT 正常，AST 正常，TTT 4U、TBiL 微量，DBiL 正常，CH 178mg/dl，ALB 39g/L，TP 60g/L，AKP 正常。出院后用小柴胡汤加郁金、厚朴、丹参、炒枣仁、茯苓调治康复。

按：此病有传染性，为急黄，疫邪潜伏，属伏暑，起病暴而烈，病及营血，既运用时方升降散合经方茵陈蒿汤，又运用验方四妙勇安汤合经方大黄黄连泻心汤，有透热转气，逐邪解毒之功。病转出气分，则用升降散、茵陈蒿汤而合柴胡陷胸汤。对此案，两次全科讨论，首次研究退热除黄快，讨论两对半，只有表面抗体异常之高，高达 1270；第二次研究 ALT、TTT、TBiL 不但下降快，而且短时期完全恢复正常，他们讨论结果："可能与服中药有关"。

（三）运用杨氏十五方治疗四时热病

根据杨氏十五方的配伍及功用，我常用以治疗四时常见热病，如以加味凉膈散治疗风温夹湿的中耳炎，以升降散与银翘散、麻杏石甘汤、小柴胡汤等相合使用，分别治疗急性扁桃体炎、肺炎、咽炎、胆道感染等热病，皆取得满意疗效。

案 1：张某，女，19 岁，慢性中耳炎急性发作 3 天，体温 39.5℃，汗出不畅，耳痛目赤，头痛甚，恶心烦躁，便闭，曾服土霉素未效，脉滑，舌质红，苔黄腻。

时值初春,风温夹湿,表里壅闭。拟凉膈泄热,升清降浊,表里双解,用加味凉膈散。

处方:大黄9g、僵蚕9g、蝉衣4.5g、姜黄6g、蒲公英15g、芒硝(后下)6g、薄荷5g、黄芩9g、栀子6g、生甘草5g、连翘9g、黄连6g、竹叶6g。1剂。

药后便解,汗畅,耳痛大减,体温渐降,继服3剂,体温恢复正常,后调理而愈。

按:患者因化脓性中耳炎见高烧不退。从脉证分析证属风温夹湿,表里壅闭。杨氏云:"风温……每以温病十五方,视其轻重而施之屡效。"我选用加味凉膈散治之,果获良效。

案2:沈某,男,6岁,高烧,体温39～40℃,咽喉疼痛,充血红肿,扁桃体Ⅱ°肿大,咳嗽轻微,有时恶心,血常规:白细胞$4.4×10^9$/L,胸透未见异常,起病即用青霉素及阿司匹林等,仍高热不退,咽痛甚,病已3日,汗出不畅,时觉微寒,病后纳呆,大便数日未行,目赤面红,口渴微烦,舌质红稍绛,苔黄少津,脉滑数。风温上受,表里郁闭,宜疏风泄热,表里双解。

处方:银花6g、连翘6g、荆芥5g、薄荷3g、豆豉9g、桔梗5g、芦根15g、牛蒡子5g、竹叶6g、蝉衣3g、僵蚕6g、酒制大黄5g、姜黄3g、射干6g。2剂。

药后便解,全身有微汗,咽痛明显减轻,饮食增加,体温降到37℃左右,后用竹叶石膏汤加减调理而愈。

按:杨氏云:"咽喉肿痛不利之证……升降散尤为对症之药。"蒲师认为"四时温病之中亦偶有兼秽浊杂感者,治疗须与温疫相参。"临床遇有上呼吸道感染、流感、急性扁桃体炎、急性咽炎等属温邪上受而有表里郁闭,且里热较重者,我常用银翘散合升降散,方中僵蚕、蝉衣轻浮升阳,散风清热,助银翘散透邪;姜黄、大黄通腑降浊,宣通气血,协银翘散疏闭解毒;上焦火盛,宜用酒制大黄,疗效较好。

案3:赵某,男,5岁,起病音哑,咽痛,咳嗽加重而见喘,已有3天。两肺呼吸音粗,有细小水泡音。头痛汗出不畅,手凉,体温38.5～39℃,咽部充血,血常规:白细胞$15×10^9$/L,中性粒细胞81%,淋巴细胞19%,胸透结果符合支气管肺炎,大便2日未行,舌红,苔薄黄腻少津,脉浮滑数。肺与大肠相表里,腑气宜通,拟宣肺透邪,兼泻里热。

处方:麻黄4.5g、杏仁6g、生石膏20g(先煎)、甘草3g、桔梗4.5g、蝉衣3g、酒大黄2g、僵蚕6g、姜黄3g、豆豉6g、葱白3寸。3剂。

药后全身汗畅,大便已通,咳嗽减轻,体温逐渐恢复正常,后调理肺胃而愈。

按:本例肺炎,风温上受,肺热炽盛,表气尚郁,腑气不通。麻杏石甘汤合升降散、葱豉汤,透邪清泄之力尤良,我常采用,疗效较满意。

案4:李某,女,25岁,发烧46天,体温37.5～38.5℃,在邯郸市某院查肝功能正常，肥达反应（－），胸透及胸片未见异常，小便化验（－），尿培养（－），白细胞化验常偏高，疑诊为"胆道感染、慢性咽炎"，曾应用磺胺及多种抗生素治疗，体温只能降至 37.5℃，刻诊询问往来寒热，纳少，神疲，右胁及胃脘胀满，恶心，口苦，咽痛且干，但无盗汗及五心烦热，而大便偏干；望其面黄形瘦，咽部充血，舌质略红，苔黄微腻少津；切脉弦数微滑。乃邪郁不达，表里三焦不和，宜和解宣泄，方用小柴胡汤合升降散加味。

处方：柴胡 9g、黄芩 6g、赤芍 9g、太子参 9g、法半夏 9g、生姜 3 片、生甘草 6g、酒制大黄 9g、蝉衣 6g、僵蚕 9g、片姜黄 6g、连翘 12g。

药后寒热渐退，胁胀咽痛消失，恶心即止，纳食增加，大便略稀，连服七剂体温恢复正常，原方去酒制大黄、赤芍，续服 3 剂，调治而愈。

按：杨氏云："温病伏邪内郁，往来寒热，多属结热在里，阴阳不和……如升降散乃此证妙药也。"本例往来寒热，右胁胀满，纳少恶心，取用小柴胡汤和解表里；往来寒热，咽痛且干，大便干燥，用升降散升清透邪解表，降浊逐秽清里，此亦为我常用之合方，效果较好。不用增损大柴胡汤，其一里热不甚，其二有偏虚之情。

由上可见，杨氏十五方对温疫及四时热病确有较好的疗效，尤其是升降散与银翘散、麻杏石甘汤、小柴胡汤等方的配合使用，临床疗效更为显著，为进一步继承发扬蒲师有关温疫的学术思想，灵活运用杨氏温疫十五方打开了思路。

第九节　升降散的传承推广创新运用

一、升降散的历史渊源

许多医家在运用升降散时，多认为该方出自杨栗山《伤寒温疫条辨》，一些医籍亦从此说。升降散因蒲老倡导应用，升降散要读杨栗山《伤寒温疫条辨》一书而名重后世，但非杨氏所创，杨氏在《伤寒温疫条辨》中明确记述："是方不知始自何氏……余更其名曰升降散"。亦有认为出自《伤暑全书》的，如《中医方剂大辞典》云："升降散，方源《伤暑全书》卷下……炼蜜为丸，名太极丸。"考其源流，应该始自 1587 年的《万病回春》"内府仙方"，后到 1613 年的《东医宝鉴》"僵黄丸"，再到 1623 年的《伤暑全书》"升降散"，终至清代的《二分晰义》赔赈散及《伤寒温疫条辨》升降散，后因蒲老和薛老的大力倡导和实践，使古方升降散焕发光辉，引起现在中医界的重视和广泛应用。

（一）《万病回春》"内府仙方"

"内府仙方"，见于成书于 1587 年的《万病回春·瘟疫门》。《万病回春》为明万历龚廷贤所撰，所载"内府仙方"：僵蚕二两，姜黄、蝉蜕各二钱半，大黄四两，共为细末，姜汁打糊为丸，重一钱一枚，大人服一丸，小儿减半，蜜水调服，立愈。治肿项大头病、虾蟆病。再溯源古籍，尚未见载内府仙方，内府仙方方源难以进一步考证。所谓"内府仙方"，可能为皇宫内府所藏的古老效方，其组方主治显示出与杨栗山升降散内在联系的一致性。

（二）《东医宝鉴》"僵黄丸"

在《东医宝鉴》（1613 年正式刊行）亦可见相关内容。《东医宝鉴·杂病篇》载有"僵黄丸"一方：白僵蚕一两，大黄二两。上为末，生姜汁为丸，如弹子大，每服 1 丸，井水研下。主治大头病及喉闭。书中注明本方别名为内府仙方。

（三）《伤暑全书》的太极丸

《伤暑全书》由明代张鹤腾收集历代医家的治暑良方，升降散是其中之一，于公元 1623 年编成。张氏指出："凡患温疫，未曾服他药，或一二日，或七八日或至月余未愈者"，皆可用升降散治疗。书中记载升降散"白僵蚕（酒炒）二钱，全蝉蜕（去土）一钱，广姜黄（去皮不用片姜黄）三分，川大黄（生）四钱，上为细末，合研匀，病轻者分四次服，每服重一钱八分二厘五毫，用冷黄酒五钱，蜂蜜五钱，调匀冷服，中病即止。病重者分三次服，每服重二钱四分三厘三毫，黄酒一半，蜜七钱五分，调匀冷服。最重者分两次服，每服重三钱六分五厘，黄酒两杯，蜜一两，调匀冷服。如一二帖未愈，可再服之，热退即止。胎产亦不忌。炼蜜丸，名太极丸，性稍缓。服必空心，服后需忌半日不可吃茶水吃烟吃饮食，若不能忌，并不效；能遵禁忌，下咽即苏，半日而愈。若饱食后服此亦不效，愈后最忌饱食，只宜吃稀粥四五分饱，永不再发。至于荤腥，更须着实牢记，万不可吃。凡患瘟疫，未曾服他药，或一二日，或七八日，或至月余未愈，但服此药，即愈。若先用他药不效，后用此药，亦间有不效者，服药杂故也。"

（四）《二分晰义》赔赈散

清代陈良佐《二分晰义》改变其剂量、服法，定名为赔赈散，即为升降散。《二分晰义》，为清代雍正时人陈良佐所著，内载赔赈散"专治每年春分后秋前，但觉有病便是三十六般热疫时证中之证，但未曾服药过者，如法服下，下咽即苏，半日痊愈。白僵蚕二十两，用黄酒炒，捣成细末。蝉蜕十两，晒干，捣成细末，嫩姜黄三十两，捣成细末。锦纹大黄若小大黄，令人腹痛，切勿误用，四十两，捣成细末以上四味共和匀一处，每服一钱八分二厘五毫，用冷黄酒五钱，蜂蜜五钱，调服此药。下腹即苏，半日痊愈。宜于空腹时服之。服药后须忌半日不可吃茶水烟酒，饮食俟过半日，只宜常吃稀粥，以四五分饱即止。能如是则病永不发矣，否则饱食一餐，即时复发。至于荤腥，更不可吃，总宜滋味清淡。若贫苦人患热疫，虽经数日及半月，或一月未愈者，但服此药即愈，以其未曾误服他药故也。富贵人服之间有不效者，因其误服他药故也。凡热疫证，自春分以后秋分以前，得服此药，实卫生之仙剂，真捷效之神丹，切勿以有霸药而怀疑。此方以僵蚕为君，蝉蜕为臣，姜黄为佐，大黄为使，酒为引，生蜜为导，六法俱备，无偏胜之弊，得中和之妙，故其效甚速而其功甚神也。若一交秋分后，未交春分前，即有疫证，此药便不可服。须知立方之旨专为热疫，因时制宜也。至如寒疫证，自有诸名家论说时疫瘟疫治法，详伤寒部中，无庸佐为多赘。以赔赈散命名者，窃谓岁饥有赈，犹赈济之不可无此药以赔之，故曰赔赈散。散者散也，望仁人君子，量力施济，散给于人，俾得寿世之意也。赔赈散每服只宜计重一钱八分二厘五毫者，以上法周天三百六十五度以成一岁，一度应一日，自春分至秋分得半耳，计日乃一百八十二日半也。

（五）《伤寒温疫条辨》升降散

杨栗山（1705—1795），名璿，字玉衡，号栗山，清代乾隆年间名医，中州夏邑人，著有《伤寒温疫条辨》（又称《寒温条辨》）。书中刊有古方升降散："白僵蚕酒炒，二钱，全蝉蜕去土，一钱，广姜黄去皮，三分，川大黄生，四钱，称准，上为细末，合研匀。病轻者，分四次服，每服重一钱八分二厘五毫，用黄酒一盅、蜂蜜五钱，调冷服，中病即止。病重者，分三次服，每服重二钱四分三厘三毫，黄酒盅半，蜜七钱五分，调冷服。最重者，分二次服，每服重三钱六分五厘，黄酒二盅，蜜一两，调匀冷服。一时无黄酒，稀熬酒亦可，断不可用蒸酒。胎产亦不忌。炼蜜丸，名太极丸，服法同前，轻重分服，用蜜、酒调匀送下。"

杨栗山《伤寒温疫条辨》云："是方不知始自何氏，《二分晰义》改分量变服法，名为赔赈散，用治温病，服者皆愈，以为当随赈济而赔之也。予更其名曰升降散，盖取僵蚕、蝉蜕升阳中之清阳，姜黄、大黄降阴中之浊阴，一升一降，内外通和，而杂气之流毒顿消矣……可与河间双解散并驾齐驱，名曰升降，亦双解之别名也。"

杨氏十五方，共用药五十味，均有僵蚕、蝉蜕，取其轻清宣透，以升阳中之清阳；黄连、黄芩、黄柏、大黄等苦寒之品仅次于僵蚕、蝉蜕，取其清热解毒、攻下逐秽，以降阴中之浊阴。故后世医家对杨氏温疫十五方尤其是升降散的评价甚高。

从 1587 年的《万病回春》"内府仙方"到 1613 年的《东医宝鉴》"僵黄丸"再到 1623 年的《伤暑全书》"升降散"终至清代的《二分晰义》赔赈散及《伤寒温疫条辨》升降散，可见这一古方以不同方名存在，及其主治、制剂、用量、服法等方面发展的时空历程。溯源无疑对更好理解升降散一方有着积极的意义。

二、升降散的功用主治、组方分析

（一）升降散的组成、煎服法

组成：该方由僵蚕、蝉蜕、姜黄、大黄、米酒、蜂蜜等 6 味组成。

白僵蚕（酒炒）二钱、全蝉蜕（去土）一钱、广姜黄（去皮）三分、川大黄（生）四钱。可知升降散方中姜黄、蝉蜕、僵蚕、大黄的分量比为1:3:6:12。而在《万病回春》中则为姜黄、蝉蜕各二钱半，僵蚕二两，大黄四两。

煎服法：上为细末，合研匀。病轻者，分四次服，每服重一钱八分二厘五毫，用黄酒一盅，蜂蜜五钱，调匀冷服，中病即止。病重者，分三次服，每服重二钱四分三厘三毫，黄酒盅半，蜜七钱五分，调匀冷服。最重者，分二次服，每服重三钱六分五厘，黄酒二盅，蜜一两，调匀冷服。胎产亦不忌。炼蜜丸，名太极丸，服法同前，轻重分服，用蜜、酒调匀送下。

方解：古方升降散，在不同的历史阶段，有酒引蜜导、炼蜜姜汁等的制服法不同，但自《万病回春》至《伤寒温疫条辨》，其以僵蚕为君，蝉蜕为臣，姜黄为佐，大黄为使的制方却都一致。

僵蚕：味咸，辛，平，微温，无毒。入心、肝、脾、肺、胃经。辛平气轻且浮而升阳，出以从化。具清热解郁，活络通经，驱风开痹，化痰散结，解毒定惊之功。

蝉蜕：咸甘，寒，无毒。气轻平，入肝、脾、肺三经。性寒气轻擅于宣肺开窍，散热透疹，定惊解痉。

姜黄：辛，苦，温。归脾、肝经。辛苦而温有辛散、苦泄、温通之能，行升出之机，具有行气，散瘀，祛痰伐恶，破血通络之功。

大黄：味苦，性寒。归胃、脾、大肠、肝、心包经。气味俱厚，沉而降，攻积滞，清湿热，泻火，凉血，祛瘀，解毒苦，具有泻热通便之效，解毒消痈，行瘀通经，清热除湿之功。

四药合用，升降并用，一升一降之中寒温兼行，气分血分药物同施，能宣畅卫、气、营、血，调气血，和内外，平寒热，匀虚实，行气解郁，宣上导下，通利三焦，既升清阳也降浊邪，既宣肺气也散郁火，去邪热通腑气，解邪毒活血络。气血并治而通表里畅气血，使气血调和，开达气机使气机升降畅通正常。总之，古方升降散集宣、清、下、和于一方，升清降浊，功大效宏。

该方原为散剂，由僵蚕、蝉蜕、姜黄、大黄、米酒、蜂蜜共6味组成，后世以酒性辛烈，易动火生风，而蜂蜜味甘，易致痞满，不利湿热分散，故临床应用时，多数去此二味，以其余四味入药煎汤。

（二）升降散所主病症

杨栗山集其大全，在《伤寒温疫条辨》中对古方升降散的功用进行了详细描述："此方主之。如头痛眩运，胸膈胀闷，心腹疼痛，呕哕吐食者；

如内烧作渴，上吐下泻，身不发热者；

如憎寒壮热，一身骨节酸痛，饮水无度者；

如四肢厥冷，身凉如冰而气喷如火，烦躁不宁者；

如身热如火，烦渴引饮，头面猝肿，其大如斗者；

如咽喉肿痛，痰涎壅盛，滴水不能下咽者；

如遍身红肿，发块如瘤者；

如斑疹杂出，有似丹毒风疮者；

如胸高胁起胀痛，呕如血汁者；

如血从口鼻出，或目出，或牙缝出毛孔出者；

如血从大便出，甚如烂瓜肉、屋漏水者；

如小便涩淋如血，滴点作疼不可忍者；

如小便不通，大便火泻无度，腹痛肠鸣如雷者；

如便清泻白，足重难移者；

如肉瞤筋惕者；

如舌卷囊缩者；

如舌出寸许，绞扰不住，音声不出者；

如谵语狂乱，不省人事，如醉如痴者；

如头疼如破，腰痛如折，满面红肿，目不能开者；

如热盛神昏，形如罪人，哭笑无常，目不能闭者；

如手舞足蹈，见神见鬼，似风癫狂祟者。

如误服发汗之药，变为亡阳之证，而发狂叫跳，或昏不识人者，外证不同，受邪则一。凡未曾服过他药者，无论十日、半月、一月，但服此散，无不辄效。"

升降散主治"表里三焦大热，其证治不可名状"的温病，盖 60 余种症状，所谓"三焦大热"是指：

上焦："头面猝肿、咽喉肿痛、痰涎壅盛"证。

中焦："上吐下泻、呕如血汁、丹毒发斑、雷鸣腹痛"证。

下焦："舌卷囊缩、腰痛如折、大便火泻、小便淋涩"证。

总的证候，则有"憎寒壮热、头痛、骨节酸痛"的表证；有"口渴饮水无度、口气如火、烦躁不宁"的里热证。

以上各证，后人总括为：憎寒壮热，或头痛如破，或烦渴引饮，或咽喉肿痛，或身面红肿，或斑疹杂出，或胸膈胀闷，或上吐下泻，或吐衄便血，或神昏谵语，或舌卷囊缩。

三、精研升降散以达疗百疾

蒲辅周先生每年均要研读一遍吴鞠通的《温病条辨》和杨栗山的《伤寒温疫条辨》，启发应用升降散之门径。薛伯寿教授推崇并发表文章著书、大力实践，才使升降散得到广泛的应用，使古方得以重放光辉、名重后世，使杨栗山的《伤寒温疫条辨》得到大家的广泛认可和应用，可谓开创了治疗温病和外感热病一条新的思路。

（一）温疫总方"升降散"

蒲辅周曾云："治疗急性病，尤其急性传染病，要研究杨栗山的《伤寒温疫条辨》，余治温疫多灵活运用杨氏温疫十五方，而升降散为其总方。治温疫之升降散，犹如四时温病之银翘散。"

薛伯寿拜师学习 13 载，深谙蒲氏学术医疗经验，最早于《中医杂志》1981年第 4 期首页发表"杨栗山温疫证治钩玄——蒲辅周老师对《伤寒温疫条辨》的推崇"一文，倡导灵活运用升降散可提高治疗外感热病及内伤杂病临床疗效，引起全国中医同道对《伤寒温疫条辨》的关注。

杨栗山承吴又可杂气学说，认为温疫乃"杂气由口鼻入三焦"，倡"温疫热郁自里达表，亦宜解散，但以辛凉为妙"。指出若用辛温解表，是为抱薪投火。主张升降散、增损双解散尤为对证之药。若热毒至深，倡用升降散合凉膈散、三黄石膏汤加减；然温疫火毒甚，传变极速，一日可数变，故必要时辛凉宣透多与黄连解毒汤，诸承气汤相合使用。

杨栗山强调："非泻即清，非清即泻"，同时推崇吴又可"温病下不厌早"，宗吴氏"承气本为逐邪"，并深得喻昌旨趣，指出"温病治法急以逐秽为第一要义"。他博采前贤经验，结合临证体会，创制以"轻则清之"为法，则用神解散、清化汤、芳香饮、大凉膈散、小凉膈散、大复苏饮、小复苏饮、增损三黄石膏汤等八方。"重则泻之"为法，则用增损大柴胡汤、增损双解散、加味凉膈散、加味六一顺气汤、增损普济消毒饮、解毒承气汤等六方，十四方中皆有升降散之君臣药：僵蚕、蝉蜕。

升降散，辛凉宣泄、升清降浊，以僵蚕为君，蝉蜕为臣，姜黄为佐，大黄为使，米酒为引，蜂蜜为导。杨氏考诸本草，僵蚕味辛苦气薄，轻浮升阳中之阳，胜风除湿，清热解郁，散逆浊结滞之痰，辟一切怫郁之邪气；蝉蜕气寒无毒，味咸且甘，祛风胜湿，涤热解毒；姜黄气味辛苦，大寒无毒，祛邪伐恶，行气散郁，建功辟疫；大黄味苦，大寒无毒，上下通行，盖亢盛之阳，非此莫抑；米酒性大热，味辛苦甘，驱逐邪气，无处不到；蜂蜜甘平无毒，其性大凉，清热润燥。

（二）升降散在温疫中的应用

温疫治疗首要环节为辛凉宣透，升降散在温疫中轻重皆可用。温疫毒火至盛，表里俱实，必须辛凉宣透表闭之僵蚕、蝉衣与清热解毒（白虎汤、黄连解毒汤）而逐秽（诸承气汤）并举，内外分消其势。温疫初起，升降散可选加薄荷、荆芥、连翘、银花等以增强宣透之力。

蒲辅周先生云："温疫最怕表气郁闭，热不得越；更怕里热郁结，秽浊阻塞，尤怕热闭小肠，水道不通。"薛伯寿认为杨氏三焦分治祛邪，辛凉宣透，清热解毒，攻下逐秽，辨证使用，甚为重要。若用之得法，可无表气郁闭，里气郁结，热闭小肠，邪入心包之虑。

薛伯寿从温疫范畴的急性传染病临床实例得到印证：升降散合银翘散加黄连、全蝎、羚羊粉治疗流行性脑脊髓膜炎；升降散合普济消毒饮治疗大头瘟；升降散加清心凉膈散治疗痄腮；升降散合银翘散加减治疗猩红热与手足口病；升降散合荆防败毒散治疗时疫感冒；升降散合茵陈蒿汤治疗急黄；乙肝或丙肝常选用大、小柴胡汤或柴胡桂姜汤合升降散加减，都有很好的疗效。

薛伯寿首批赴坦桑尼亚运用中医药治疗艾滋病，认为：艾滋病既似虚劳，又属瘟疫；发病上，重感于邪，正虚为本；治疗上，强调分期立法，内伤与外感互参，透邪解毒，与扶正并举。对于表热证者，选用升降散合升麻葛根汤，或合银翘散加减；邪在少阳者，以升降散合小柴胡汤加减；湿热郁闭三焦，用升降散合甘露消毒丹加减。

2003年初"非典"肆虐，薛伯寿拟定"非典"辨治八法及方药，被人民卫生出版社印成小册赠送全国"非典"一线人员，其中普济宣肺消毒饮、"非典"增损双解散、"非典"加味凉膈散、"非典"三黄石膏汤、"非典"解毒承气汤等，都合用了升降散。

（三）升降散在四季热病中的应用

据杨氏所云："盖能涤天地疵疠之气（温疫之邪气），即能化四时不节之气"，蒲辅周亦说："四时温病（传染性小或不传染）之中亦偶有兼秽浊杂感者，需细心掌握，治疗须与温疫相参，才能提高疗效"。

薛伯寿遵循老师融会贯通伤寒、温病、温疫的学说，临床用桑菊饮合升降散治咳嗽、红眼病；升降散合银翘散治急性扁桃体炎咽痛高热；麻杏石甘汤合升降散治咽炎、肺炎；凉膈散合升降散治热象重之感染性发烧；三黄石膏汤合升降散治重症肺炎；暑温初起有表证用新加香薷饮合升降散；湿温见湿热并重用甘露消毒丹合升降散；大、小柴胡汤合升降散治疗肝胆感染性疾病；玉女煎合升降散治牙龈肿痛；升降散合甘草泻心汤治疗口腔溃疡等，均可明显提高疗效。

（四）升降散在内伤杂病中的应用

薛伯寿认为内伤杂病多虚，虚则补之，补虚必须辨证选方择药，必须达到补而不滞。然五脏虚损，极易引起邪伏及诸郁，故治虚证，有时必须宣透、疏郁、解毒、祛痰、化瘀。而运用升降散可轻宣降浊，宣泄祛邪，调畅气机，化痰解毒。

正如丹溪用越鞠丸治内伤之诸郁，他认为内伤七情气机失调之病，若辨证运用四逆散、逍遥散、越鞠丸、四七汤等，有时需合用升降散（去姜黄、大黄用郁金、栀子）；饮食不节积滞，若辨证选用保和丸、枳实导滞丸、大柴胡汤等，有时需合升降散;内伤病属痰瘀互结,辨证选用十味温胆汤、桂枝茯苓丸、血府逐瘀汤、丹参饮等,有时需合升降散,皆为提高疗效之奥秘。

薛伯寿活用升降散,会针对不同病情,灵活变化;主抓邪毒郁闭,或气机升降失调,以其轻宣透邪而降泄内蕴秽浊;调畅气机,疏理气血,在复方运用中(他运用升降散时常与小柴胡汤、四妙勇安汤、黄芪赤风汤、四逆散、大黄黄连泻心汤、左金丸、银翘散、越鞠丸、大柴胡汤、凉膈散等复方加减)可提高化痰浊、祛瘀血之效。

在基于"北京市名老中医经验数据仓库及分析挖掘平台"的研究中显示薛伯寿运用升降散治疗频次较高的为发热、咳嗽、感冒、颤证、口疮、皮痒症、鼻衄、痹证、粉刺、喉蛾、耳鸣、眩晕、便秘等。可见其运用升降散主治外感发热为主,亦用于内、妇、儿及皮肤、五官科等多种疑难内伤杂病。根据检索共有200余篇应用升降散的文献。有学者统计近20年来共118篇文献的资料,包括大样本研究和个人验案报道运用升降散共7830份病例,结果发现,运用升降散最为擅治传染性、感染性、肺系、耳鼻喉科疾病,还涉及内、外、妇、儿、五官科疾病种类135种。蒲辅周倡用升降散,然蒲氏医案中应用甚少。薛伯寿教授继承发挥有关学术经验,临床不仅广泛用于外感热病,亦用于治疗疑难杂病,往往皆可提高疗效,这些经验,殊堪珍贵,真可启迪后学。正是由于薛伯寿对升降散的深入研究挖掘,求索其奥妙并著书立说,才使此方应用更为广阔。此与蒲老有关学术经验密切相关,而薛伯寿教授在传承、发扬、推广蒲氏学术经验上做出了贡献。

参 考 文 献

[1] 薛伯寿,薛燕星. 蒲辅周学术医疗经验——继承心悟 [M]. 北京:人民卫生出版社,2000.

[2] 薛伯寿."非典"辨治八法及方药. 北京:人民卫生出版社,2003.

[3] 薛伯寿,薛燕星."火郁发之"的运用 [J]. 中医杂志,2004,11:862-864.

[4] 薛伯寿. 从中医理论谈对艾滋病的认识——附临床病例分析 [J]. 中医杂志,1991,1:20-22.

[5] 李培生,薛伯寿,章真如,等. 汗法的运用和体会(续)[J]. 中医杂志,1989,7:4-10.

[6] 薛伯寿. 杨栗山温病十五方的临床应用 [J]. 江苏中医杂志,1981,4:21-23.

[7] 薛伯寿. 杨栗山温疫证治钩玄——蒲辅周老师对《伤寒温疫条辨》的推崇 [J]. 中医杂志,1981,4:4-7.

[8] 薛燕星,吴深涛,张瑞君,等. 薛伯寿教授运用和解分消兼融法临证撷菁 [J]. 世界中西医结合杂志,2007,2:65-67.

[9] 薛燕星. 薛伯寿活用升降散经验:精研一方疗百疾 [J]. 中国中医药报,2014,3,2.

[10] 刘文军,薛燕星,胡东鹏.薛伯寿教授应用升降散的临床经验——薛伯寿继承蒲氏学术思想临床应用发挥 [J].中华中医药学刊,2011,1:75-77.

[11] 刘文军,薛燕星,胡东鹏.升降散的现代药理机制研究进展 [J].北京中医药,2012,12:939-943.

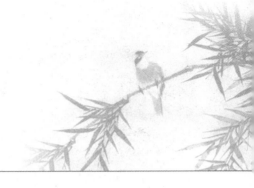

第五章 传承讲座

在继承、发扬蒲老擅长治外感热病的同时，将这一宝贵财富推广应用，造福于民。诊治外感热病是中医提高疗效及培养人才的关键；领悟要点：尊经典——首先精研《伤寒论》；知时节——重五运六气，知季节气候；融寒温——融会贯通外感学说；明邪正——处理好邪正关系；重宣透——透邪外出为要；辨兼夹——注意兼夹方取得疗效；尊标本——掌握治病求本与急则治标；护卫气——胃气为本，提高免疫力；察体质——辨证立法选方用药皆当考虑。此系列讲座，已讲授多次，达到推广而提高疗效，促进中医事业的发展。多次讲述以中医理论为指导，结合蒲老外感热病学术经验来应对突发传染病；有关剂量之争，论证否定李时珍剂量说要慎重，讲述提高中医临床疗效的关键点。

第一节 外感热病学术治疗经验系列谈

一、诊治外感热病为提高中医学术及医疗水平的关键

张仲景"感往昔之沦丧，伤横夭之莫救"，而"伤寒十居其七"。立志于医药，"乃勤求古训，博采众方"，"为《伤寒杂病论》合十六卷，虽未能尽愈诸病，庶可以见病知源"，伤寒冠于杂病之前，"伤寒"为伤于六淫、疫疠之邪，为外感热病总称，故伤寒论实为伤邪论，包括了温疫。仲景有云："余宗族素多，向余二百，建安纪年以来，犹未十稔，其死亡者，三分有二"，死于外感热病者十居其七，其中必有疫病。《伤寒论》为伤于外邪的首部外感热病专书，张仲景也是致力于外感热病的勤求、博采，结合临床开拓创新。张仲景《伤寒论》与《金匮要略》密不可分，本为《伤寒杂病论》，分之，《伤寒论》依然有杂病，《金匮要略》中有外感病，善治外感病，方可达善治内伤杂病。总之，主要是伤寒研究创新而铸就了医圣张仲景。

"伤寒宗仲景"，"热病用河间"，刘河间被奉为温病之鼻祖；张从正倡用汗吐下三法，显然多与外感热病相关；李东垣致力内外伤辨惑，必须有高水平外感与内伤学术经验才可辨惑，治大头瘟的普济消毒饮则是李氏创方，甘温除大热的补中益气汤为李氏传世名方；朱丹溪拜刘河间的再传弟子罗知悌为师，

尽得其传,倡"阴常不足",其养阴方药,为温病学派重视应用。金元四大家各有所长,铸就金元四大家的依然离不开外感热病的发展创新。

明清中医学有巨大发展,为"温病""温疫"学说走向成熟的时代,外感热病的研究取得重大发展,铸就了不少温病、温疫学家。而叶天士为善于读经典、善于多拜名师、善于重临诊三方面的典范,叶氏《临证指南医案》,尤其《温热篇》为中医的自身发展创新做出了巨大奉献。换句话说:"温病"开拓创新铸就了清代中医大师叶天士。

蒲辅周为中医界一代宗师,是著名高干外宾保健专家,为 1956 年救治、控制北京乙脑暴发流行做出巨大贡献;中西医结合研究治疗小儿腺病毒肺炎获重大成果。我认为蒲辅周学术医疗经验,善于诊治外感热病为首要,倡导融会贯通伤寒、温病、温疫学说,同样是外感热病学术医疗水平铸就了杰出的中医药家蒲辅周。

祖国医药学是一个伟大宝库,继承发扬、开拓创新关键是中医人才的培养。中医队伍主要有中医院校培养,又有名中医传承再教育;既有中医硕士、博士学位的授予,又有博士后为名中医学术深入研究。然而要从历代名医之路、当今中医大师之路体悟,中医人才精神素质培养尤为重要,必须培育极其热爱中医事业,坚持中医辨证思维,突出中医特色;坚持融会新知,突出中医自身发展之路;有古文化修养,持之以恒地求索研究,临床疗效不断提高,急病人之所急,想病人之所想。要有非常强的中医信念,更要有自强不息的精神。"伤寒""温病""温疫"学说为中医治疗外感热病积累了极其丰富学术医疗经验,研读《伤寒论》,学习温病、温疫著作,领悟外感热病辨证论治精髓,必须自信大胆用于临床,善于融会贯通外感热病学术医疗经验,善于总结经验必然能提高疗效。中医药的继承发扬,绝对不能离开外感热病的继承创新。

外感热病是中医宝库中最为可贵的部分。从汉医圣张仲景,到金元四大家以及明清温病学派大师叶天士等学术成就,基本源于外感热病继承发扬、开拓创新;中医辨证论治水平的提高,关键在外感热病诊治过程中来磨炼,脱离外感热病辨证论治,就难以铸就真正高水平的中医人才。

外感热病一般起病急暴,尤其疫病危害更烈,救死扶伤,外感热病居先,不可延误,治疗适当立竿见影,最易检验医者之学术治疗经验水平。祖国医药学对外感热病,尤其传染病积累了极其丰富珍贵的学术医疗经验,故继承发扬祖国医药学遗产,必须高度重视外感热病的继承发扬提高,开拓创新。提高中医临床水平的关键在于继承发扬研究外感热病诊治;若无外感热病学术治疗经验,亦很难提高内伤杂病的诊疗水平。

目前现状,外感疾病依赖西医已成普遍现象。中医同道继承发扬中医事业必须改变此局面。西方医学在青霉素、磺胺药没有发明应用之前,中医治疗外感热病可称世界领先水平。其实中药中金汁、僵蚕等药,已含原始抗生素,即使是当今中医治疗外感热病,仍然是西药不可取代的,从流行性乙型脑炎、流行性出血热、非典型性肺炎、禽流感等,中医诊治皆起重大作用。抗生素泛用成灾,导致百姓体质下降,反复易于感染发烧。反复大量应用抗生素,过分应用强制退热药,首先损伤脾胃,不少药日久伤及肝肾。由于泛用大量抗菌药物,抗药性已普遍存在,青霉素开始应用,5 万或 10 万单位即有显效,当今超量应用亦无效,且有所谓超级细菌病毒。中医却是在整体调节中,随着生理病理变化,辨证立法选方择药,祛邪方药与邪正相争病机不同而随时应变,既可避免单味药导致抗药,也可在复杂祛邪方法中达到不伤正才能扶正。

二、诊治外感热病领悟要点

(一)尊经典——治疗外感热病首先要精研《伤寒论》

《伤寒论》为首部外感热病专书,分阴阳六经辨证论治,实为八卦学说在外感热病过程中的灵活应用,将自然之道引入中医的诊治之道,故六经辨证实际是八卦学说全方位、圆机活法的运用。一阴一阳谓之道,三阴三阳,天道、人道、地道融合立体思维,能恒动地分析外感热病发生、发展、转归全过程。

三阴三阳,内含"天道"自然四时、五运六气、六淫疫疠;"人道"人体形体脏腑经络及出入升降气化的生理变化,邪正相争复杂盛衰发生发展传变转归的病理变化;"地道"地理东西南北中高低寒热燥湿有异。四时有变,故伤寒三阴三阳为复杂立体恒动思维,从道法自然、人文哲理、生理病理多方综合研究分析,然其要为一,一为整体,即多方位细微分析,然不可脱离活的整体宏观,中医的整体恒动观,即不能离开自然、生命活体来言生理、病理、理法方药,故《伤寒论》是朴素唯物的经典,其治则与方药传承至今,仍然有卓越疗效,仍为中医学术医疗指导的准绳,为超时代的巨著。为《内经》、《难经》、《神农本草经》、《伊尹汤液经法》及医圣仲景临床经验有机融合的经典著作。

《伤寒论》实为伤邪论,伤于六淫、疫疠之邪,《伤寒论》内含温病、温疫之病。《素问·热论》"今夫热病者,皆伤寒之类也",《难经·五十八难》指出:"伤寒有五,有中风,有伤寒,有湿温,有热病,有温病,其所苦各不同。"

广义伤寒,其"寒"实为邪之义,寒为肃杀之气,使万物凋零,象征六淫之气、疫疠之邪,对人生命健康的危害,甚则摧残致死,故《伤寒论》实为伤于外邪之论。懂得此真谛,就为融会贯通伤寒、温病、温疫学奠定了基础,温病、温疫都是在《伤寒论》有关方面的继承发展创新提高。

叶天士云:"辨卫气营血虽与伤寒同,若论治法则大异",吴氏认为《温病条辨》"羽翼伤寒之用"。

外邪一般由表入里,由浅入深,由腑入脏,由实到虚,然正气来复由阴转阳,外感热病为邪正相搏,阴阳表里寒热虚实转变过程,有病位、病性、病情及发展趋向不同阶段。祛邪扶正圆机活法的运用为其要。外感初起,祛邪即可达安正(病因为本,症状为标);后期正气大伤,扶正即所以祛邪(正气为本、邪气为标);然少阴病有三急下,扶正难求一时而效,无粮之师而求背水一战,拼搏祛邪,急则治标也。

中医病因为本,症状为标,诊治外感热病非常重视审证求因,因发知受为何邪。然祛邪是在调节皮肉筋骨、经络脏腑、卫气营血功能失于生理常态中进行,有明显的时向性,灵活应变性,故非单纯性祛邪。重视整体调节中,而去掌握祛邪扶正的圆机活法运用。中医是从整体恒动观中调节病理障碍,据病机立法选方择药,祛邪药随病机而变,更有扶正可以祛邪。中医也重视专病专药的经验,温疫著作中,也正探索治某种疫病特效药。"523"医疗队研究中药治疗恶性疟,余首批赴海南岛,后一批研究出青蒿素,能抗恶性疟及脑性疟,故研究开发运用特效药并非西医特有。中医药学历史悠久,然历代与时俱进,善于融会新知,继承中有发展创新,故中医药既不可称古老医学,也不同于异国他乡的传统医学。

八纲辨证,源于《伤寒论》阴阳六经辨证领悟分析,八纲为中医辨证论治核心要领。"病有发热恶寒者,发于阳也;无热恶寒者,发于阴也"。此即六经与八纲辨证中阴阳总纲。太阳主表,少阳半表半里,阳明主里,三阳偏邪实,内连腑不同;三阴皆主里,偶有经络病,一般为虚、为寒,内连脏有异。

三阳病皆有经腑之分,三阴病亦有经脏之别。太阳主开,六淫外感多起于太阳经病,然亦有起于少阳,阳明经者,尚有三阴直中,故六经皆可自受邪,有经病而影响内袭脏腑,外邪自表入里、自浅入深是必然之理。六经有合病、并病,六经病证既是脏腑经络病理变化的临床反映,而脏腑经络又是不可分割的有机整体,故某一经的病变,常会涉及另一经,从而出现相互传变,或为合病,或为并病等证候。

传,是指病情循着一定的趋向发展;变,是指病情在某些特殊条件下,不循一般规律而起着性质的转变。但多传变并称。大凡外感疾病传变与否,与下列几个因素有关:如正气的强弱,感邪的轻重,治疗得当否,以及患者体质差异与有无宿疾等。疾病是否传变要据证而变,不可拘于日数与六经的次序。

《伤寒论》辨太阳病脉证并治有上中下,其条文 178 条,冉雪峰云:太阳篇内,原概括六经治疗,是太阳本身,已隐包有六气六淫在。太阳有伤寒、中风、温病、中湿、中暍。太阳病内有小柴胡、白虎、承气、抵当汤等;下篇为太阳坏证,病变的极点在下篇,治疗的精蕴亦在下篇。有大陷胸丸、大陷胸汤、小陷胸汤、柴胡桂枝干姜汤、半夏泻心汤、十枣汤、炙甘草汤等。

必知六经病变,而后乃知太阳病变。必集六经疗法,而后乃知太阳疗法,可以说汗法灵活运用，必及其他疗法。故仲景论辨证求本，阴阳六经统之；论治病之法，八法概之，然法中有法，当圆机活法应用。阴阳六经辨证，十二经内连脏腑，已含脏腑辨证精华，故治内伤杂病，亦必研读《伤寒论》。

（二）知时节——治疗外感热病必先岁气，重视节候

重视《内经》"天人合一"，"天人相应"观，明白一元气论，人为一小天地。《素问·四气调神大论》："夫四时阴阳者，万物之根本也，所以圣人春夏养阳，秋冬养阴……故阴阳四时者，万物之终始也，死生之本也。逆之则灾害生，从之则苛疾不起，是谓得道。"认为：岁气、四季、六气与疾病的发生、发展与转归有密切的关系。掌握应用五运六气，要明白疫病与五运六气异常有关，《素问·六元正纪大论》云："辰戌之岁，初之气，民疠温病，卯酉之岁，终之气，其病温；寅申之岁，初之气，温病乃起，子午之岁，五之气，其病温"，结合临床就要"必先岁气，毋伐天和"，明白四季热病亦各有特点，领悟六气变更与外感密切相关，故治疗外感热病必须掌握岁气季节气候，有时内伤杂病亦要注意气候影响因素，方能提高疗效。四季热病初起，春天病多从风温而治用银翘散、桑菊饮机会多；夏天暑病宜治用香薷饮、新加香薷饮、白虎汤类；秋天温燥用桑杏汤、凉燥用杏苏饮为好；冬天选用麻桂方为上。

1956 年流行性乙型脑炎在北京地区暴发流行，开始死亡率很高。虽然也采用石家庄有关治疗经验，仍然未能提高治愈率。蒲辅周老中医急病人之所急，翻阅文献，亲自参加北京市儿童医院、第一传染病医院会诊协作，通过客观仔细全面地对比分析，得出石家庄经验是在当年气候偏热，病属暑温范畴，故用白虎汤辛凉重剂效果较好；而当年北京地区雨水较多，气候偏湿，病属湿温范畴，蒲老曾云："岁在乙未，太阴湿土司天，太阳寒水在泉，暑温偏湿，不得以君火司天，燥金在泉同治也。"当采用芳香化湿或通阳利湿的方法治疗，经临床观察，显著地提高了疗效，及时迅速降低了病死率，使许多垂危病人起死回生。此为周恩来总理称颂蒲老："高明中医，又懂辩证法"之由来。

外感热病"必先岁气"，须掌握季节气候，乃"先其所因，伏其所主"。也就说要从中医方面探求中医的致病因素，即探求外感何邪：

1. **六淫之邪** 淫即邪，因历史条件所限，当时没有微观仪器，《内经》所谓"虚邪贼风"，"虚邪"就是直观不能见而又客观存在，"贼风"明确指出非自然六气之风，外邪既然当时不可见，其致病性质采用风寒暑湿燥火自然六气来比类，区分邪的性质，这是非常科学的设想。又因为一定的自然条件，一定的气候产生相应致病因素，如春多风邪、夏多暑邪、长夏多湿邪、秋多燥邪、冬多寒邪。

春夏秋冬虽有风热暑湿燥寒的偏盛，然而六气一体，即每季皆同时存在风热寒湿燥的对立统一，四季皆有风，也皆存在湿，夏有避暑感寒者，冬有伏

暑者,故外感六淫必须知四时不同之常,又必须达变。

六淫为不同气候产生的不同邪气,以六气命名而已。必须掌握六淫的特点,如风为阳邪,其性开泄,易袭阳位,风善行而数变,风为百病之长,风为百病之始也;寒为阴邪,易伤阳气,寒性凝滞,寒主收引;暑为阳邪,其性炎热,暑性升散,伤津耗气,暑多夹湿;湿性重浊,湿为阴邪,易阻遏气机,损伤阳气,湿性黏滞,湿性趋下,易袭阴位;燥性干涩,易伤津液,燥易伤肺;火热为阳邪,其性炎上,火热易伤津耗气,火热易生风动血,火热易致肿疡。

同时应知据脉证因发知受之理。异常的气候,亦能影响人之正气,正气之伤又为外感发病之内因。

六淫相兼:致病之邪多种多样,绝非六种,其性质也非六淫所能概括,六淫相合为病,风有风寒、风热、风湿、风湿热等,可充分阐明病邪之多种性及其性质的复杂性。

中医的外感病因学说,尚与治疗学的立法处方用药紧密相连,风寒有发散风寒、辛温解表的麻黄汤、桂枝汤之类,桂枝、麻黄为祛风寒之药;风热有辛凉透邪的银翘散、桑菊饮之类,桑叶、菊花、薄荷、银花、连翘为祛风热之品。

2. 非时之邪 气候变化有至而未至,未至而至,六气有太过、不及之变,而致非时之邪,故春有风温外,尚可有"寒疫"、"温热"之病。1998年冬至后,寒气不至,有非时之暖,北京"流感"大流行,冬应寒而反大温,在这种气候异常和生活环境中,极易发为"寒包火"的外感热病,有一家四代人相继发烧,某些中、小学校因发烧的小孩极多而不能上课,此次流感发烧特点:高热,咽痒咽痛,咳嗽较重,一二日即有黄痰,烦而口渴,表现为温邪犯肺;然初起皆有形寒、四肢疼痛、无汗或汗出不畅,为表气郁闭之象,舌质红,苔薄白少津或薄白微黄,脉浮滑数,不但相互染易,而且皆有相似临床表现,余用辛凉复微辛温法,取银翘散、三拗汤、升降散合方加减,名为速解流感饮(银花15g、连翘12g、蝉衣4g、僵蚕8g、栀子8g、麻黄6g、杏仁10g、桔梗8g、生甘草6g、豆豉10g、葱白5寸)在门诊广泛运用,价廉而效佳。继之被广安门医院作为流感普济方制成汤剂并广施予病人,因疗效快而供不应求。

(三)融寒温——融会贯通"伤寒""温病"和"温疫"学说

外感热病首先必须精研《伤寒论》,温病、温疫必须研究吴又可《温疫论》、杨栗山《伤寒温疫条辨》、叶天士《温热论》、吴鞠通《温病条辨》、王士雄《温热经纬》、吴坤安《伤寒指掌》等。

蒲老曾指出:"六经、三焦、营卫气血等辨证,皆说明生理之体用,病理之变化,辨证的规律,治疗的法则,当相互为用,融会贯通"。吾认为外邪以寒温之性而分,则《伤寒论》详于寒,而略于温;温病学说在伤寒的基础上发挥详论其温,有发扬创新,但又多离不开《伤寒论》理法方药的源泉。

叶天士云:"辨卫气营血虽与伤寒同,若论治法则大异。"也就是伤寒、温病辨证思维是相同的,温病在外感热病的治疗有创新,故治疗则宜择善而用,或融会贯通。吴鞠通著《温病条辨》:"温病者,有风温、有温热、有温疫、有温毒、有暑温、有湿温、有秋燥、有冬温、有温疟",实为羽翼伤寒。

《伤寒论》与温病学说两者有机地结合,丰富和扩充了热病的辨证论治内容,提高了临床疗效。温病学说,温热在卫用辛凉透邪,有银翘散、桑菊饮,尚有新加香薷饮、桑杏汤等;湿温留恋气分,立芳化、通阳利湿法有三仁汤、藿朴夏苓汤、甘露消毒丹等;温疫初起,即宜宣郁解毒逐秽为先,有双解散、凉膈散、升降散等,为热病初起祛邪增添治疗新法;热入营血,开创透热转气、凉血散血、平肝息风、开窍宣闭、滋阴息风、育阴复脉等法,为抢救热病气营双燔、血热妄行、昏迷痉厥、真阴欲绝等重证开辟了新的治疗途径,实补《伤寒论》之不足。然辛温解表、温阳救逆等伤寒之法亦不可废。《伤寒论》已有麻杏石甘的辛凉法,是否不需桑菊、银翘?或温病创立桑菊、银翘再不需要麻杏石甘汤呢?余认为各有所长,必须并存,酌情选用。

《伤寒论》方配伍严谨,时方轻灵,有效名方,必须领悟君臣佐使配伍奥妙关系,又不可忽视药物间数量之比。从炸药当今研究,会给中医药研究极大提示:炸药是我国四大发明之一,传入异国他乡,研究发展,爆炸力巨大;我国攻研炸药的院士电视讲演,从炸药配伍关系研究及试验,已将我国炸药的威力提高到超越西方国家,装置炸药的安全性亦达世界领先水平。故中医临床疗效提高,一定要重视而不可忽视中医配伍关系。

"伤寒宗仲景,热病从河间",仲景河间之书,皆有温疫之治;"内伤宗东垣",然治大头瘟的名方,普济消毒饮为李氏经验创方。

明代吴又可《温疫论》对温疫的病因、发病、流行等皆有惊人的创见,所创达原饮治秽湿之疫有效。余师愚《疫疹一得》创清瘟败毒饮治疗火毒之疫有效。遵蒲老嘱:"治疗急性病,尤其急性传染病,要研究杨栗山的《伤寒温疫条辨》。温疫要灵活运用杨氏温疫十五方,而升降散为其总方。"治温疫之升降散,犹如四时温病之银翘散。烂喉痧用加味凉膈散;大头瘟用增损普济消毒饮;春温火毒甚者,选用增损双解散,加味六一承气、解毒承气等方皆有较好疗效;"四时温病之中亦偶有兼秽浊杂感者,须细心掌握,治疗须与温疫相参,才能提高疗效"。

曾治郑某,男,54岁。发烧已3个月,每日下午体温高达38.5~39.5℃。住某医院屡次血化验检查无明显异常,胸片示肺纹理增粗,诊断不明,曾用过多种抗生素,包括链霉素、雷米封等,皆未能见效,继则中药用白虎合黄连解毒汤加蒲公英、大青叶之类,仍不验;又投养阴清热之玉女煎、青蒿鳖甲汤加丹参、天冬之类,热不退,遂请余会诊。患者面色晦滞,头胀身沉,胸闷气短,咳嗽有白稠痰，脘痞纳呆，口渴不欲饮，厌食油腻，恶食水果。舌质略红、白厚腻苔满布，脉濡数。证属秽湿闭阻，肺气不宣，中焦不化，湿郁蕴热，宜逐秽畅中，宣肺化痰。达原饮合苇茎汤加减，处方：厚朴9g、草果6g、槟榔10g、杏仁10g、薏苡仁15g、冬瓜仁10g、黄芩10g、通草5g、滑石12g（包煎）、芦根15g。

药后诸症随减，体温渐降，食欲日增，服5剂后热退，体温恢复正常，出院时经病案讨论，拟诊为"霉菌性肺炎"。

湿为阴邪，秽湿郁遏日久则胶固难解。本病始因见热投凉，以致凉遏其邪，更进补益，则更缠绵而热经3月不解。辨证运用达原饮逐秽畅中，透达秽湿。其方去知母，因中阳已伤；去芍药，防其滞邪；加滑石、通草，通阳宣肺，淡渗利湿；合千金苇茎汤清肺化痰。药证相符，故见效尚捷。

对伤寒、温病对峙领悟见解：前人多认为"始异而中即同"，余认为："始异中同略异终有别"。伤寒初起，寒邪侵犯太阳，其病在表，治法以辛温解表为主；温病初起时，温邪首先犯肺，其病在卫亦在表，但治法以辛凉透邪为主；温疫热郁于表，治宜苦辛寒，透邪解毒为要，可见寒温二者之始，病因异，病症异，治则亦异，绝对不可混同。若伤寒入里，寒邪化热，证属阳明病证，治宜清下当选白虎、三承气汤；温病顺传，证属气分热邪炽盛，治法自然亦宜清下为治。然寒邪化热过程中易伤阳耗气，故伤寒有白虎加人参、附子泻心汤；温邪则耗津伤阴，故有白虎加生地、增液承气灵活之异。至于伤寒传入三阴，虚寒为主，宜温脾补肾，重者亡阳虚脱，则宜回阳救逆，少阴热化证，则宜泻南补北法；温病热入营血，清营透热，凉血散血为治，灼津伤阴，则宜清宜润，有益胃生津、滋阴复脉、育阴潜阳。故二者之终，尚有证治之异。

前人多认为"伤寒"与"温病"多论对峙，而少讲异中有同。余认为《伤寒论》太阳病脉证并治，除详论麻黄汤、桂枝汤，已有辛凉解表麻杏石甘汤证，尚有辛凉复苦寒葛根芩连汤证，还有辛温发汗峻剂复以甘寒的大青龙汤证。三阴病虽重温补回阳救逆，然有滋阴清火的黄连阿胶鸡子黄汤，有滋阴兼补阳的炙甘草汤。三阴病虽多里虚证，然三阴也有表证，故有桂枝人参汤（理中加桂枝），有麻黄附子细辛汤，有麻黄升麻汤，邪直中三阴可补而透邪外出。温病初起辛凉为法，然温热伏邪，初起自内出外，每多因新感风寒暑湿而发，惟温病之发，因风寒者居多；热病之发，兼暑湿者为甚，兼风兼暑，其性阳，其气轻扬，伏邪反因而易溃；兼寒兼湿，其性阴，其气抑遏，伏邪每滞而难达，必兼用辛温透发、芳香宣透，温凉并用，表里双解。温热为伏火证，本不当用温燥，然初起客寒包火，致伏邪不能外达，不得不暂用温燥法如羌苏饮、芎苏散之类，亦有湿遏伏火抑郁太甚，致伏邪不能外出，不得不暂用辛燥法，如藿香正气散、九味羌活汤之类。一经寒散热越，湿开热透，即当转用他法以逐速清其伏邪。温病后期虽伤阴分精血者居多，故有加减复脉、一甲、二甲、三甲复脉汤、大小定风珠,然温病患者有素体阳虚,或服寒凉太过,温热病亦有转虚寒者,甚至亡阳,温病家亦用温补、回阳救逆诸方加减。

（四）明邪正——治疗外感热病必须处理好邪正关系

外感热病发生、发展、转归的全过程,可为正邪相争、邪正胜衰的过程。从发病学而论,"邪之所凑,其气必虚";从预防医学而论,"正气存内,邪不可干"。从预防重于治疗而论,"上工不治已病治未病,不治已乱治未乱",《金匮要略》首篇《脏腑经络先后病脉证第一》中阐明预防医学与治疗医学结合:"若人能养慎,不令邪风干忤经络,未流传脏腑,即医治之,四肢才觉重滞,即导引、吐纳、针灸、膏摩,勿令九窍闭塞,更无犯王法,禽兽灾伤,房室勿令竭乏,服食节其冷热苦酸辛甘,不遗形体有衰,病则无由入其腠理。"

《伤寒论》三阳、三阴病;温病之卫气、营血病变,皆为外邪侵袭人体,由表入里,由浅入深,由实到虚;若调治适当,而正气来复,内陷之邪,又可透达外解,正胜邪却。总之,外感热病之所以发生,正气虚为根本原因,其发展、转归,正气亦起决定性作用。

外感病虽正虚邪入,然不可据此妄补。伤寒三阳病、温病之卫气病,皆宜因势利导以祛邪为第一要义。善治者治其皮毛,太阳主表,有麻黄汤、桂枝汤之异;卫分主表,风温初起有银翘散、桑菊饮之别;温热初起有凉膈散、双解散之选;暑温初起有新加香薷饮、栀子豉汤合白虎汤可选;秋燥初起有桑杏汤,杏苏散之选择等。

《伤寒论》论述邪正相争全过程,起病、传变、知常达变等皆在阴阳六经脉证并治中;温病论述邪正相争全过程,起病、传变、知常达变等皆在三焦卫气营血辨证论治之中。真正掌握伤寒六经辨证论治,温病卫气营血辨证论治,并达到融会贯通就可胸有成竹地善于治疗外感热病,必能处理好复杂的邪正关系。

《伤寒论》"病有发热恶寒者,发于阳也;无热恶寒者,发于阴也。"曾治宣武医院化验室主任的母亲,73岁,尿失禁8月余。日益加重,以致昼夜难以控制,尿道微痛,尿检:蛋白+～++,白细胞3～10/HP,西医诊为"泌尿系感染",被褥、裤子常湿,屡治未见效。诊见无寒热,精神萎靡、气短、心悸、手足发冷,口淡无味、纳呆,大便溏,有清稀白带。舌淡而胖,脉沉细弱。实验室检查:尿常规:白细胞满视野,蛋白++,血常规:白细胞12×10^9/L,中性粒细胞72%,淋巴细胞28%。中医诊断:遗尿。辨证:正气虚衰,心阳不振,中虚不摄,肾虚不固。治法:补中固肾,温振心阳。方用黄芪甘草汤加桂枝、山药、五味子。处方:黄芪20g、甘草9g、五味子5g、桂枝9g、山药15g。服2剂后,尿失禁即控制,续服12剂,精神日振,心悸消失,手足转温,食欲大增。尿常规蛋白微量,白细胞0～3/HP。停药观察,未见犯病。体现了中医扶正可以祛邪的道理，假若用抗生素，用解毒药，使中阳更伤，则病难愈。阐明外感热病，正气较强者，感邪病发于三阳；而体质弱五脏虚损者，感邪可直中三阴。

（五）重宣透——治疗外感热病透邪外出为要

1. 伤寒六经皆有表，宜宣透外邪为主 阳明之为病胃家实，阳明主里，主要讲白虎汤、承气汤之清泻法，然广义的阳明病实际概括了手足阳明经腑失调的一切病证，它的外延包括手足阳明表、里、寒、热、虚、实诸种病证表现。32 条"太阳与阳明合病者，必自下利，葛根汤主之。"其阳明病，即指在表的邪气干扰阳明胃肠而出现的下利证。36 条"太阳与阳明合病，喘而胸满者，不可下，宜麻黄汤。"太阳阳明合病在经在表而出现的喘而胸满之证，属表实。245 条"食谷欲呕，属阳明也，吴茱萸汤主之……"为阳明虚寒证。250 条"太阳病三日，发汗不解，蒸蒸发热者，属胃也，调胃承气汤主之。"属阳明里热实证。181 条"伤寒，脉浮滑，此表里俱热，白虎汤主之。"属阳明里热经证。于此可见广义的阳明病包括阳明经腑失调的一切病证。而狭义的阳明病，则指伤寒病的一种类型或发展过程中的一个阶段，即里热实证。正如 185 条阳明病提纲证所言"阳明之为病，胃家实是也。"它比广义阳明病的内涵深而外延小，事实上不过是广义阳明病的一种，其余各经均如此。各经提纲病证都是指狭义六经而言，《伤寒论》所论，多涉及广义六经的概念。并非六经中仅太阳主表，其余五经亦有表证，分述如下：能领悟者，方知外感宣透外邪为首务，《伤寒论》少阴病有麻黄附子细辛汤、麻黄细辛甘草汤以及四逆散；叶天士讲述温病入营，犹可透热转气。

太阳表证：太阳主一身之表，为六经的屏障，太阳病证为风寒袭表，治用辛温解表，太阳表证同是感受风寒，据受邪者体质强弱、有汗无汗、受邪性质偏风偏寒邪不同分中风表虚证、伤寒表实证。《伤寒论》第 12 条云："太阳中风，阳浮而阴弱，阳浮者热自发，阴弱者汗自出，啬啬恶寒，淅淅恶风，翕翕发热，鼻鸣干呕者，桂枝汤主之。"可见其主脉证为头身痛但不重，发热，自汗出，恶风，脉浮缓。病机为风邪伤卫，营阴失守，卫气不固，造成卫强营弱。治以解肌发表，调和营卫。方用桂枝汤。桂枝辛甘温，入膀胱、心、肺，具有解肌发表、温通经脉而止痛之功；芍药甘酸凉入肝脾，收敛阴气，补养营阴，与桂枝一治卫强，一治营弱，一散一收，使桂枝散而不伤阴，芍药敛阴活血而不妨碍发散表邪，共达到调和营卫之目的；营卫出中焦，姜枣和脾，生姜助桂枝发散表邪，且可温中和胃止呕；大枣助芍药健脾养血和营；炙甘草调和诸药，扶正祛邪，与桂枝相配能"辛甘发散为阳"有助于解肌发表，与芍药相配能"酸甘和化为阴"加强助阴之作用，从而达到阴阳并调。《伤寒论》35 条："太阳病，头痛、发热、身疼、腰痛、骨节疼痛、恶风、无汗而喘者，麻黄汤主之。"病机为寒邪袭表，卫阳被束。治以辛温解表，宣肺平喘。方中麻黄苦辛温，发汗解表以散风寒,宣发肺气以治喘逆;桂枝温经散寒,发汗解肌,加强麻黄发汗之功;杏仁降肺气助麻黄以平喘,亦可制约麻黄宣发发越太过之弊;炙甘草甘缓制约麻、桂之峻烈之性调和诸药。

伤寒(必兼风)、中风之别,辨证用药有麻黄汤、桂枝汤之异,麻黄汤、桂枝汤应用必须慎加鉴别,然又有麻黄桂枝各半汤、桂枝二麻黄一,越婢一桂枝二的灵活运用。伤寒邪有轻重兼夹,有大小青龙汤、葛根汤;夹风湿有麻杏苡甘、麻黄加术;外寒肺火有麻杏石甘汤证,外寒内有热饮之越婢加半夏;桂枝汤有加桂、加芍、加葛根、加大黄、加附子、加人参等。仲景应用桂枝左右逢源,得心应手。应当掌握运用。温病学家据四时六气之变,随节气创立宣透解表名方,实为补充发扬。

阳明表证:《伤寒论》32 条:"太阳与阳明合病者,必自下利,葛根汤主之。"此言太阳与阳明合病,当是太阳经表之证与阳明经表之证同时出现。太阳经表之证当见恶寒、发热、无汗、头项强痛;阳明经表之证,乃阳明经脉受邪,经气不利,阳气被郁,证如《伤寒例》所述:"身热,目痛,鼻干,不得卧",这是由于阳明经脉行于面部,夹鼻、络于目之故。第 48 条又补充了"面色缘缘正赤"一证。病机为二阳经表受邪,正气抗邪于表则不能顾护于里,常可导致里气不和,升降紊乱,脾气不升,则见下利,因这种下利既非邪气入里,也非误用下法,故曰"自下利"。治用葛根汤,两解太阳、阳明经表之邪,表邪去,胃肠和则自利止。从此条常认为葛根汤证为阳明表证代表,然方中麻桂,殊非阳明不恶寒,反恶热,身热汗出者所宜。余承程门雪及蒲老之见认为阳明表证为栀子豉汤证,若加葛根效更好。阳明表证,恶寒很短,一般一天即逝,为一时性恶寒,与麻黄汤证恶寒甚时亦长有明显区别,另可见有汗而不畅,烦不得卧,目红,唇红,咽红,舌质红苔白之证。栀子豉汤由栀子、豆豉二药组成,栀子苦寒,清利三焦,导热下行,体轻上浮,清中有宣,与芩连苦降折热不同;豆豉味薄气寒,解表宣热,和胃降气,宣中有降。二药相合,清宣互济,既可清宣郁热而除烦,又可调理气机之升降。柯韵伯有云:"盖阳明主里,里之半表,犹可从外透达,故以栀子豉汤宣透治之,为阳明表邪之出路耳。"又云:"阳明之有栀子豉汤,亦犹太阳之有桂枝汤。"

少阳表证:少阳为枢,表接太阳,内近阳明,可表可里,故少阳兼证最多,传变亦最多,其表为少阳经证,主小柴胡汤,里为三焦胆腑,主大柴胡汤。小柴胡汤之用,亦从汗解,惟不强发汗,故经文有"与小柴胡汤,上焦得通,津液得下,胃气因和,身濈然汗出而解。"《伤寒论》146 条:"伤寒六七日,发热微恶寒,肢节烦疼,微呕,心下支结,外证未去者,柴胡桂枝汤主之。"主治发热,微恶风寒,肢节疼痛,微呕,心下支结(胃脘及两胁似有物支撑感),不能食,口苦,苔白,脉浮或弦。功能发散表邪,和解少阳。本方即小柴胡汤与桂枝汤两方各用半量的复方，为治少阳与太阳合病之剂。表证未解，故发热恶寒，肢节疼痛；邪入少阳，故呕而心下支结。方中取柴胡之半以解少阳之症结；取桂枝之半以解太阳未尽之邪。外证虽在，而病机已见于里，故方名以柴胡冠桂枝之前，意在解少阳为主，而治太阳为兼，剂量虽小，为两解太少之轻剂。

太阴表证：无热恶寒发于阴，此言初起病之时，感邪而其人阳虚则邪从阴化而为三阴证，太阴为开，正如三阳中的太阳，最外最浅，阳病转阴病者，太阴最先最易受之。其一，三阳经病转太阴者，多由误下，其二，太阴本经自受邪，脾阳虚而直中，若有伏寒，内外相和其病更重。太阴病提纲要诀为腹满时减而吐不能食，时腹自痛喜按而口不渴，自利益甚脉沉迟。太阴脏寒当温中，治宗理中与四逆，倘或传变自阳经，太阳未罢表尤存，表里兼病亦有分，腹满时痛不下利，桂枝加芍颇合辙，利下不止表不除，桂枝人参方尤切，尚有太阴中风，宜桂枝汤。276 条：太阴病，脉浮者，可发汗，宜桂枝汤。

《伤寒论》163 条："太阳病，外证未除而数下之，遂协热而利。利下不止，心下痞硬，表里不解者，桂枝人参汤主之。"本条为表里皆寒的协热利，表邪未解而里气已伤，构成虚寒下利与表邪不解，而且因中气无力斡旋，寒湿滞塞而心下作痞。方用桂枝人参汤即理中加桂枝，用干姜、白术温中燥湿；人参、甘草补中益气；桂枝以解在表之邪。原文尚有"太阴中风，桂枝汤主之"，此即单纯太阴经病表证可用桂枝汤主之。温病学倡手太阴肺主表，肺在上焦、肺主皮毛，主卫，有温病始于手太阴之说。

少阴表证：《伤寒论》301 条："少阴病，始得之，反发热，脉沉者，麻黄细辛附子汤主之。"302 条："少阴病，得之二三日，麻黄附子甘草汤微发汗，以二三日无证，故微发汗也。素体心肾阳虚而感寒之人可发生太少合病，风寒之邪初客太、少，脉沉，反发热，用麻黄细辛附子汤温经发汗；邪客太少，病程稍长，正气渐衰，若未见下利清谷，四肢厥逆等证，犹可用麻黄附子甘草汤温阳微发汗；麻黄透邪；附子温心肾之阳；细辛既可助麻黄透邪又协助附子温肾散寒。如某洋博士案：素体阳气不振，因夏日天热整日用空调，适逢某日洗澡遇冷水浇身，第二日即发烧但体温不高，37.5℃左右，全身四肢酸痛如捆绑样，走路困难如欲瘫痪之状，以为患重病而住院，请余会诊，予麻黄附子细辛合麻杏苡甘汤加减，麻黄用 6 克，一剂药后烧退，汗出，身酸痛明显减轻，三剂后痊愈。故从中可知阳虚之人感邪极易阳气郁闭，及时运用温经解表法，可见奇效。

厥阴表证：《伤寒论》351 条："手足厥寒，脉细欲绝者，当归四逆汤主之。"本条所述之手足厥冷与脉细欲绝并见，脉细为血虚不能充盈脉道，致脉搏纤细如丝，按之欲绝。血虚感寒，阴阳气不相顺接，形成血虚寒厥之证，治当养血通脉，温经散寒。方用当归四逆汤，为桂枝汤去生姜加当归、通草、细辛组成,当归甘而辛温,入肝经,善于养血敛阴,柔肝止痛。当归配芍药则补肝养血以调和荣阴。桂枝、细辛辛温,通阳疏肝以散寒;桂枝、细辛配当归、芍药于调营中而又能散寒通卫以利气血。大枣、甘草补脾建中以生津液,兼制细辛之散。通草则通利阴阳以利血脉。厥阴病尚有表里寒热虚实相杂的麻黄升麻汤。

2. **温病尤怕表郁,辛凉宣透为要** 温病卫分主表,宜辛凉透邪,主方银翘散、桑菊饮。温邪有兼风夹湿,必须灵活加减使用。

湿温虽有禁汗之说,然喜汗解(从风以胜湿,芳香化湿药选用微汗透达之品,如防风、藿香、佩兰、神曲),宜掌握通阳利湿、分消之法,三仁汤、甘露消毒丹(藿香、薄荷、射干、贝母、白蔻、菖蒲、连翘、黄芩、茵陈、滑石、木通)。

暑湿有表气郁闭者,欲知选用新加香薷饮,黄连香薷饮,藿朴夏苓汤,吴氏五加减正气散的灵活运用。

凉燥初起:"小凉之气"宜微辛温散,杏苏饮,倡用三拗汤加防风、蝉衣;温燥初起:辛凉甘润,桑杏汤。

伏气温病:伏邪化热外出,热虽自内发,若表郁热不得外散,必致高热更剧,辛凉宣透复以苦寒清解,倡用栀子豉汤合黄芩汤;更有新感引发伏邪,宣透汗解更为其要,新感之邪及时得解,则伏邪易分消清解。

3. **温疫热郁于表,宜苦辛寒,透邪解毒** 温邪多郁火外达,表闭则热不得越,必致内热更盛,开腠理透热外出是防邪毒内陷营血关键之治,可取凉膈散、双解散、升降散。

温病到气才可清气,然初入气分,尤可透热转卫而解,如用白虎汤可选加薄荷、桑叶、栀子、豆豉、银花、连翘、芦根、竹叶之类。

温病邪入营分犹可透热转气,营分一由气分传入;一由卫分逆传心包;尚有伏气温病内发直入。卫气营血既有明显区分,而又密不可分,犹如伤寒三阳三阴,三阴经内联为脏,脏病不可宣泄,然经络受邪,又必须宣透而防内陷,故太阴病中风有桂枝汤主之,又有理中加桂枝、桂枝加芍药之别选用;少阴病尚有麻黄附子细辛汤、麻黄附子甘草汤;厥阴病亦有当归四逆汤、麻黄升麻汤,总之伤寒邪入三阴,犹可用麻黄、桂枝透邪;少阴病尚有三急下证,温病邪入营血初期则有解毒承气汤灵活应用。叶氏倡入营犹可透热转气法,实为继承创新,清营汤既有学术卓见,又为显效之方。然离不开伤寒理法方药的导引而来。

治表勿犯里,切不可一见发烧,不分表里即用清下之剂以撤热,热病失于表散,寒凉苦寒冰伏其邪,甚则引邪入里。

《伤寒论》云:"其表不解,不可与白虎,外未解也,其热不潮未可与承气汤。"即白虎汤、承气汤均要无表证时才可用。

《外感温热篇》亦云："到气才可清气。苔白不燥，或黄白相兼，或灰白不渴，慎不可乱投苦泄，其中有外邪未解，里先结者，或邪郁未伸，或素属中冷者，虽有脘中痞闷，宜从开泄，宜通气津以达归于肺，轻苦微辛，杏蔻橘桔"；黄苔不甚厚而滑，热未伤津，犹可清热透表，清气兼透邪外出。

如发烧不退郑某案，女，33 岁，发热、咳嗽、胸疼，病情日重，第七天在某医院诊断为"间质性肺炎"而住院，先用大剂银翘三黄清热解毒之品，继则用大剂养阴清热法，如生地、麦冬、元参，重用至 40～50 克，病已 47 天，体温尚在 38℃ 左右，请余会诊。发热以下午为重，依然咳嗽，胸憋、气短、有少量白黏痰，胸背作痛，汗出不畅，烦热，口干而饮水多，手足心热，神疲乏力，纳呆食少，每日只能进食一两，形瘦而黄，舌质略红苔薄白而微黄，脉细弦而数。本案即由外邪郁肺，失于宣透，先有冰伏凉遏之弊，继又误补闭门留寇，而致郁热数十日不能透达。证属外邪郁肺未达，肺胃津液已伤。处方：麻黄 8g，杏仁 10g，薏苡仁 15g，芦根 15g，冬瓜仁 12g，竹叶 12g，生石膏 30g（先煎），沙参 12g，麦冬 12g，半夏 10g，甘草 6g，3 剂而愈。

苦寒冰伏其邪，又养阴敛邪，非麻黄不能发泄肺邪，故用麻杏苡甘、千金苇茎汤加减 3 剂而退热，麻黄用量较大。麻黄是发泄肺邪的圣药，有些肺部感染疾患要知道用麻黄，某些咳嗽病人一开始就用抗生素及苦寒药，苦寒冰伏，表气失宣，用三拗汤加减往往可取效。

（六）辨兼夹——治疗外感热病必须注意邪之兼夹

从伤寒到温病都必须重视邪的兼夹：

《伤寒论》有外寒夹内饮，小青龙汤证：如诊治刘开渠案，刘开渠是世界有名的雕塑家，当年中医研究院 40 年院庆，要立张仲景像，请刘老雕塑，因病而推脱，院长让余送医上门，刘老患慢性支气管炎已久，近咳喘加重，痰多色白泡沫状，舌淡红苔薄白，脉浮弦滑，用小青龙汤原方治疗，三剂药后诸症明显减轻，再调治恢复到较好状态，更有精神，刘老夸奖我不愧为蒲老高徒，吾风趣地说："我用的不是蒲老之方，是医圣张仲景之方。"其夫人难以控制的心律失常用中药医治亦同时控制，告知亦是仲景的炙甘草汤。刘老非常感叹说："汉代就有这么了不起的医生，我一定雕塑好张仲景像。"现在仲景雕塑像立于中国中医科学院大厅之中，已成为无价之宝。

外寒内夹热饮，有越婢加半夏汤证：早年曾治霍某，3 岁，肺炎发烧咳喘，唇红、舌红，汗出不畅，用麻杏石甘汤加前胡、桔梗，服两剂反而加重，求诊于蒲老，见患儿喘，目如脱状，用越婢加半夏汤，1 剂而喘平、烧退。蒲老说："这就是外寒夹热饮，寒饮易知，热饮难晓，小青龙汤人人都知，越婢加半夏外寒夹热饮知之者少。"此病案有很大启迪价值。

温病初起倡用辛凉透邪，亦重视邪之兼夹，可促使其外解。叶天士云：

"温邪则热变最速，未传心包，邪尚在肺……在表初用辛凉轻剂，夹风则加入薄荷、牛蒡之属；夹湿加芦根、滑石之流，或透风于热外，或渗湿于热下，不与热相搏，势必孤矣"。不尔，则延误病情，可导致"两阳相劫"，或"浊邪害清"之变。也就是说温病夹风、夹湿治疗方法不一样，一个要散风于热外，一个要渗湿于热下，若不散风于热外，温邪夹风使卫热更猖獗，使两阳相劫，津液耗伤；若不渗湿于热下，往往浊邪害清，可出现湿温后期痰湿上蒙清窍之证。可见叶天士非常重视邪之兼夹，治疗温病除辨别邪的性质，另要知邪有兼夹，必须注意分消。

尚有临床常见肺炎"寒包火"用麻杏石甘汤；湿温"湿遏伏火"用甘露消毒丹，"秽浊郁闭"要选达原饮。

温热、温疫血分伏火，火有附丽之物，如积滞、痰饮、瘀血、虫毒，必审视其所附丽者为何？而于清火诸方加入消积化滞、化饮涤痰、活血化瘀、杀虫之药。方可达到透发清解伏火。如叶氏云：如入血，直须凉血散血，就是疫病难以控制，导致危重 DIC，就必须滋阴凉血解毒，更要散血，即活血化瘀，这是叶氏超时代创新用药。夹虫，中医大师朱良春介绍用生半夏、炮干姜各 150 克，绿矾、五谷虫各 60 克，研细末，疟发前 4 小时服 2 克，服一次即效，多则两次而愈。小儿外感发烧易夹积滞，辨证选方合用四逆散加槟榔、神曲必可提高疗效。

（七）尊标本——治疗外感热病必须掌握标本关系

一般来说，病因为本，症状为标；正气为本，邪气为标；急则治标，缓则治本。间者并行，甚则独行。强调：不明标本，不足以求因；不明标本，不足以审证；不明标本，不足以论治。

中医学在标本缓急的理论中，已经触及主要矛盾和次要矛盾的问题。复杂的事物，除了主要矛盾之外，还包含着许多被主要矛盾规定和影响的其他矛盾。在一定意义上，《内经》所说的"本"类似疾病的根本矛盾或主要矛盾，"标"类似于其他矛盾。

从本质上说，本是决定者，标是被决定者，本病可以决定标病，但是，被决定者也会反过来作用于决定者，事物之间总是相互作用的，所以同时还要看到标病对本病的影响。当不排除标病就难于留人，在治本病的时候，就应该先治标，如少阴有三急下证。

标本一致，表现为真寒真热、真实真虚，脉证与病本一致；而标本不一致，表现为假寒假热，大实有羸状，至虚有盛候，则难以辨别，必须透过现象而求本质，必须掌握以真识假，假象与真象有异，加以仔细鉴别。如：脉浮紧，发热恶寒，身疼痛，不汗出而烦躁者，此脉证与病本质一致，易知大青龙汤主之；而《伤寒论》三十九条：伤寒脉浮缓，身不痛，但重乍有轻时，无少阴证，大青龙汤发之。此为外寒郁闭过盛，正气被遏，病尤急重，无少阴证，即以真辨假，标本不一致，必透过假象达到治病求本而知用大青龙汤发之。

大小便为升降出入之新陈代谢废物排泄之门，出入废，升降息就必导致生命危险。正如《素问·标本病传论》说"小大不利，治其标，小大利，治其本。先小大不利而后生病者，治其本"。外感热病怕大便秘结，故《伤寒论》阳明腑实之证有三急下，逐邪而达到护正；少阴病，亦有三急下证，无粮之师，背水一战而求胜，此即为"急则治其标，缓则治其本"的道理。外感热病尤其怕小便闭阻不通，因邪毒而闭，急宜宣肺开鬼门洁净府，可选麻黄连翘赤小豆汤、越婢加白术、三物香薷饮合五苓散或合猪苓汤等；循环衰竭，可选通脉四逆汤；慢性肾衰则可选真武汤、金匮肾气丸加减；尚有急开支河，畅通大便，逐秽毒分消。

（八）护胃气——治疗外感热病必须顾护胃气

治疗外感热病尚须时时顾护脾胃，不可损伤中气。伤寒易伤阳，重点护脾益气。《伤寒论》太阳病，麻黄汤中用甘草、桂枝汤方中用甘草、大枣；少阳病，小柴胡汤用人参、甘草、生姜、大枣；阳明病，白虎汤中用粳米、甘草；阳明里热燥结，腑宜通降，大小承气汤皆为通腑泄热逐邪，以通为补而护中，调胃承气汤中有甘草，微和胃而通降。太阴病，理中汤用人参、白术、干姜、甘草皆温脾补中之品；少阴病，四逆汤中亦必用干姜、甘草，通脉四逆重用干姜加葱白；厥阴病，乌梅汤亦有党参、干姜、川椒，温脾建中之品。由此仲景治疗外感病注重调护脾胃可见一斑。温邪最易伤津，重点护卫益津，人之气阴，依胃为养，故温病学养胃护阴尤为重要。邪在卫分，凉散之中佐以芦根、天花粉；气热灼津，邪正相峙，留连气分不解，叶天士倡"法当益胃"之论，创益胃汤。"救阴不在血，而在津与汗"，顾护阳明之津，温邪使得外达，而不致内传。蒲老所创三鲜饮，亦是生津益胃，促邪外达的简便有效方。邪入营血，甚至内闭外脱，人参麦冬亦为常用之品。温病后期，阴液耗伤，精血亏虚，须滋阴复脉、育阴潜阳、滋阴息风等，但应考虑补而不滞。

蒲老曾治韦某，男，12岁，患急性甲肝，转氨酶异常高，前医重视病毒感染，屡进苦寒解毒，茵陈蒿汤加板蓝根，忽视患儿素体脾虚瘦弱，而致饮食日减，便溏完谷不化，神疲肢倦，转氨酶依然360U/L。蒲老诊后分析系因未顾正气之虚，惟逐邪气之实，以致中阳更伤为患，遂用香砂理中汤加吴茱萸、草果，扶正健运脾胃，而速得康复。一患者杨某，发烧住院3周，体温38℃左右，先考虑为上呼吸道感染，用多种抗生素不见效，又会诊怀疑结核感染，然又缺少检查化验依据，请师会诊：神志清醒，精神极差，神倦乏力，始终无汗，大便偏干不畅，舌质光红少津，脉沉细弱，纳食近来越来越差，为阴津亏虚，邪在气分留恋，本叶氏"法当益胃"顾护阳明之津使邪气外达，用益胃汤合三鲜饮，服药后每日中午先微寒而汗出，六天后体温恢复正常。

若惑于炎症之说滥用苦寒解毒之品，或不知中病即止之理，则有损伤脾胃之弊。必影响机体抗病能力，欲消其炎，反误病情。因此常谆谆告诫学生："凡用苦寒攻下之法，必须谨慎，要辨证准确，应中病即止"。

（九）察体质——治疗外感热病应知患者体质有异

病随体异，阳盛之体，感寒易热化；阳不足之体，感温亦寒化。重视内因正气，必须善于掌握体质之异，方不失治病求本。蒲老治卫生部部长助理齐某，患乙型脑炎，高热昏迷，属温病范畴，用安宫牛黄丸、至宝丹等，热退而昏迷加重。北京诸名医会诊，坚持再使用上述大凉之药，惟蒲氏一人要停用凉药，建议用附子汤救逆，用之使患者很快清醒，醒后自云，服蒲老药时，有全身冰雪融化而消之感。诸医不解其故，请教于蒲，答曰："此病人素体阳虚，平素有吃附子、羊肉的习惯，今虽患温病，但过用寒凉，在高热退后肢冷、脉沉、舌已无红绛，病邪已出营血，阳虚又现，所以非附子不能救其逆而回其阳也"，此为阳不足之体质，感温邪也易寒化。

蒲老曾云：周总理是火体，严冬酷寒外出，多穿了丝绵背心后，即容易发生鼻衄，所以要慎用麻黄、桂枝、附子之类温热药品；相反，彭老总系寒体，稍受凉即咳喘肢冷，痰多白稀，常用麻黄、桂枝、附子之类温药才见效，而慎用三黄等苦寒之药。

阳虚外感初起，宜选麻黄附子细辛汤、玉屏风散加附子或补中益气汤合玉屏风散益气解表；阴虚外感初起，宜选用桑杏汤加玉竹、石斛、防风，或用生脉饮加桑叶、防风、浙贝；气郁外感初起，宜选香苏饮加荆芥防风；火郁外感初起，宜选火郁汤合升降散；痰湿之体外感初起，宜选杏苏饮加苍术；肝火之体外感初起宜选用桑菊饮加栀子豆豉。

小儿稚阳未充，稚阴未长。稚阳未充，则肌肤疏薄，卫外之力弱，而易于感邪，易寒易热，易夹食滞；稚阴未长，则脏腑柔嫩，易于传变，易于伤阴，易损中气，易虚易实。小儿外感，因脏腑清灵少病，少情欲之疾，纯阳之体，欣欣向荣，只要据季节气候选用风温、温热、暑温、湿温、秋燥、冬温初起常用方，注意用药轻灵而不可杂乱，一般皆可取得满意疗效。麻黄为表透肺邪、止嗽平喘利水的圣药，儿科必须善于选择运用：如麻杏石甘汤、三拗汤、射干麻黄汤、厚朴麻黄汤、白果定喘汤、三黄石膏汤等。由于叶天士认为柴胡有劫肝阴之说，温病学派就慎用甚至不用小柴胡、大柴胡汤等，然辨证选用大小柴胡汤为善治小儿发烧奥秘之一；桂枝亦为温病学派望而生畏之品，然仲景桂枝汤配伍精当，加减灵活，若小儿素体虚弱，易感于风，自汗，发热，脉浮缓，舌淡苔薄白，桂枝汤用之轻灵有效，口味极好，而有护中扶正之用。小儿虚寒体，患外感热病调养过程，亦可取用桂枝汤加减，既可促进恢复又可增强体质。

儿科妄用苦寒，最伐生生之气。对疾病既要重视西医病因病理之说，又不可晦于病毒、细菌、炎症之论，而不别六淫、不分表里、不晓虚实，皆用大剂苦寒清解之剂。师云："苦寒太过，即同攻下致害"。然小儿传变尤速，表邪郁闭，里热随起，甚至三焦大热，毒火炽甚，又必须善于选用苦寒解毒，善于辨证选方，凉膈散、双解散、升降散、黄连解毒汤、大黄黄连泻心汤，皆宜及时选用，邪毒去而正自安。小儿发烧，尤要注意有无伤食积滞，伤食可用四逆散加槟榔、山楂。积滞重者，小承气汤，三棱、莪术亦可施。

老年人的衰老不是病，又是病。自然衰老，逐渐出现行动不便，思维迟钝，健忘呆滞，耳不聪，目不明，小便不利、失禁难控，大便秘结或溏泻，腰膝疲软，睡眠不香，饮食乏味，易生痰浊，这是五脏功能衰弱的表现。诊治老年病，必察体质强弱，患者之情志，境遇之顺逆，先后天之盈损，病作之缓急，邪气之浅深等，斟酌权衡，立法定方，力求达到辨证要准，立法要稳，选方要当，用药轻灵。

伤寒易伤阳，首伤中阳损脾，中气不伤，病邪就难内陷，故有阳明为三阴之屏障之说。温病易伤阴，先伤胃津而再耗竭肾水。邪气在气分留恋，叶氏有法当益胃之论。老年人患外感热病过程中，调理脾胃尤为重要，有胃气者生，无胃气者死，脾胃一败，百病难疗。既要知人参白术健脾，又要晓麦冬石斛养胃，脾喜刚燥，胃喜柔润。六腑以通为补，脾胃升降纳运有别，调治脾胃的名方效方甚多，宜择善而用。

老年人衰老与肾关系甚密，肾气的强弱往往反映衰老程度，五脏之阳气，非肾阳不能发；五脏之阴，非肾阴不能滋。老年人因肾气虚衰，心阳随之也不振，患伤寒易内陷少阴；老年人因精血亏损，患温病更易发展为下焦肝肾之重病。故叶氏有云："其人素肾虚，虽未及下焦，先自彷徨矣"，老年人病至危重，尚必须遵循善补阳者，阴中求阳；善补阴者，阳中求阴。

第二节　以中医理论为指导应对突发传染病

一、坚持整体恒动观，重视思维的微观认识

"无极生太极，太极生两仪，两仪生四象，四象生八卦"，其中包含了中国古代杰出文化对宇宙、生命形成、自然规律的探讨，并从哲理方面高度概括。老子说："万物负阴而抱阳，冲气以为和"，"有无相生"，"难易相成"。孔子晚年阐明《周易》"一阴一阳为之道"。阴阳为互根互补，和谐相依，相对统一的自然客观规律，阴阳有无限的可分性，从无限当中追求思维的微观认识。

据"一阴一阳为之道"，认识事物必须上知天文，下晓地理，中通人事，所

以八卦是由乾坤三阴三阳所组成，倡导对事物分析研究，应持整体恒动观、立体思维的分析，这是中医理论指导的核心内容。《素问·气交变大论》曰："善言化言变者，通神明之理"。通晓化变之理，必须在立体思维整体恒动观的指导下，思维追求微观分析，达到神明领悟！《道德经》"无"欲以观其妙，"无"为微之极，从思维的微观分析掌握奥妙，即事物的本质。"有"欲观其徼，即五官所见只是事物的表浅认识。现在可借助仪器达到细胞分子水平，此对中医的辨证论治过程中追求微观分析，有很大裨益。

五行学说有云：出于河图洛书，"天一生水，地六成之；地二生火，天七成之；天三生木，地八成之；地四生金，天九成之；天五生土，地十成之。"伏羲据河图洛书而创立八卦，故八卦学说内含了阴阳及五行学说，亦蕴含四季更替，一日十二时辰，一年十二月的自然变化，取类比象纳入五脏六腑十二经络。五行学说通过生克、乘侮、制化，阐述剖析复杂事物内部的相互关系，上至宇宙星球运行，下至极微事物，皆循五行法则规律，是阴阳学说的发展充实。所以中医的脏腑经络是以五行学说来贯穿的，用三阴三阳，十二经十五络，以解释人体的生理病理之变化。

中医的三阴三阳"六经学说"亦根源于八卦，所以《伤寒论》六经辨证内含了天人合一，人体五脏经络、营卫气血的协调统一，伤寒六经辨证内蕴立体恒动整体辨证思维。《伤寒论》实为伤邪论，因为寒为肃杀之气，使万物凋零，象征六淫之邪、疫疠之气对人体生命健康的危害，甚则摧残致死，故《伤寒论》是论治外感热病（包括温病、温疫在内）的经典著作。

中医对外感病因从《内经》开始追求微观认识，"虚邪贼风"，因为当时没有微观仪器。"天食人以五气，地食人以五味"，"水能浮舟，亦能覆舟"，自然界中亦存在着各种各样的邪气，在思维微观分析中创立外感六淫学说及传染病的"疫疠"学说，至明代吴又可《温疫论》以天才的微观思维，认识到某种传染病是某种杂气侵犯某脏腑组织而致病，此为中医追求病因微观认识的铁证。

《素问·四气调神大论》曰："四时阴阳者，万物之根本也。"又曰"阴阳四时者，万物之终始也，死生之本也。逆之则灾害生，从之则苛疾不起，是谓得道。"说明了"人与天地相应"的整体观念。指出了机体必须适应自然气候变化的重要意义。

蒲辅周先生治疗外感热病十分重视《内经》的"天人相应观"。他认为：自然气候与疾病的发生、发展与转归有密切的关系。临床强调"必先岁气，毋伐天和"，指出外感热病必须掌握五运六气、季节气候。其实质是为了追求中医的外感病因，然必须结合"因发知受"，据脉证探求中医的病因，为六淫的何邪？有无兼夹？疫疠偏于毒火还是秽湿？

1956年"流行性乙型脑炎"在北京地区流行，一开始死亡率很高。虽然也采用了石家庄的有关治疗经验，仍然未能提高治愈率。蒲老急病人之所急，翻阅文献，亲自参加北京市儿童医院、第一传染病医院会诊协作，通过客观、仔细、全面地对比分析，得出：石家庄经验是在当年气候偏热，病属暑温范畴，故用白虎汤辛凉重剂效果较好；而当年北京地区雨水较多，气候偏湿，病属湿温范畴的结论。蒲辅周先生告诉薛伯寿云："岁在乙未，太阴湿土司天，太阳寒水在泉，暑温偏湿，不得以君火司天，燥金在泉同治也，当采用芳香化湿或通阳利湿的方法治疗"。临床观察，显著地提高了疗效，降低了病死率，使许多垂危病人起死回生。说明中医对"乙型脑炎"因自然气候差异，发病的脉证有异，也必须探求病因的属性，才能取得较好的临床疗效。故中医必须顺应自然审证求因，治病求本，强调以法治病，不可以方求病。离开中医理论指导，以某一方治疗西医某一病是靠不住的，甚至可导致病情加重，湿温偏于湿重者，湿为阴邪，病者多有脾阳不振，故必须禁用白虎汤！

二、掌握外感热病发生、发展、传变、转归的全过程

薛伯寿教授全面继承蒲老倡导的治疗外感热病，包括急性传染病，必须融会贯通伤寒、温病、温疫的知识，《伤寒论》主要讲六经的传变，"善治者治皮毛"，太阳病是外感病的初期阶段，故起病之初，用汗法，及时透邪外出，即是治病于萌；邪在三阳，及时控制方能避免邪气深陷五脏，即是既病防变。伤寒既有六经的顺传，如太阳传阳明；又有表里相传，如太阳可传少阴；实则阳明，虚则太阴。病之初起亦有先发于少阳或阳明者，亦有直中三阴。掌握伤寒经典著作，既可以善治者治皮毛，又可防止传变，亦可掌握病危救逆。

叶天士、吴鞠通创立温病卫气营血、三焦辨证。叶氏云"辨营卫气血虽与伤寒同，若论治法则与伤寒大异也。"吴鞠通亦云《温病条辨》为羽翼伤寒，即是伤寒的补充、发挥、创新，"羽翼"之说，足可以说明《伤寒论》不可废。温病邪在卫分，及时辛凉透邪亦是治病于萌，"善治者治皮毛"，温病必须在卫、气阶段获得控制，防其陷入营血，耗伤精血。温疫是研究急性传染病的临床发挥，吴又可《温疫论》为超时代的著作，对温疫的病因、传播途径等予以阐明，指出温疫有空气污染，水的污染，有大流行，亦有局部流行。基本与现在的传染病学理论相类似，是超时代追求微观思维认识的杰作。蒲辅周先生非常推崇杨栗山的《伤寒温疫条辨》，主张在传染病中灵活运用以升降散为主体的温疫十五方，可提高疗效，余师愚《疫疹一得》亦有重大临床指导价值。

蒲辅周先生总结治疗"乙脑"经验提出"辛凉透邪、逐秽通里、清热解毒、开窍豁痰、镇肝息风、通阳利湿、生津益胃、清燥养阴"八法，选用了六十六方，对温病亦总结了"治疗八法"，选用百余方，这是蒲辅周先生留给后人的预防传染病突发事件发生的宝贵遗产，蒲辅周先生强调以法治病，不可以方求病，

当今的科研基本是以方求病，往往脱离了中医理论体系。

2003 年春，"非典"邪魔在北京猖獗流行之初，薛伯寿教授夜以继日、废寝忘食地工作，从蒲辅周先生学术医疗经验中，整理、挖掘、总结出"非典"辨治八法及方药。八法具体为：辛凉宣透、表里双解、宣化痰浊、逐秽通里、清热解毒、清营转气、生津益胃、育阴补肾。八法的选方用药皆来自蒲辅周先生的学术传承。蒲辅周先生学术薪火传承，为防治"非典"发挥了重要作用。

中国中医科学院前院长曹洪欣曾指出："自主创新是一个民族生存发展的灵魂，中医学作为我国自主创新的优势领域，提高其自主创新能力，加强中医创新体系建设，也是中医发展的灵魂与不竭动力。在保持和发扬中医理论与实践先进性的基础上，要注重基于中医临床实践的自主创新；基于文献挖掘与理论研究的原始创新；有效利用现代科学技术，引进、消化、吸收后再创新；正确认识与科学评价中医创新，提高中医自主创新能力，加强创新条件建设，是中医发展的关键，深入开展中医防治常见病，多发病及重大疾病诊治方法的研究，提高中医诊疗重大传染性疾病、非传染性疾病及慢性疑难性疾病能力和应对突发性公共卫生事件的能力。特别是加强中医优势病种的临床研究，积极探索适合中医自身规律的临床研究方法，挖掘民间特色诊疗方法与技术，不断提高临床疗效，提高中医药防病治病能力，是全面提高我国医疗卫生保健水平的战略选择。"这是坚持科学发展观，为当今中医的临床研究、中医科研制定了方向和目标。

第三节 倡导重剂否定李时珍剂量说要慎重

一、中医临床疗效不可走向"唯重剂量"论

蒲辅周先生曾经提出"用药数量宜精不宜多"，就是说选用药物必须适量，不宜过大；要有的放矢，药物数量不必太多，能抓住主要矛盾即可。薛伯寿带教徒弟坚持谨遵少花钱、治好病为原则，认为重剂，虽可能追求到一时疗效，但造成浪费中药材且加重患者负担及毒副作用等弊端不容忽视。针对现今某些学者倡用重剂，大剂量用药遂成为普遍现象。

广州中医药大学陈长青在《中国中医药报》发表"剂量换算：从李时珍错到中国药典"之论，并认为"习用轻剂……遂使中医优势变为劣势，只能'调理'身体，丢掉了危急重症的阵地"；同载"200 克附子起死回生——李可破格救心汤的临床应用"一文介绍李可抢救"风心病"心肾衰竭极危患者，一方中附子用到 500 克、麝香用 1 克救治成功验案，可见竭力倡导重剂，有重剂决定疗效之意。薛伯寿对倡导重剂，否定李时珍"古之一两，今用一钱可也"之论，

有不同之见。

古今度量衡有异,有的学者据考古揭示汉代一两为当今 15.6 克,若按此标准,麻黄汤,麻黄当用 46.8 克;大青龙汤,麻黄当用 93.6 克;历代医案未见此用量。薛伯寿言蒲老善用经方,善用麻黄,其用量在 3 至 12 克,运用大青龙汤,麻黄 18 克已足取效。他赞赏有学者研究认为:"汉时每药两为 1 克左右,最大不超过 1.6 克",从《和剂局方》诸多名方用量较轻;金元四大家之刘河间、李东垣等临床用药剂量偏轻,温病宗师叶天士更是以轻灵为长等皆可领悟其有据。故经方一两等于几克,纯以考古揭示为据宜慎重。中医临床疗效绝对不可走向"唯重剂量"论。有病用药虽有"有故无殒"之旨,然反复嘱诸徒弟学习掌握使用宜谨慎。古今气候、环境不停地变化,衣食住行亦随时代而异,人的体质与疾病也在变化,药量应以历代名医临床用量为据。

二、运用轻剂始于李时珍剂量说之前

(一)领悟仲景善用小剂量治病

仲景善用小剂量治病,从肾气丸、五苓散、四逆散等可以领悟:

1.《金匮要略》肾气丸 干生地八两、山萸肉四两、山药四两、泽泻三两、茯苓三两、丹皮三两、桂枝一两、炮附子一两,右八味,末之,炼蜜和丸,梧子大,酒下十五丸,日再服,肾气丸运用于多种病的治疗中:如中风历节病脉证并治第五:"治脚气上入,少腹不仁";血痹虚劳病脉并治第六:"虚劳腰痛,少腹拘急,小便不利者,八味肾气丸主之";痰饮咳嗽上气病脉证并治第十二:"夫短气有微饮,当从小便去之,苓桂术甘汤主之,肾气丸亦主之";消渴小便不利淋病脉证并治第十三:"男子消渴,小便反多,以饮一斗,小便亦一斗,肾气丸主之";妇人杂病脉证并治第二十二:"病饮食如故,烦热不得卧,而反倚息者何也?师曰:此名转胞不得溺也。以胞系了戾,故致此病,但利小便则愈,宜肾气丸主之。"

肾为先天之本而主气化,为立命之本,肾气丸方有三补三泻二温阳,滋阴之虚可以生气,补中有泻则可分清祛浊,助阳之弱可以化水,使肾气振奋,气化恢复正常,达到藏精气,升清降浊,则有关诸病证自愈,其用量梧子大,一日 30 丸,其用量甚轻,疗效确切!善于应用必造福于病人。伤寒少阴病,虽无肾气丸应用条文,然掌握肾气丸、麦味地黄丸、六味地黄丸、知柏地黄丸等在少阴病后期可选择调补应用!而《伤寒论》方,亦可应用于内伤杂病,为名中医提高疗效的奥秘之一。

2.《伤寒论·太阳病脉证并治》五苓散 猪苓十八铢、泽泻一两六铢、白术八铢、茯苓十八铢、桂枝半两,右五味,捣为散,以白酒和服,服方寸匕,日三服,多饮暖水,汗出愈。从脉浮,汗出愈,可知尚有邪之表郁;口渴与小便不利同见，微热而消渴，水入则吐，病机为气化不利，清气不能升散，秽湿不能排泄，分析谓之太阳经证邪未解，内传膀胱腑证。五苓散所治之病不一，病机为膀胱气化不利，主症：口渴、小便不利。五苓散在《伤寒论》中"主之"条文有6，"与"和"宜"各1条，亦可用于三焦气化失调之水肿、泄泻、霍乱、痰饮等诸病。在《伤寒论》中只服方寸匕，日三服，多饮暖水，汗出愈。其用量甚轻，疗效显著！叶天士从五苓散功效中悟出"通阳不在温，而在利小便"，临床治湿温病倡用杏朴苓、三仁汤；叶氏在通阳利湿、芳香化湿、辛开苦降等药理指导下，创制名方甘露消毒丹，治疗湿温、湿热并重，当今临床运用疗效突出。只知五苓散，不知新创之方，如三仁汤、甘露消毒丹等，必难提高临床疗效。甘露消毒丹方：滑石十五两，茵陈十一两，黄芩十两，石菖蒲六两，木通、川贝各五两，射干、连翘、薄荷、白豆蔻、藿香各四两为细末，每服三钱，开水调下。陈可冀院士曾在京会诊一位外宾，患艾滋病，辨证选用甘露消毒丹，为中医药治艾滋病之始。

3.《伤寒论·辨少阴病脉证并治》四逆散 炙甘草、枳实、柴胡、芍药，右四味，各十分，捣筛，白饮和服方寸匕，日三服，咳者加五味子、干姜各五分，并主下利；悸者，加桂枝五分；小便不利者，加茯苓五分；腹中痛者，加附子一枚，炮令坼；泄利下重者，先以水五升，煮薤白三升，煮取三升，去滓，以散三方寸匕，内汤中，煮取一升半，分温再服。从仲景加减法之甚多记载，可明白张氏此方运用之广，心得之丰，其方在少阴病中运用，尤发人深思！若知少阴病有浅深轻重缓急之脉证。"少阴病始得之，反发热，脉沉者，麻黄附子细辛汤主之"，认可为太少合病，其实原文明指少阴病始得之，并没有合病之言；唯对"少阴病，四逆，其人或咳，或悸，或小便不利，或腹中痛，或泄利下重者，四逆散主之"生疑。认为四逆散非少阴方，若从少阴病始萌，阳郁不达去理解领悟，再从加味有附子、有干姜、五味子，更知为少阴病初起之方。善用此方加减，能治甚多常见病证，内外妇儿科，皆可广泛应用，疗效既高，花钱则少，善用此方疏达阳郁、升清降浊、刚柔相济的特点，常可调治诸补剂不效；或有些病人自认为病入"膏肓"然服药反增不适，若用四逆散加味或合桂枝汤，轻剂缓调，往往可起沉疴！性功能障碍，服诸补肾药无效，用四逆散加味调治也是一法。蒲老及程门雪等名老中医皆善用四逆散，全国善用四逆散中医众多，发挥四逆散轻灵治病，必造福于患者！

（二）众多名医善于运用经方小剂愈病

用药剂量小，并非始于李时珍倡导"古之一两，今用一钱可也"之后：

1. 查阅《太平惠民和剂局方》藿香正气散等各方用量皆甚轻

《和剂局方·卷二》藿香正气散：大腹皮、白芷、紫苏、茯苓各一两，半夏曲、白术、陈皮、厚朴、苦桔梗各二两，藿香三两，甘草二两半，为细末，每服二钱，水一盏,姜三片,枣一枚,同煎至七分热服。

《和剂局方·卷三》苏子降气汤:紫苏子、制半夏二两半,当归一两半,炙甘草二两,前胡、厚朴各一两,肉桂一两半,为细末,每服二钱,水一盏半入姜三片,大枣一枚,紫苏五叶,同煎至八分去滓热服。

《和剂局方·卷三》四君子汤:人参、炙甘草、茯苓、白术各等分为细末,每服二钱,水一盏,煎至七分,通口服。

《和剂局方·卷五》四物汤:当归、川芎、白芍、熟干地黄各等分,右为粗末,每服三钱,水一盏半,煎至八分,去滓,热服空心食前。

2. 查阅温病学说之鼻祖刘河间善用凉膈散等用量很轻

《和剂局方·卷六》凉膈散:大黄、朴硝、甘草各二十两,栀子、薄荷、黄芩各十两,连翘二斤半,为粗末,每服二钱,加竹叶七片,蜜少许水煎,食后服,得利停服。

《宣明论方·卷三》防风通圣散:防风、川芎、当归、白芍、大黄、芒硝、连翘、薄荷、麻黄各半两,石膏、桔梗、黄芩各一两,白术、栀子、荆芥穗各二钱半,滑石三两、甘草二两为粗末,每服一两,加生姜水煎服,日二次。

《宣明论方·卷十》益元散:又名六一散,天水散。滑石六两,炙甘草一两为细末,每服三钱,加蜜少许,温水调下,日三次。

3. 查阅内伤有杰出贡献者,李东垣所创名方用量极轻

东垣所创名方补中益气汤、升阳益胃汤、当归补血汤、当归六黄汤等诸方用药极轻,有内伤宗东垣美称。东垣用普济消毒饮,治疗大头天行,屡治屡验,存活甚众。

《脾胃论》补中益气汤:黄芪五分(病甚劳役,热甚者一钱),炙甘草五分,人参三分,当归身二分,橘皮二分或三分,升麻二分或三分,柴胡二分或三分,白术三分,咬咀,都作一服,水二盏,煎至一盏,去渣,食远,稍热服。如伤之重者,不过二服而愈。

《脾胃论》升阳益胃汤:黄芪二两,制半夏、人参、炙甘草各一两,防风、白芍、羌独活各五钱,陈皮、茯苓、泽泻、柴胡、白术各三钱,黄连二钱为粗末,每服三至五钱,加生姜五片,大枣二枚水煎,早饭午饭之间服。

《内外伤辨惑论·卷之中》当归补血汤:黄芪一两,当归酒洗二钱,咬咀,都作一服,水二盏,煎至一盏,去粗温服,空心食前。

《兰室秘藏·卷下》当归六黄汤:当归、生地黄、熟地黄、黄柏、黄芩、黄连以上各等分,黄芪加倍,为粗末,每服五钱,水二盏,煎至一盏,食前服。

《东垣试效方·卷九》普济消毒饮:黄芩、黄连各半两,人参三钱,橘红、玄参、生甘草各二钱,连翘、牛蒡子、板蓝根、马勃各一钱,僵蚕(炒)、升麻各七分,柴胡、桔梗各二钱,为粗末,每服五钱水煎服。

4. 查阅治温疫名方达原饮，用量亦不重

《温疫论·上卷》达原饮：槟榔二钱，厚朴一钱，草果仁五分，知母一钱，芍药一钱，黄芩一钱，甘草五分。

对"剂量换算：从李时珍错到中国药典"之论，将李时珍立为误导被告，薛伯寿认为欠妥当。他从张仲景亦善用轻剂治病；从《和剂局方》诸多名方用量较轻；金元四大家之刘河间、李东垣等临床用药剂量皆偏轻，初步论述运用轻剂始于李氏之前。并称颂李时珍是明代最杰出的药学家，又是伟大临床家，疗效高超。《本草纲目》的巨大成就，渊源于李氏善于博览继承拜访的总结；善于领悟发挥；善于临床运用求索。李时珍对方药的研究指出"今古异制，古之一两，今用一钱可也"完全据历来中医传承用药之量，结合自己临床用量的论断，此论断基本是既承前、又继后的分量标准。基本接近古今中医名家用药之量，而且偏小者亦不少。古今皆有用药量偏大者，多为方中某些药有悟而重用。

三、提高中医临床疗效的关键点

薛伯寿认为古今异制，治病剂量必须求索适中，偏高偏低皆非所宜，故研讨剂量，为研究中医的核心问题之一。薛伯寿认为重剂绝非疗效唯一决定因素。必要时运用重剂是病情的需要。他认为中医的临床疗效，首先决定于中医理论指导下的辨证、立法、选方、用药各种因素；其次煎服法适当与否；尚与诸药真伪优劣、自然生产及人工栽培不同有关；还与医者服务态度优劣相关。薛伯寿阐明中医临床疗效高低，绝非与用药剂量成正比，提高临床疗效有诸多方面。单纯提高剂量，难以达到振兴中医事业，只是必要时，掌握运用而已，将其谈提高中医临床疗效的关键点相关谈论整理如下：

（一）首先是理论领悟

《伤寒杂病论》既辨病又辨证，为理法方药和谐高度统一之书。蒲老认为："只有中医理论上达到融会贯通，临床才能左右逢源，医理不明，则脉证皆无从识辨，其古人经验虽多，用药又何处下手？"故辨病、辨证是立法组方选药的前提。经方药物配伍与药量调剂，皆有法度可循。药有五味补泻之异，寒热温凉之差，升降浮沉之别，归经引经之用。组方有君臣佐使，并有合理分量比例，方剂配伍严谨，用药总结出有相须相使、相畏相杀之情，即协同增效，削减毒副作用；然亦有相恶相反，即拮抗降效、增剧毒副作用，宜避用禁用，仲景经方配伍有超越时代的认识。1964年曾诊治霍某，男，4岁，咳嗽，鼻煽而喘，发烧，四肢末梢凉，咽充血，右下肺可闻及湿啰音，胸透示右下肺炎，舌苔微黄腻，脉浮数，仿蒲老肺炎常用方药，用麻杏石甘汤加桔梗、蝉衣、僵蚕、前胡治之，药后体温不降，咳喘加重，转请于蒲老，病者喘甚，目如脱状，痰多，高热，

舌红苔薄黄腻。蒲老云："当用越婢加半夏汤治之"。处方：麻黄一钱、生石膏四钱、法半夏二钱、前胡一钱、桔梗八分、生姜三片、大枣二枚，服一剂烧退、喘平。蒲老云：此为外寒夹热饮之喘，需用半夏、生姜配石膏。从此案得知辨证选方是疗效关键，麻杏石甘汤主寒包肺火之咳喘，而越婢加半夏汤主外寒肺有热饮之咳喘，蒲老所用之量甚小而效速。

"上工治未病"，医者必须倡导养生防病，预防为主；同时力求治病于萌，《内经》有云："善治者治皮毛，其次治肌肤，其次治筋脉，其次治六腑，其次治五脏，治五脏者半死半生也。"即老子所云："图难于其易，为大于其细""其安易持，其未兆易谋，其脆易泮，其微易散，为之于未有，治之于未乱。"故治病于萌，及时防变，为医者诊疗水平体现。如"风心"未得之前若注重养生提高体质从而提高免疫能力，使之不患风湿热；知养生锻炼者即使患了风湿热，因体质较好，起病之时心脏瓣膜尚未损伤之际，若能辨证调治，同时进一步倡导养生更有益于控制病情发展。必要时亦可换人工瓣膜，术后如何提高换人工瓣膜适应性、促进心脏功能改善，中医药调治又非常必要。风心心衰合并肾衰竭，重用附子等也只能取效一时，必难以稳定，《内经》云："病入五脏，九死一生。"另外，名医治疗危重病症运用经方，多为常用量，轻灵奇效亦不少，当今倡导重剂救逆，可起死回生，然更不可忽视倡导治病于萌、轻灵之剂有效作用。另外，对危重之病，应取中西医之长，上海曙光医院吴翰香（北大"中学西"毕业）研究风心病急性心衰多年，曾在薛伯寿毕业实习时传授顽固风心病心衰治疗经验，倡导及时用西地兰等协助控制，附子、人参就不必用大剂量，而且控制快，疗效高，花钱少；若纯用真武汤、参附汤等往往提高参、附用量亦难以取效，花钱很多，住院很长。故倡导此病宜中西医结合疗效好。

（二）其次是医理指导下的立法选方用药

蒲老提出"以法治病，不以方求病"。任何外感热病、内伤杂病，都是恒动变化的，医者必须知常达变，若固执一病一方，则失辨证论治精神。

如汗法用于外感初起，能解表透邪外出，勿使外邪深入损伤脏腑，促使外感病早期而愈。伤寒宜辛温发汗；中风宜解肌和营；温病虽喜汗解，当用辛凉透邪；湿温虽禁汗，但亦要芳香宣透，通阳利湿，故有不得微汗，病必难除之论，伏邪拂热自内外达，首贵透达。故必须掌握中医的辨病指导下的辨证论治，病名有别，病因不同，汗法透邪外出有异，选方用药有别，汗法是外感病治病于萌的有效之法，然汗之不及固无功、汗之太过亦伤表，大汗必伤阳，过汗亦耗液，汗而有伤，变证蜂起。观《伤寒论》桂枝汤条下载："适寒温服，服已须臾，啜热稀粥一升余，以助药力，温覆令一时许，遍身漐漐微似有汗者益佳，不可令如水流离，病必不除。"寥寥数语，已道出汗法效与不效的机制，微似有汗为用法得当，邪却正安；如水流离为用法不当，伤正而病不除。善用汗法者还必须通晓兼用其他法，所谓一法之中，八法备焉，太阳病中广泛运用小柴胡汤且有柴胡桂枝汤，尚有桂枝人参汤（理中加桂枝）等。仲景少阴病中既有麻黄附子细辛汤又有四逆散，少阴虚寒重症，皆知回阳救逆大法，然忽视初起邪陷少阴之病，急则温阳透邪从表解，或从三焦分消；若能用麻黄附子细辛汤或四逆散治疗少阴病初起之病证，方可谓"治少阴病于其萌"，用药得轻灵之妙；叶天士从中悟出温病入营犹可透热转气，即应知透邪外达防其继续内陷增变，温病入营清营养阴法易知，而透达邪毒易被忽视。入血直须凉血散血，散血就是活血化瘀，而非止血之治，严重感染性疾病出现 DIC，叶氏从临床探索出凉血解毒活血化瘀而抗凝，为超时代先见之明。从中也可进一步认识到叶氏所云：辨卫气营血虽与伤寒同，若论治法则大异。叶氏从医理深奥之处去领悟；从临床实践中去求索创新，方有吴鞠通《温病条辨》银翘散、桑菊饮、清营汤、清宫汤、犀角地黄汤、加减复脉汤、大小定风珠、神犀丹及三宝等有效方药。故以法治病，不以方求病，在中医理论深悟发挥中，在治病临床中求索更有效方药，亦为提高疗效的关键。《伤寒论》获得《温病条辨》的羽翼，真是如虎添翼。大大提高临床疗效。故从叶氏轻灵效宏，少数中医师，突破常规使用大剂量，屡起沉疴。只可以供临床家在认证准确，一般用量不能取效的情况下运用，冀希取效。

（三）融会贯通伤寒、温病和温疫学说

蒲老指出："六经、三焦、营卫气血等辨，皆说明生理之体用，病理之变化，辨证之规律，治疗之法则，当相互为用，融会贯通。"并常云："治疗急性病，尤其急性传染病，要研究杨栗山的《伤寒温疫条辨》。余治温疫多灵活运用杨氏温疫十五方，而升降散为其总方。"其方组成：僵蚕二钱，蝉蜕一钱，姜黄三钱，生大黄四钱，为细末，病轻者作四服，重者作三服，最重者作二服。此方治疗温疫用量并不大。1956 年北京乙型脑炎流行疫情严重。引用石家庄有关的经验无效，死亡率极高，中国中医研究院及时组织名中医医疗组，蒲老任组长，他亲临儿童医院、传染病医院作技术指导，通过对病人客观临床分析，结合北京当年雨水多，气候偏湿，认为北京"乙脑"属湿温范畴，当采用通阳利湿、芳香化湿之法，在蒲老亲自指导下，显著调高了疗效，迅速降低病死率，使许多垂危病人起死回生，总结提出乙脑治疗八法，选用 66 方。周总理因而称颂蒲老为"高明中医，又懂辩证法"。曾治急重乙脑患者，呼吸障碍而用呼吸机，蒲老细察病情，认为邪尚在卫气之间，急用辛凉轻剂桑菊饮而挽回危局；一重症腺病毒肺炎幼儿，脾阳大伤，气弱息微，喘嗽不已，体温尚高而汗冷肢凉，大便清稀，脉细微，舌淡红苔白。救逆用甘草干姜汤，试管频频滴服，恢复生机出院。蒲老效法叶氏轻灵纯正，一用《温病条辨》桑菊饮；一用《金匮》治肺痿之甘草干姜汤。轻灵是圆机活法，精简扼要，看似平常，恰到好处；纯正是冲和切当,剔除芜杂,配方严密,不落肤浅。蒲老治疗外感热病从正治法到救逆法,用量皆偏小,用经方分量在"古之一两,今之一钱"左右,而且偏小者多。

（四）遵循经方分量比例是疗效关键,总量之轻重则应灵活掌握

蒲老使用经方总量虽偏小,然重视一方各药分量轻重比例,麻黄汤中麻黄、桂枝、炙甘草三者之比 3∶2∶1,认为若甘草量提高与麻黄同量则必影响该方发汗解表作用；小承气汤、厚朴三物汤、厚朴大黄汤皆仲景经方,其组成分别为:大黄 4 两、厚朴 2 两、枳实 3 枚；厚朴 8 两、大黄 4 两、枳实 5 枚；厚朴 1 尺、大黄 6 两、枳实 4 枚。三方皆同样三味药,各药用量比例决定组方之法度,其变化既影响方剂性能,又必影响其功效,故三方用药轻重比例有别,则方名、功效、主治有异。中医秘而不传在于量,主要指组方药物的比例,只知方之组成药物,不明其君臣佐使关系,不晓各药分量关系,必不能发挥方之功效治疗作用。总量之轻重,则应根据病情轻重缓急之情；四季气候、地理位置不同,病者体质阴阳刚柔之异,年龄长幼、有无故疾等思考决定,即要求达到因病因地因人制宜,达到用量恰到好处。白虎汤方义指出:"此方虽是辛凉重剂,但清凉甘润,凉而不凝,清而能达,仍不失轻清发散气分热邪而出于外。若妄加苦寒,则成为毫无生机之死虎,安望有清气透邪之功。"不知一药乱投、病气不服之理；不明石膏有一定溶解度,不知粳米、天花粉、山药可增溶解度,只妄加石膏用量也未必提高疗效。故当今中医必须知溶解度之意,善于配伍,其中之一的科学内涵为增加溶解度。水煎一定量的药液中,一般只能达到最高溶度,倡用重剂,达到高溶度即可。

蒲老在京曾治一小儿频吐,不能饮食,用吴茱萸三粒、黄连一钱、苏叶一钱,水煎频服,一剂而愈；在四川故里梓潼曾治一病者,剧烈头痛如破,吐涎沫甚多,舌凉如冰在口中,辨证选用吴茱萸汤,吴茱萸先用三钱,水煎日三服,服一剂减不足言,二剂只见微效,再次处方吴茱萸用至一两,日四服,一剂病去六七,二剂而愈；从蒲老用吴茱萸从三粒而高达一两,一药之用量变化极大,据临床需要而用,达到疗效为目的,从此可知,蒲老临床用药轻灵,必要时取用经方其用量亦重。然是在常用量见效不满意,进而破格运用重剂,故蒲老介绍使用重剂是有序而慎重,同时嘱重用吴茱萸,必须重用大枣,大枣必须掰开入煎,以防辛辣副作用。为了节省中药使用,为了减少病人用钱负担,曾倡导组方为粗末,煮散治疗诸病。

总之,薛伯寿教授紧密结合临床,论点以突出临床疗效,治好病为依据。理论联系实际倡导辨证论治各环节作用,倡导轻灵纯正,少花钱治好病。认为使用重剂,必须在辨证准确,常用剂量不见效,尚可破格提高剂量,冀希达到疗效。医者学习有识之师,善用重剂,仍要始终不忘追求轻灵之剂治病；始终不忘追求简便验廉！同时认为历来中医的学术理论临床经验,都是与时俱进的,尤其叶氏善于继承研究发微,有创新突破,故云:"辨卫气营血虽与伤寒同,若论治法则大异!"叶氏的轻灵善治温病,甚多名医善于运用经方小剂治愈外感热病,故"习用轻剂……遂使中医优势变为劣势,只能调理身体,丢掉了危急重症的阵地"之论,真难令人完全信服!

参 考 文 献

[1] 薛燕星. 提高中医临床疗效的关键点——整理薛伯寿教授继承蒲氏学术思想有关谈论 [J]. 世界科学技术(中医药现代化),2010,5: 691-694.

[2] 薛燕星,姚魁武. 诊治外感热病为提高中医学术及医疗水平的关键——薛伯寿教授治疗外感热病学术思想系列之一 [J]. 世界中西医结合杂志,2011,7: 553-554.

[3] 薛燕星. 外感热病首先要精研《伤寒论》——薛伯寿教授治疗外感热病学术思想系列之二 [J]. 世界中西医结合杂志,2011,8: 652-653.

[4] 薛燕星,姚魁武. 外感热病必先岁气,重视节候——薛伯寿教授治疗外感热病学术思想系列谈之三 [J]. 世界中西医结合杂志,2011,9: 744-786.

[5] 薛燕星,胡东鹏,陈劲松. 外感热病必须融会贯通"伤寒""温病"和"温疫"学说——薛伯寿教授治疗外感热病学术思想系列之四 [J]. 世界中西医结合杂志,2011,10: 832-833.

[6] 薛燕星,陈劲松. 外感热病必须处理好邪正关系及注意兼夹——薛伯寿教授治疗外感热病学术思想系列谈之五 [J]. 世界中西医结合杂志,2011,11: 924-925.

[7] 薛燕星,陈劲松. 外感热病必须掌握标本关系及顾护胃气——薛伯寿教授治疗外感热病学术思想系列谈之六 [J]. 世界中西医结合杂志,2011,12: 1018-1031.

[8] 薛燕星. 外感热病应知细察体质有异——薛伯寿教授治疗外感热病学术思想系列谈之七 [J]. 世界中西医结合杂志,2012,5: 380-381.

[9] 薛燕星,王文记,蒲永文. 薛伯寿论伤寒六经皆有表 [J]. 中医杂志,2008,2: 180-182.

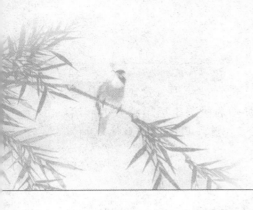

第六章 善用名方

名方必须掌握应用，以提高疗效。总结有达原饮、四妙勇安汤、小柴胡汤、黄芪赤风汤临床应用。桂枝汤在《伤寒论》广泛运用，值得深思应用。麻黄剂诸多方疗效显著，不可畏发汗峻剂而弃之，善用者，必须掌握配伍，掌握适应证中病即止。

第一节 达原饮的临床应用

达原饮是吴又可治疗温疫初起邪伏膜原的代表方。膜原一词，首见于《素问·举痛论》。吴氏认为温疫"邪自口鼻而入，则其所客，内不在脏腑，外不在经络，去表不远，附近于胃，乃表里之分界，是为半表半里"。故宗《素问》膜原立论，治法不取发汗、攻下，认为"汗之徒伤表气，热亦不减；又不可下，下之徒伤胃气，其渴愈甚"而制达原一方，并明确指出："槟榔能消能磨，除伏邪，为疏利之药，又除岭南瘴气；厚朴破戾气所结；草果辛热气雄，除伏邪盘踞，三味协力，直达其巢穴，使邪气溃败，速离膜原，是以为达原也。热伤津液，加知母以滋阴，热伤营气，用芍药以和血，黄芩清燥热之余，甘草和中之用"。综观全方，其义甚明。

蒲老尝谓："四时温病之中，亦偶有兼秽浊杂感者，须细心掌握，治疗须与温疫互参。"在蒲老的启发下，薛伯寿教授用本方治疗发热证属秽湿郁闭，热邪久羁的患者，多获佳效，可见用法不必拘泥是否温疫，活用在人。

案1：陈某，女，36岁。门诊号：0633962。1980年8月30日初诊：高烧二旬余，每天下午3～4时体温可达40℃，持续至暮后渐退。曾于某医院检查血、尿、便常规，及肝功能、心电图、胸透等，均未发现异常，也未找到疟原虫。经使用多种抗生素，仍发热不退。发烧前恶寒无汗，头晕沉重，周身酸痛，神疲倦怠，面色晦滞、四肢乏力，胸脘痞闷，纳呆泛恶，口干不欲饮，大便欠爽，小便短黄，舌质略红，苔白厚腻微黄，脉弦微滑。证属湿浊郁闭，三焦不利。治宜开达募原，佐以宣透清热之品。

处方：厚朴9g、草果6g、槟榔12g、青蒿15g、知母9g、赤芍9g、连翘15g、香薷9g、扁豆花9g、六一散（包）15g、豆豉12g、葱白6寸。水煎2次，共取

400ml，分4次服。

9月4日复诊：药后当日发烧即减，最高体温38℃。第2日药后周身得畅汗出，午后热未再起，精神好转，食欲增加，痞满已除，周身酸痛亦减。舌质红润，苔转薄白，脉沉细微弦。郁闭已开，秽浊渐消，然湿热黏滞，余邪未净，续宜清利湿热，方用薏苡竹叶散加减。后用越鞠保和丸善后至愈。

按：本例系湿浊郁闭，故用达原饮宣其闭，化其湿，泄其热。去黄芩而用连翘者，取其清热而兼透达之长；兼表寒外束，故以香薷饮、葱豉汤透邪于外；复以六一散渗湿于下。俾表里双解，湿热分消，而热自解。

案2：邱某，男，25岁。门诊号：07301。1980年12月11日初诊：9月初发烧，体温39℃。血象：白细胞38×10⁹/L，中性粒细胞88%，淋巴细胞12%，血沉38mm/h。收住某医院，未查出感染病灶。先后用青、链、红、氯、氨基苄青等抗生素，发烧不能控制，加用激素治疗，体温稍降。屡次血检白细胞均较高。骨穿报告为感染骨髓象，培养无细菌生长。血培养、中段尿培养亦无细菌生长。其他检查大致正常。患者面色晦滞，发烧时先恶寒，背部发冷，微咳，咽喉肿痛，右胁疼痛，脘腹胀满，食欲不振，晨起恶心，周身窜痛，睡眠易惊，大便不爽，小便短黄。若停用激素，则体温常高达39～40℃，偶有数日体温可降到38℃左右。舌尖微红，苔黄白厚腻，脉濡微数。证属秽湿郁遏，湿热内蕴。治宜开达募原，升清降浊。方用达原饮合升降散加减。

处方：厚朴9g、槟榔12g、草果6g、知母12g、赤芍12g、黄芩9g、青蒿15g、僵蚕9g、蝉衣6g、焦大黄6g、连翘15g、象贝母9g、甘草5g。

药后体温渐降至正常，有1周余未发烧，诸症皆减，饮食倍增。共服上方12剂。但停药4天后，复发烧，仍见先寒后热，右胁刺痛，恶心欲吐，更兼头痛，咽痛，脉濡数，苔腻略厚。继用原方加柴胡9g以透达伏邪。连服4剂，体温降至37.2～37.5℃。秽湿虽胶滞难解，但已有渐化之势，仍宗原方7剂而热退。后用小柴胡汤加减善后，以竟全功。

按：本例秽湿郁遏，不能宣透，故用达原饮，开达募原，辟秽化浊。咽喉肿痛，舌红脉数，小便短赤，为化火之象，复以杨栗山升降散，辛凉宣泄，升清降浊，使内外上下通和，秽浊湿热分消而解。用焦大黄缓下泄其热，同时取其化瘀解毒之功。

案3：张某，女，41岁。1980年12月19日初诊：高热，右侧咽痛，头痛，周身怕冷。白细胞26.7×10⁹/L，中性粒细胞83%，淋巴细胞17%，诊为"化脓性扁桃体炎，败血病待排除"，收住于某医院。50天来，经用多种抗生素等治疗，体温仍然未降，白细胞19×10⁹/L，中性粒细胞83%，淋巴细胞17%。患者发烧，汗出不解，体温在38～39℃之间，周身有少数粟粒状出血点。心电图：偶发室性期前收缩，Ⅲ、V₁、V₃、V₅、ST略低，T波低平。头胀身重，清瘦乏力，胸闷如堵，腹胀纳呆，心慌气短，卧床不起已 20 多日，精神疲惫，大便不爽，小便短少，神志清楚。舌边深红，苔白厚腻根部微黄，脉濡数。证属秽浊郁闭，气阴已伤。治宜开达募原，辟秽化浊，益气养阴，扶正逐邪。

处方：厚朴 5g、槟榔 5g、草果 3g、知母 6g、象贝母 6g、菖蒲 5g、炙远志 4g、连翘 9g、霍石斛 12g、太子参 9g、茯苓 12g、郁金 5g、青蒿 12g。另，三七粉 3g、生晒参粉 3g、琥珀粉 3g，和匀分 4 次冲服。

药后发烧逐渐减退，5 剂后体温降到 37.5℃，饮食日增，心慌气短明显好转。守方续服 10 剂，体温恢复正常，血白细胞亦在正常范围。

按：本例既有秽湿郁闭，又兼阴虚，故辟秽化浊之药仅用小量，以防其化燥伤阴；加连翘既能清湿中之热，又兼清心；加贝母、菖蒲、远志等以化痰逐秽；气阴已伤，故用太子参、石斛益气养阴而不滞邪，与三七粉等同用，益气和血，化瘀宁心。

第二节　四妙勇安汤的临床应用

四妙勇安汤为《验方新编》治脱疽之方，银花，芳香化浊、且解毒力强。玄参，凉血解毒，消肿散结。当归用量轻，与大剂量银花、玄参同用已无温燥之性，尚有活血之长，且使君、臣药无寒滞之弊。生甘草解毒通利血脉，火毒闭阻与银花、玄参相伍；炙甘草扶正通利血脉，回阳救逆则与附子、干姜相配，中药配伍奥妙在此可见一斑。

案 1：魏某，男，26 岁。1994 年 2 月 25 日就诊。患者于 1991 年 2 月 13 日发烧、咽痛、颈淋巴结肿大，用西药 20 天发烧不退，体温高达 39℃，经检查：血白细胞 2.3～5.8×10⁹/L，血沉 25～40mm/h，免疫球蛋白增高，B 超显示：脾肿大，淋巴活检诊断为"坏死性淋巴结炎"。用增效联磺等多种抗生素药物无效，后加服强的松，体温降至正常而出院。迄今 4 年中，反复发病 6 次，第 3 次发病时，颊、肘、膝及踝关节处出现红色斑块，周围皮肤瘙痒，轻度压痛，渐次泛发全身。多发于春秋季节，每次发病发烧迁延 30～40 余天。此次发病体温高达 40℃，颈部淋巴结肿大、压痛，咽痛，烦躁，肢体酸痛，全身泛发红色斑疹，以扶他林等西药治疗 10 天，体温仍徘徊在 38～40℃之间，咽充血红肿，大便不爽，神疲乏力，舌红绛、苔黄腻，脉滑数。证为邪毒深伏营分，蕴而化热，治宜清营解毒，透邪分消。方用四妙勇安汤合升降散加味。

处方：银花 30g、玄参 15g、赤芍 15g、甘草 12g、焦大黄 5g、蝉衣 5g、僵蚕 10g、露蜂房 8g、姜黄 10g、黄连 6g、连翘 12g、炒山栀 10g、白花蛇舌草 15g、豆豉 15g、天花粉 15g。

服药 3 剂，体温降至正常，肢体痛楚缓解，精神好转，皮疹红斑变淡，舌质绛腻苔减，脉数。营分邪热，分消透达，病已大减。守方继服 7 剂后，未再发烧，皮疹斑块已退，淋巴结已小，精神渐好，咽稍充血，有汗微烦，口渴欲饮，舌红苔薄黄少津，清解余邪。方用四妙勇安汤合竹叶石膏汤化裁。

处方：银花 15g、玄参 12g、赤芍 10g、生甘草 8g、竹叶 6g、生石膏 15g、沙参 12g、麦冬 12g、花粉 12g、浙贝 10g。服 5 剂后诸症消失。1995 年 8 月复发，依法单服中药，很快就康复。

按：坏死性淋巴结炎。毒火内蕴，潜伏难净，屡次犯病，高烧咽痛，身发红色斑块，先用四妙勇安汤合升降散，服 3 剂烧退。余热阴伤，则用四妙勇安汤减轻用量合竹叶石膏汤而效。第二年复发，服首方 3 剂即愈，多年追访再未复发。

案 2：韩某，男，13 岁。1995 年 4 月 9 日初诊。患儿发热 40 余日，体温 38℃ 以上，入住某医院诊为"泛发性淋巴结增生"。经中西药治疗，效果不显，体温仍 38.7℃，精神疲惫，右侧颈淋巴组织肿大且有压痛，咽部疼痛，舌红苔白微黄，脉细数。证为邪毒蕴结少阳，痰热相搏为患，治宜清热解毒，化痰散结。方用四妙勇安汤合小柴胡汤化裁。

处方：银花 15g、玄参 10g、当归尾 6g、赤芍 10g、柴胡 18g、黄芩 12g、法半夏 10g、蝉衣 4g、僵蚕 8g、全蝎 3g、浙贝 8g、连翘 10g、山栀 8g、夏枯草 8g、胆星 6g、生牡蛎 20g、生甘草 6g。

药后体温渐降，第 5 天已正常，精神转佳，咽痛已消，淋巴结尚肿大，舌尖红苔薄黄少津，脉细数。上方去当归、全蝎，加天花粉 10g、沙参 10g。继服 5 剂，淋巴结渐见缩小，又以四妙勇安汤合竹叶石膏汤加减调治，康复上学。

按：泛发性淋巴组织增生症。病在颈侧，故邪毒痰热蕴结少阳，用四妙勇安汤合小柴胡汤加减，且用蝉衣、僵蚕之虫类药驱风化痰、解毒散结，亦取用瘰疬常用有效之药如：夏枯草、浙贝母、牡蛎等，疗效满意。

案 3：王某，女，38 岁。1994 年 10 月 12 日初诊。发烧 1 个月缠绵不退，体温 38℃ 左右，全身大小关节疼痛，活动受限，颜面浮肿，小便短少，夜寐多梦，食欲欠佳，大便不畅。血沉 45mm/h，诊断为"急性风湿热"，曾服西药抗风湿药及激素未能控制发热。舌红苔薄黄腻，脉滑数。证为湿热蕴滞经络，邪毒羁留为患。治宜清热利湿解毒，活血通络止痛。方用四妙勇安汤合四妙散化裁。

处方：银花 30g、玄参 15g、当归 15g、生甘草 12g、黄柏 8g、生薏苡仁 18g、川牛膝 10g、防己 10g、威灵仙 15g、土茯苓 15g、木瓜 10g、虎杖 15g、全蝎 4g、穿山甲 8g、细辛 3g、白芷 12g、没药 5g、元胡 15g。

服 7 剂后发热渐退，关节疼痛已止，可自行前来就诊，舌红苔退，脉细数。守方加生黄芪 15g。半个月后，肢体活动自如，诸症皆除，血沉正常，恢复工作。

按：急性风湿热。发热一月不退，血沉快，关节剧痛，已用激素而不能控制病情，取四妙勇安汤合四妙散加味而效，其中虎杖、全蝎、穿山甲亦甚为要药。

案4：张某，男，64岁，住院号：064086。病人以发热半个月为主诉于1998年5月22日9时入院，病人为地质工作者，长期野外作业，既往有风湿性关节炎病史，本次发病缘于受凉，症见恶寒，发热，体温在38℃左右，以午后为重，发热时后背部有双手掌大小范围出冷汗，伴肢体酸痛，咽痒，阵发性干咳，以晨起为重，纳可，寐欠安，大便干，每日一行，小便黄，舌质暗红，舌底脉络色红赤，苔薄黄腻，脉弦，右寸浮。查体：T：38.8℃，P：80次/分，R：23次/分，BP：18/11kPa。扁桃体充血肿大，心、肺、腹物理检查无异常，神经系统检查无异常。实验室检查：血常规：血红蛋白12.5g/L，红细胞$4.34×10^{12}$/L，白细胞$8.3×10^9$/L，中性粒细胞76%，淋巴细胞24%；血沉110mm/h；抗链"O"（-）；类风湿因子（-）；C-反应蛋白41.2Hg/dl；补体C_3 0.84g/L；免疫球蛋白G 11.1g/L，免疫球蛋白A 1.03g/L，免疫球蛋白M 0.87g/L；嗜伊红细胞计数$6×10^8$/L；肺CT示：局限性肺气肿；X线双膝关节相：双膝关节轻度骨质增生；心电图示：窦性心律，完全性右束支传导阻滞。

入院后中医治以祛风除湿通络，西医予以非甾体类抗炎药口服，病人体温居高不下，体温37.5～39.2℃，且逐渐出现双手指关节、双膝关节红肿疼痛，活动受限，本院风湿科及协和医院会诊考虑为"急性风湿热"，予以对症治疗仍无效，1998年7月3日遂请余会诊，病人已发热56天，热前恶寒，每日体温波动在37.5～39.2℃之间，午后热甚，高热持续时间渐延长，偶有不用药热可自退，背凉、出冷汗，周身关节酸痛，双手、膝关节痛甚红肿，活动受限，口干，纳差，大便欠畅，小便黄，舌质暗红，苔薄微黄腻，脉沉弦而滑，综合四诊所见，结合病史，证属寒湿郁而化热，湿热阻滞经络，邪毒羁留已久，瘀血阻络。治以清热利湿解毒，活血宣痹通络。

处方：银花18g、玄参15g、当归12g、桔梗10g、全蝎4g、虎杖15g、土茯苓15g、白花蛇舌草15g、防风10g、生黄芪18g、赤芍12g、蝉衣5g、僵蚕10g、片姜黄10g、栀子10g、生甘草10g、木瓜10g、防己10g。5剂，水煎2次，分3次服。嘱患者慎起居、避风寒。

服1剂后，体温开始下降，5剂后体温很少超过37.5℃且发烧时间很短，双手指关节、膝关节疼痛明显减轻，局部红肿基本消失，背部寒冷范围缩小，口干消失，舌淡暗，苔薄黄，脉沉细，守方加炮穿山甲8g，5剂。服2剂后体温降至正常，诸症俱减。嘱续服7剂，病情稳定。

7月20日复查：血常规：血红蛋白13.1g/L，红细胞$4.24×10^{12}$/L，白细胞$5.4×10^9$/L，中性粒细胞61%，淋巴细胞39%；血沉20mm/h；补体C_3 0.64g/L；C-反应蛋白正常；抗链"O"（-）；类风湿因子（-）。其后宗上方随证加减，临床症状消失,各项化验指标均正常,于 8 月 21 日痊愈出院。

按:此患者住院 40 余日,中西医结合治疗尚未见疗效且病情加重,余会诊拟用四妙勇安汤清热解毒,活血宣痹,合黄芪赤风汤以调畅气血;合升降散加减升清降浊,逐秽祛邪;加全蝎、炮穿山甲搜剔通络,逐邪解毒;虎杖、白花蛇舌草、土茯苓解毒抗风湿更可提高疗效。

案 5:王某,男,14 岁。1995 年 1 月 3 日初诊。扁桃体炎反复发作已数年。近发烧,咽痛,流涕,经服抗生素和输液治疗 5 天,体温 37.5～40℃。扁桃体Ⅲ°肿大,咽痛甚剧,入夜先寒后热,口苦心烦,耳发堵作痛。舌红苔薄黄,脉细弦数。证为热毒内郁于咽,兼犯少阳之经。治宜透邪利咽,和解清热为法。方用四妙勇安汤合栀子豉汤加柴芩化裁。

处方:银花 18g、玄参 12g、当归尾 6g、桔梗 10g、生山栀 10g、淡豆豉 10g、柴胡 10g、黄芩 10g、僵蚕 8g、蝉衣 4g、荆芥 6g、生甘草 8g。

服 1 剂后夜间体温即降至 37.5℃,3 剂后体温正常,咽痛基本消失。即用四妙勇安汤加桔梗、射干调治。

按:扁桃体炎。四妙勇安汤为治四肢末端脱疽之方,然加桔梗、蝉衣、僵蚕,即可治发热咽痛、扁桃体炎;桔梗载药上行,咽喉红肿必夹风火,故加蝉衣、僵蚕祛风解毒。

案 6:闫某,女,64 岁。1994 年 8 月 15 日就诊。患者素有下肢静脉曲张,一周前脚气严重感染,两脚红肿甚剧,不能穿鞋,两脚底有溃破多处,痛不能履地,伴有发烧,每日体温 38℃左右,下午较重,腹股沟淋巴结肿大。先于西医院用多种抗生素未效而日重。继之,中医外科加服龙胆泻肝汤加味,两天尚未见明显效果。后经介绍前来找我治疗,症见胃纳减少,大便不爽,形体不衰,精神尚可,脉濡数,舌红苔黄腻,乃湿热下注,血脉瘀滞。拟解毒、利湿、化瘀通络。嘱停西药,禁鱼虾发物,宜吃冬瓜、苦瓜、赤小豆。

处方:银花 30g、玄参 18g、当归 10g、生甘草 12g、黄柏 10g、薏苡仁 15g、土茯苓 15g、苍术 10g、木瓜 10g、穿山甲 8g、川牛膝 10g、败酱草 15g。

服 1 剂药体温见降,脚红肿明显减轻;3 剂体温已正常,脚溃疡趋愈合,能穿鞋而行,下肢肿胀已轻;服药 1 周康复。

按:脚气感染。下焦多湿,肿胀沉重为湿邪之表现;然红肿热痛为火毒,火毒依附于湿,不除湿邪则火毒难消,故用四妙勇安汤解火毒利血脉,合四妙散加土茯苓利湿而协助解毒,毒解湿祛而速愈。

案 7:蔡某,女,57 岁,1998 年 8 月 25 日初诊。患者 1 年前感寒后出现恶寒,头身疼痛,轻咳,自服感冒药而缓解。其后渐感四肢倦怠,肌肉酸痛;间断性咳嗽,其间曾因咳嗽加重在某医院拟诊为"肺炎"予抗生素、激素等药物治疗,病情一度减轻。自今年 3 月份,上述症状加重,并出现持续性发热,体温波动在 37.3～38.8℃之间，偶高达 39～40.5℃，四肢极度酸软，于 1998 年 5 月 6 日住入北京某医院诊治，经血清酶学，血沉，肌电图，24 小时尿肌酸及皮肤肌肉活检等多项有关检查，并经协和医院会诊，最后确诊为"多发性肌炎、肺间质纤维化、出血渗出性胃炎、泌尿系感染、双下肺炎、完全性右束支传导阻滞、左前分支传导阻滞"等，遂经大量皮质类固醇激素，免疫抑制剂（环磷酰胺等）抗炎，营养支持和对症等综合治疗 3 月余，病情日趋加重，体质渐趋衰竭，热势有增无减，自动出院而遂于 1998 年 8 月 25 日请余诊治。

患者慢性衰竭貌，精神萎靡，体倦懒言，语声低微，近半个月体温波动在 38～39.8℃之间，声音嘶哑，自汗盗汗，心慌，胸闷，呼吸微弱，面色紫暗，咳嗽，夜间尤重，上肢抬举屈伸困难，下肢软弱不能站立，呻吟不止，难受不可名状，虚烦昼夜不能眠，纳呆厌食，形体消瘦，持续发热，已达 5 个月，临诊时体温 39.2℃，舌质暗红，苔薄微黄而腻，脉沉弦微滑，证乃邪毒郁闭已久，营卫气血脏腑经络受损，邪毒尚甚而正气已衰，故治当扶正宣痹，透邪解毒，内外分消，升清降浊。

处方：银花 30g、玄参 18g、当归 15g、生甘草 15g、炮穿山甲 8g、全蝎 4g、生黄芪 18g、防风 10g、赤芍 10g、蝉衣 5g、僵蚕 10g、桔梗 10g、浙贝母 10g、杏仁 10g、厚朴 8g、栀子 10g。5 剂，水煎 2 次，分 3 次服。

8 月 30 日复诊：服上方 3 剂后热退，近两日体温平稳，咳嗽、胸闷略有改善，能进少量清淡饮食，精神已有好转，并能自诉病情，对病情充满希望，但仍感胸憋，咳痰黏滞不爽，故守方加全瓜蒌 15g。6 剂。

9 月 5 日三诊：药后诸症均有所改善，体温平稳，近日仅晨起咳少量白色泡沫样痰，便溏，每日 5～6 次，小腹不适，尿道微有灼热感，胸脘痞闷，口中黏腻，舌质暗红，苔白而垢腻，脉细数而滑。用四妙勇安汤合柴胡达原饮加减。

处方：银花 18g，玄参 15g，当归 12g，炮穿山甲 8g，全蝎 4g，柴胡 12g，厚朴 8g，槟榔 8g，草果 6g，蝉衣 5g，僵蚕 8g，栀子 10g，六一散（包）10g，连翘 12g，杏仁 10g，土茯苓 15g。5 剂，水煎 2 次，分 3 次服。

9 月 10 日四诊：体温平稳，小便灼热感消失，咳嗽、胸闷、气短均减，食欲增加，出汗较前亦减，大便每日 5～6 次，尚不成形，舌质如前，而腻苔大减。上方去栀子，加黄连 6g。7 剂。

9 月 17 日五诊：近日精神好转，自汗盗汗减轻，自感四肢较前有力，能在屋内自己行走，睡眠转安，大便尚不成形，次数偏多，泻下黄色稀便，时感腹部隐痛，舌质暗红，苔薄白腻，脉细数。上方去杏仁，加焦山楂 15g。5 剂。

10 月 22 日六诊：体温平稳，身有微汗，全身酸楚疼痛已轻，咳嗽胸闷大减，已能安睡，饮食皆增，大便次数偏多而欠爽，阴部散在数个小疖肿，用四妙勇安汤合四妙丸加防风、全蝎、土茯苓治疗观察。

　　按：本例西医已确诊为"多发性肌炎"，住院综合治疗已达数月有余，病情日趋恶化，高热5个月，持续不已，精气日衰，精神萎靡，病已垂危，本院职工介绍求诊，给予上述中药治疗，不仅使顽热速退，且诸症随之皆获明显改善，现病情稳定之中渐趋好转。可见，中医只要辨证准确，投药得当，无论是外感热病，还是内伤杂疾；不论是西医易治之病，还是西医较为棘手的少见疑难病证，只要辨证准确，用药精当，就能获得满意疗效，显示了中医在治疗危急重症中有着广阔的前景。

第三节　小柴胡汤的临床应用

　　柯韵伯喻小柴胡汤为"少阳枢机之剂，和解表里"之总方。《伤寒论》第98条："伤寒五六日，中风，往来寒热，胸胁苦满，默默不欲饮食，心烦喜呕，或胸中烦而不呕，或渴，或腹中痛，或胁下痞硬，或心下悸，小便不利，或不渴，身有微热，或咳者，与小柴胡汤主之。"小柴胡汤是和解少阳、益气扶正的名方。用于伤寒邪在少阳，少阳之为病，口苦、咽干、目眩也。

　　小柴胡汤证其发生的主要机制是邪结胁下，阳气出入的枢机不利，以往来寒热为特点。薛伯寿教授认为：方中参、枣、草三药合而调脾，为"见肝之病，当先实脾"的具体应用，针对血弱气尽的病机而设，柴胡、生姜辛散以解外，黄芩、半夏之和中，方中既有柴胡、黄芩之凉，又有半夏、生姜之温，既有参、枣、草调脾，又有半夏、生姜之降逆和胃，柴胡、黄芩清少阳之邪，故为和解之剂。少阳为枢，和则不争，和则顺达。小柴胡汤，"和"在治则，扶正又驱邪，升达少阳生气，疏解气郁，解郁调气而利升降之枢，从而达到运转表里，斡旋升降，布达气血，阴阳自调之功。

　　论中第101条："伤寒中风，有柴胡证，但见一证便是，不必悉具。凡柴胡汤病证而下之者，若柴胡证不罢者，复与柴胡汤，必蒸蒸而振，却复发热汗出而解。"本条柴胡汤证误用下法，正气受挫，柴胡证尚未变，复用柴胡汤，可蒸蒸而振，战汗而解，这反映的是正邪交争，正胜邪退，这正是小柴胡汤枢转作用的体现。

　　薛伯寿教授在治疗外感病初起时运用小柴胡汤极多，其渊源来自于对《伤寒论》条文的深刻认识。他认为"但见一症便是"其一症必是少阳病代表性主症之一。《伤寒论》第5条所示"伤寒二三日，阳明少阳证不见者，为不传也"。结合第4条若"颇欲吐"则可为传少阳，此处"颇欲吐"即为少阳主症之一。伤寒有"呕而发热者小柴胡汤主之"的条文。在灵活运用小柴胡汤的同时，薛伯寿教授也强调用小柴胡汤时要严格掌握其适应证，《伤寒论》189条"阳明中风，口苦，咽干……"中也有口苦、咽干，但如用小柴胡汤则药不对证。因此不应随意但见一证便用,要记住蒲辅周先生有"和而勿泛"之训。

仲景在《伤寒论》中所论述的小柴胡汤之功用甚广,迥非少阳一病所能概括。长期以来,《伤寒论》教材将小柴胡汤证列为少阳病主方,方剂学无一例外地将其归入和解剂并作为少阳病首方加以介绍,其实这是违背仲景之原意,更有碍于小柴胡汤诸多功用之发挥。薛伯寿教授常引用冉雪峰先生云:"太阳有柴胡证、柴胡方,阳明亦有柴胡证、柴胡方"(《冉注伤寒论》),认为太阳病、阳明病在其发展过程中,皆可有小柴胡汤证,不应将小柴胡汤视为少阳病的专用方,理解明白此理,方能灵活运用此方。

细读《伤寒论》中有关小柴胡汤证治的条文主要有 17 条(条文序依据明·赵开美本,下同),从其条文位置分析:太阳篇最多,共 11 条(37、96、97、99、100、101、103、104、144、148、149),阳明篇 3 条(229、230、231),少阳病篇 1 条(266),厥阴病篇 1 条(379),辨阴阳易差后劳复病篇 1 条(394);《金匮要略》中有关小柴胡汤证治的条文主要有 3 条,分别在黄疸病脉证并治篇 1 条(21),呕吐哕下利病脉证并治篇 1 条(15),妇人产后病脉证并治篇 1 条(2)。故小柴胡汤能治少阳病,但小柴胡汤证不都属于少阳病。从上述小柴胡汤分布情况看,足以说明,无论太阳、阳明、少阳、厥阴病,还是各科杂症等,凡见小柴胡汤证皆可使用之。小柴胡汤之证治,上可及于头目,中可见于胸腹,下可达于血室、膀胱,外可解太阳之表,内可和阳明之里,涉及内、外、妇、儿各科。小柴胡汤既有和解少阳,疏利三焦,通达上下,宣通内外之功;又有疏肝利胆、调和脾胃、开郁通便、理血散结之用。

正如唐容川言:"此方乃达表和里,升清降浊之活剂。人身之表,腠理实营卫之枢机。人身之里,三焦实脏腑之总管。惟少阳内主三焦,外主腠理。论少阳之体,则为相火之气,根于胆腑;论少阳之用,则为清阳之气,寄在胃中。方取参、枣、甘草以培养其胃,而用黄芩、半夏降其浊火,柴胡、生姜升其清阳。是以其气和畅,而腠理三焦,罔不调治。其有太阳之气陷于胸前而不出者,亦用此方,以能清理和中,升达其气,则不结而外解矣。有肺经郁火,大小便不利,亦用此者,以其宣通上焦,则津液不结,自能下行。肝经郁火,而亦用此,以能引肝气使之上达,则木不郁,且其中兼有清降之品,故余火自除矣。其治热入血室诸病,则犹有深义。人身之血,乃中焦受气,取汁变化而赤,即随阳明所属冲任两脉,以下藏于肝,此方非肝胆脏腑中之药,乃从胃中清达肝胆之气者也,胃为生血之主,治胃中,是治血海之上源,血为肝之所司,肝气既得清达,则血分之郁自解。是正治法,亦是隔治法,其灵妙有如此者。"(《血证论》)唐氏此论,可谓深明经义,对于扩大小柴胡汤之使用范围,很有借鉴价值。

以变方八法疗发热为例介绍临床如何灵活多方与小柴胡汤合用,变通加减来提高疗效。

案1：和解少阳，理气散热疗发热。

汪某，女，51岁，2009年2月6日初诊。患者长期工作紧张，心情欠佳，面部多发痤疮，易外感。3天前发热，体温38.5℃，口干苦，急躁易怒，怕冷，头痛伴周身关节疼痛，纳呆食少，二便尚可。舌质暗，苔白腻，舌体胖大。脉寸浮关弦。血常规正常。证属风寒外感，肝郁气滞，治以宣散和解。小柴胡汤合香苏散加减化裁。

处方：柴胡15g、黄芩10g、法夏9g、苏叶10g、香附10g、陈皮8g、茯苓10g、荆芥穗8g、防风10g、羌活10g、川芎10g、细辛3g、生甘草10g、生姜4片、连翘12g。5剂。

2月10日二诊：服药1剂得微汗，头痛关节疼痛大减，体温下降，口干苦已微，纳增；3剂后热退，身起皮疹，续以疏肝解郁兼以祛风，逍遥散加蝉衣、防风、白蒺藜调治而愈。

按：患者先有情志内伤，而复外感，故予小柴胡汤去人参、大枣之滋腻合香苏散疏肝理气解表，后用逍遥散加味调理而安。

案2：和解少阳，祛暑解表疗发热。

李某，女，41岁，2009年8月18日初诊。2天前自觉精神差，周身乏力，夜间出现发热，体温37.3℃，昨日体温38℃，就诊我院查血常规正常，胸片示：右下肺支气管周围炎。鼻塞咽痛，胸憋，尚未咳嗽，怕风，无汗头晕，关节痛，全身酸楚，烦急，夜寐不安，纳食不香，口苦，稍有恶心，右耳后颈部淋巴结疼痛较重，大小便调，月经将临，舌质暗，苔薄黄，脉浮数。证属暑湿郁闭，三焦失和。治以和解少阳，辛凉芳化。小柴胡汤合新加香薷饮加减。

处方：香薷6g、厚朴9g、银花15g、连翘10g、扁豆花10g、柴胡15g、黄芩10g、法半夏9g、太子参10g、生姜4片、大枣20g、益母草10g、防风10g、蝉衣3g。7剂。

8月25日二诊：服上方2剂后，周身有汗，发热逐渐平稳消退，4剂后体温恢复正常，鼻堵、咽痛、胸憋、关节疼痛随之消失，出现咳嗽痰多，尚有心烦，恶心，偶有耳鸣，耳后淋巴结疼痛已减，用小柴胡汤、桑杏汤加减而愈。

按：患者应用新加香薷饮、小柴胡汤加减以达祛暑解表，清热化湿，和解少阳。服药后表邪得解，体温恢复正常，咳嗽痰多，予小柴胡汤合桑杏汤加减收功。

案3：和解少阳，疏风清热疗发热。

李某，男，4岁，2008年3月30日初诊。患儿平素体质较弱，上托儿所后极易生病，入冬以来尤为突出，近2个月几乎每周生病一次。初起为咽痛，继而出现发热，每次都要到儿童医院输液应用抗生素及退热治疗。1周前，患儿再次外感，咽痛、发热，体温最高达39.7℃，就诊儿童医院，查血常规：白细胞升高，应用静脉头孢类抗生素及退热药物治疗，用药后汗出，体温可下降到37～38℃之间，但5～6小时后体温再次升高，至今已1周，伴咽痛、晨起轻咳，少量白痰，胸胁胀满，纳食减少，小便调，大便稍干。舌质红，苔腻根部尤甚，色稍黄。脉寸滑。望其发黄少泽，口唇嫩红，咽峡色红充血，扁桃体Ⅱ度肿大。证属初春感受外邪，肺失宣肃。拟和解少阳，疏风清热。小柴胡汤合桑菊饮加减。

处方：柴胡8g、黄芩6g、法夏6g、太子参6g、桑叶6g、杏仁8g、桔梗6g、前胡6g、蝉衣3g、紫菀6g、防风6g、枇杷叶6g、乌梅1枚、生姜2片、大枣4枚。7剂，水煎150ml，日分3服。

随访：3剂药后，发热逐渐减退，咳嗽咳痰明显减少，7剂而愈。

按：时令外邪袭肺，应用小柴胡汤和桑菊饮加减，和解少阳，利枢机，疏风清热，止咳痰，少阳枢机通利，肺卫之邪宣泄而愈。

案4：和解少阳，消积导滞疗发热。

申某，女，4岁4个月，2008年10月14日初诊。患儿3天前晨起，咽部不适，午后逐渐发热，夜间体温最高达39.5℃，予以小儿感冒冲剂、板蓝根冲剂治疗，发热不退，服用解热镇痛剂后大汗出体温下降，移时复热。胃胀不欲食，食则欲吐，大便三日未行，无喷嚏，无流涕。舌质红，舌苔黄腻，脉滑数。查血常规：白细胞3.4×10^9/L，中性粒细胞77%。证属外感夹食积。治以和解少阳，消积导滞。大柴胡汤加减。

处方：柴胡12g、黄芩6g、半夏6g、白芍10g、枳实6g、酒大黄6g、生姜2片、大枣15g、厚朴6g、蝉衣3g、木香5g、槟榔6g、连翘8g、焦三仙各10g。3剂。

10月18日二诊：1剂后大便即下，发热有所减退，未再服用解热镇痛西药，体温降至37～38℃；2剂后，仅午后体温37.2℃，现体温已正常，纳食量少，咳嗽，唇红，手心热，大便通畅。继以桑菊饮加减而愈。

按：外邪袭表，发热不退，兼食积中阻，胃胀不欲食，食则吐，大便数日未行，用大柴胡汤加木香、槟榔、焦三仙加减，大便已通畅，发热除，食积消。正如吴又可《瘟疫论》："太阳中风，表症未罢，如少阳并入胃，以大柴胡和表里而治之"。

案5：和解少阳，通腑解毒疗发热。

胡某，女，63岁，2009年1月13日初诊。平素喜肉食，一直大便偏干，间断服用通便药物。1个月前出现腹胀，纳呆，进食较少且体重下降，旋即发热，伴小腹部胀痛窜痛，右少腹为重，体温高达38.9℃，无鼻塞、咳嗽等外感症状，就诊当地医院查血常规：白细胞14.0×10^9/L，一直应用头孢类抗生素治疗，期间白细胞最高达20.0×10^9/L，经抗炎治疗后发热不退，体温波动在37～38℃之间，纳呆，小便调，大便干，2～3日一行。舌质红，苔白稍黄，脉弦滑数。就诊时复查血常规正常，血糖 6.78mmol/L，血沉 120mm/h，C- 反应蛋白 143.4mg/L。腹部 CT：肝右叶楔形低密度影，考虑局限性外伤性肝坏死，盆腔少量积液。证属邪郁肝胆，郁久化毒。治以和解通泄，泄热解毒。大柴胡汤合四妙勇安汤加减。

处方：柴胡 15g、黄芩 10g、半夏 9g、白芍 10g、枳实 8g、酒军 6g、银花 18g、玄参 15g、当归 12g、生甘草 8g、炙甘草 8g、红藤 15g、败酱草 15g、冬瓜仁 12g、赤芍 10g、丹皮 8g、生姜 3 片、大枣 8 枚。6 剂。

1 月 20 日二诊：服用上方后，体温明显下降，并相对稳定，波动在 36.8～37.3℃之间，腹痛及右侧少腹痛已明显缓解，大便已通，守方治疗诸症消失。

按：胃肠蕴毒积热，发为肠痈，邪毒羁留，发热不退。予以大柴胡汤与四妙勇安汤加红藤等而获效。

案 6：和解少阳，升清降浊疗发热。

赵某，男，11 岁，2008 年 11 月 21 日初诊。二周前外感，发热，咳嗽，体温高达 39℃，就诊儿童医院，检查胸片"肺炎"，持续发热，夜间咳嗽加重，影响睡眠，用阿奇霉素治疗一周，间断用解热镇痛药，用西药后身起皮疹，色红散发四肢。现仍发热，昨日体温最高达 38.6℃，午后为重，夜间服用退热药汗出较多可暂时热退，咽痒，咳嗽，夜间加重，咳嗽时连及腹痛，口渴，饮水量少，纳食减少，小便可，大便干 2 日一行，肛门热感。舌质红，苔腻微黄，舌尖可见红点，脉浮滑。两肺呼吸音增粗，未及干湿性啰音。查血常规正常，C- 反应蛋白正常。证属外邪侵袭，肺闭热壅。治以宣清肺胃，千金苇茎汤、三拗汤加减。

处方：冬瓜仁 10g、生薏苡仁 12g、桃仁 8g、芦根 15g、桔梗 8g、鱼腥草 15g、炙麻黄 6g、杏仁 8g、黄芩 15g、连翘 10g、栀子 8g、淡豆豉 10g、生甘草 6g。7 剂，水煎取汁 300ml 日分 3 服。

11 月 28 日二诊：药后大便畅，体温下降，咳嗽减轻，近耳内作痛，耳堵，鼻堵。前方药后肺闭得开，肺之壅热得散，耳内痛，耳堵为少阳有郁火，拟用小柴胡汤合升降散加减和解少阳，升清降浊。

处方：柴胡 10g、黄芩 8g、法夏 8g、薄荷 6g、蒲公英 10g、栀子 8g、桔梗 8g、蝉衣 4g、僵蚕 6g、姜黄 6g、酒军 3g、胆南星 6g、防风 6g、浙贝 8g、枇杷叶 8g、连翘 10g。7 剂。药后热退、咳消、便畅、纳增、听力恢复正常。

按：肺闭痰火，方用三拗汤开肌表，宣肺闭，千金苇茎汤加鱼腥草、黄芩清泄肺热，使肺气得宣，热退、咳减。少阳风火，用小柴胡汤和升降散加减，内含清心凉膈散之意。使少阳枢机得畅，三焦风火分消，邪去而三焦通利而愈。

总之，仲景于小柴胡汤方后注文中所列七个加减变化之法，乃举例而言，示人以法，旨在说明小柴胡汤可随证加减。《伤寒论》中柴胡加芒硝汤、柴胡加龙骨牡蛎汤、柴胡桂枝干姜汤、柴胡桂枝汤、大柴胡汤等诸方,当是仲景对小柴胡汤灵活运用之举隅。后世的柴胡陷胸汤、柴平煎、柴胡建中汤、柴芩温胆汤等方,亦是师仲景法而成。

少阳枢机,为邪之入里必经门户,大小柴胡汤为仲景名方,表里同治,或补或清,或疏散,或补益,或兼清,或兼泄,发热之病,谨守少阳枢机之门。仲景有小柴胡汤合桂枝汤证,为和解兼表散,薛伯寿教授活用则有小柴胡汤合五苓散、或加苏叶、香附,或加荆芥、防风,或加桑叶、菊花,或加银花、连翘,或加香薷藿香等,同时因病而灵活选用;仲景大柴胡汤证可加大黄,为和解兼泄里,则有柴胡剂合用清心凉膈散,或合凉膈散,或合用升降散等。故继承仲景少阳病,谨守大小柴胡汤之法,临床随证圆机活法,发扬推广运用可取得好的疗效。

第四节 黄芪赤风汤的临床应用

黄芪赤风汤一方,源于清·王清任《医林改错》,原书"黄芪二两、赤芍一钱、防风一钱,用于瘫腿,诸疮诸病。如治诸疮诸病,或因病虚弱,服之皆效,此方治诸病皆效者,能使周身之气通而不滞,血活而不瘀,气通血活,何患疾病不除。"本方配伍严谨,方小力专。

《神农本草经》记载黄芪:"味甘微温。主痈疽久败疮,排脓止痛,大风、癞疾、五痔、鼠瘘,补虚,小儿百病",可补中益气、固表敛汗、利水消肿,用于治疗气虚乏力,中气下陷,表虚自汗等;赤芍:"味苦平。主邪气腹痛,除血痹,破坚积寒热、疝瘕,止痛,利小便,益气。"能清热凉血,活血化瘀,主治疝瘕积聚、腹痛、胁痛、衄血、血痢、肠风下血、目赤、痈肿、跌扑损伤;防风:"味甘温,无毒。主大风,头眩痛,恶风风邪,目盲无所见,风行周身,骨节疼痛烦满,久服轻身"。

薛伯寿教授深刻领悟王氏制方之意,认为黄芪益气走表,防风祛风走表,两药相配益表之气,祛表之风,固表之卫;赤芍入营、养营,凉血活血通络;三药相配益气固表,调和营卫,祛风养营通络。临床用于表气虚,卫表不固,营分瘀热,络脉不通,营卫不和之证。拓展该方的应用范围,临床将该方适当加减,灵活运用于多种疾病,其中不少伴有发热一证。现仅举数例,以窥全豹。

案1:张某,女,60岁。1981年1月20日初诊。1周前双小腿外侧出现大片对称性结节红斑,伴灼热、瘙痒。曾用西药治疗无效,故求治于中医。现双小腿外侧大片对称性结节红斑,斑片高出皮肤,界限清楚,压之不退色,伴灼热、瘙痒。颜面、下肢轻度浮肿,心烦,纳呆,夜寐欠安,大、小便尚调。舌尖红，苔黄腻，脉弦滑数。中医诊断为瓜藤缠，证属湿热毒结聚，气血瘀阻。治以益气活血通络，清热解毒利湿。选用黄芪赤风汤合仙方活命饮加减。

处方：生黄芪 15g、赤芍 9g、防风 6g、黄柏 6g、生薏苡仁 20g、土茯苓 15g、连翘 12g、白芷 5g、制乳香 5g、制没药 5g、忍冬藤 12g、穿山甲 12g、蒲公英 15g。5 剂。

1 月 25 日二诊：上方服 2 剂后，红斑及灼热感明显减轻。4 剂后，结节红斑基本消失。舌质正红，苔退，脉弦细。药合病机，上方适当调整。

处方：生黄芪 15g、赤芍 9g、防风 6g、连翘 9g、土茯苓 15g、生薏苡仁 15g、忍冬藤 15g、制乳香 5g、制没药 5g。5 剂。停药观察半年余，未复发。

案 2：王某，女，59 岁。1980 年 11 月 15 日初诊。1 个月前无明显诱因出现发热，先恶寒后发热，体温 39℃左右。起病时曾在当地医院检查血常规：白细胞总数在正常范围；尿常规：有白细胞及脓球。但无尿频、尿急、尿痛等症状。前医按泌尿系感染治疗，寒热往来不除，体温仍在 37.5～38.6℃之间。四肢结节性红斑，大小不等，色紫暗，按之不退色，时有灼热、瘙痒，按之疼痛。精神疲困，关节酸痛，胸闷，纳呆，恶心，口渴喜饮，夜寐不安，烦躁，大便不畅，日一行，小便调。查血沉 50mm/h；血常规：白细胞 10×10^9/L，中性粒细胞 78%、淋巴细胞 22%；尿常规：蛋白(+)，白细胞 0～1/HP，上皮细胞 1～2/HP。舌质略红，苔黄腻，脉滑数。西医诊断为结节性红斑。中医辨证属湿邪内蕴郁久化热，治以和解分消，凉血解毒。选用小柴胡汤合三仁汤加减。

处方：柴胡 9g、黄芩 6g、法半夏 6g、生薏苡仁 15g、厚朴 6g、杏仁 6g、枳壳 6g、蒲公英 15g、白蔻 5g、滑石(包煎)10g、通草 6g、连翘 12g、玳瑁 10g、赤芍 9g。4 剂。

11 月 19 日二诊：药进 4 剂，大便解出黄黏之物，小便转畅，精神好转，纳增，白天体温正常，唯夜间尚有低烧，四肢结节红斑尚未明显消退。舌质红，苔退，脉滑数略缓。辨证为瘀热互结，正气已伤。治以益气和营，解毒逐秽。

处方：生黄芪 20g、赤芍 15g、防风 6g、制乳香 5g、制没药 5g、夏枯草 15g、生薏苡仁 20g、土贝母 9g、土茯苓 12g、连翘 12g、玳瑁 9g。3 剂，水煎服，日 1 剂，分 2 次温服。

药后，红斑、肿痛渐见消减。效不更方，继进 7 剂。红斑消散，夜间低烧已除，神爽、食增而愈。

案 3：李某，女，67 岁。1980 年 10 月 3 日初诊。主诉：双小腿红斑反复发作 1 年，加重 2 周。去年 10 月上旬，因受凉而出现恶寒、发热，两天后出现两小腿多处结节红斑，渐成片，踝关节肿大，活动受限。就诊于当地医院，诊断为"结节性红斑"。先用青霉素治疗半月余，发烧渐退，但小腿红斑此起彼伏，始终未愈。查抗链"O"正常，血沉 30mm/h。续服消炎痛、阿司匹林治疗，疗效不显。遂请中医治疗。近 2 周来病渐加重,两小腿起深红色直径 5～7cm 的红斑多处,按之疼痛,踝关节肿甚。纳呆,夜寐欠安,大、小便尚调。望之形体衰弱,活动不利,生活不能自理。舌胖暗红,苔腻微黄,脉沉细滑。辨证属湿热夹瘀,蕴结于下。治以益气活血通络,清热解毒利湿。

处方:生黄芪 20g、赤芍 9g、防风 6g、连翘 12g、制乳香 4.5g、制没药 4.5g、土茯苓 12g、牛膝 6g。5 剂。水煎服,日 1 剂,分 2 次温服。

10 月 10 日二诊:药后结节红斑渐消退,踝关节肿痛明显减轻,下肢转温,活动较前大有好转。效不更方,续服 5 剂,结节红斑完全消失,踝关节肿亦消失,活动自如,走路轻便。红斑处留有斑印而愈。随访 1 年,未再复发。

案 4:田某,女,26 岁,2007 年 9 月 14 日初诊。患者因发热,四肢关节肿胀、疼痛,下肢皮肤红斑。血生化示:血沉增快。北京协和医院诊断为"反应性关节炎"。服用甲氨蝶呤 7.5mg,每周 2 次;泼尼松 25mg,每日 1 次,治疗,疗效不显,遂请中医治疗。现仍低热,体温 37.5℃,四肢关节沉重、疼痛,腹胀,便秘。舌胖暗尖红,脉弦滑。中医属痹证范畴,辨证为气虚血瘀,湿热内阻。治以益气活血,疏风清热,利湿解毒。选用黄芪赤风汤合四妙勇安汤加减。

处方:生黄芪 18g、赤芍 10g、防风 10g、薏苡仁 15g、木瓜 10g、虎杖 15g、全蝎 4g、牛蒡子 8g、薄荷 6g、连翘 12g、土茯苓 15g、苍术 8g、白术 8g、银花 20g、玄参 18g、当归 12g、甘草 12g、白蒺藜 9g、肉苁蓉 15g。

9 月 21 日二诊:上方服 7 剂,现已无发热,下肢红斑消失,关节稍觉不适。药已对症,适当调整,上方去牛蒡子、薄荷、连翘、白蒺藜,加仙灵脾、仙茅、巴戟天继续治疗。先后加减调治 3 月余,现已撤减激素,关节无明显不适,复查血沉已正常。后随访,至今未复发。

第五节　麻黄剂的临床配伍应用

麻黄,《本经》谓其"发表出汗,去邪热气,止咳逆上气,除寒热……"《本草正义》谓"麻黄清轻上浮,专疏肺郁,宣泄气机。虽曰解表,实为开肺,虽曰散寒,实为泄邪。"医圣张仲景善用麻黄,创立了麻黄的一系列名方,如麻黄汤、麻杏石甘汤、麻杏苡甘汤、射干麻黄汤、厚朴麻黄汤、大青龙汤、小青龙汤、麻黄附子细辛汤、麻黄附子甘草汤、麻黄升麻汤等,后世医家更是继承发挥其有关方剂的临床经验,并创立了诸如葳蕤汤、双解散、三黄石膏汤、定喘汤、消水圣愈汤、阳和汤、五积散等新方,使得麻黄的应用更为广泛。

薛伯寿教授认为临床运用麻黄,只要配伍得当,就可达表达里、治上治下,发汗解表,透邪平喘,开鬼门洁净府,祛痰化饮、退高热、除表里之湿。薛伯寿教授临床擅用麻黄积累了丰富经验,如麻黄开腠理,利气机,通调水道;

麻黄配桂枝等发汗解表；麻黄配杏仁宣肺止咳；麻黄配石膏辛凉宣泄；麻黄配薏苡仁凉散表湿；麻黄配白术除表里湿；麻黄配射干，主咳逆上气；麻黄配石膏、半夏，祛除热饮；麻黄配附子少阴感寒或发散沉寒；麻黄配清热解毒药，清宣解毒；麻黄配化饮药，解表化饮；麻黄配补益药，扶正达邪等。

一、麻黄宣肺通利三焦，为利水圣药

临床上，麻黄开腠理、利小便，是一味利水的圣药。《别录》云："麻黄通腠理，解肌"。《本草纲目》云治"水肿"。现代用于治疗风水，急性肾炎的越婢加术汤、麻黄连翘赤小豆汤等，就是麻黄开腠理，通调水道的具体表现；而用治慢性肾炎的桂枝去芍药加麻黄附子细辛汤、陈修园的消水圣愈汤等，乃是"大气一转，其气乃散"的具体治法，而方内的麻黄乃是举足轻重之药。数方皆为常用有效方。水能病血，血能病水，更年期水肿甚多，用当归芍药散加益母草、车前子有效，有时加麻黄可明显提高疗效，亦可用于慢性肾病之水肿病。

如治余某，女，28 岁，自 13 岁即病浮肿，延今十五载，逐年加重，面目浮肿，四肢肿胀，手肿难以握持，足肿难以穿袜，常年服双氢克尿噻，每日 3 片，渐渐增加用量，近两个月来每日需服 14 片，甚至日服 21 片之多，方能维持小便通畅，少服则尿闭肿甚难忍。咽干，饮水则肿甚，周身发紧，胸闷气憋，皮肤干涩，夏天亦无汗，畏寒神疲，头发干枯早白，曾于几家医院就诊，屡查尿常规、肾功能、B 超、肝功能及心电图等均未见异常，诊断不明，遂就诊于中医，屡服补脾补肾诸方皆不效，舌体瘦小无苔，脉沉弦细。思其脏腑既无实质损伤，屡进补剂罔效，据胸闷气憋、无汗尿少，虚浮肿胀等症分析，证属肺气郁闭，拟宣通郁闭，通利三焦并嘱停服西药。处方：麻黄 6g、杏仁 9g、通草 5g、茯苓皮 15g、厚朴 6g、大腹皮 10g、生姜皮 4 片、佛手 5g、琥珀粉 2g（冲服）。服 4 剂药后，身有微汗，小便通畅，渐有食欲，周身浮肿全消。续用原方加白术 6g、薏苡仁 15g 扶脾制水，共进 10 剂，小便通畅，精神日渐好转，饮食增加，而时有腹胀，继用厚朴生姜半夏甘草人参汤加茯苓、杏仁调治而效。随访观察 3 年，未再服西药利尿剂，偶有轻微浮肿，原方出入数剂可消退。

按：肺主气，与皮毛合，为水之上源，肺气失宣，则腠理闭，肺失肃降，津液不行，则肾苦燥。《素问·脏气法时论》云："肾苦燥，急食辛以润之，开腠理，致津液，通气也。"本案据胸闷气憋、无汗尿少、虚浮肿胀等以肺闭为本，治病求本，用辛味开闭之麻黄，急开腠理，致津液，通利气机，而救肾燥。麻黄与杏仁同用，一宣一降，通调水道；杏仁与朴、苓相合，疏达三焦，通阳利水，兼用三皮以行水，佛手调气解郁，琥珀化瘀利水，通草通利三焦，诸药相协，确有佳效。

二、麻黄配桂枝,发汗解表

麻黄味辛微苦,性温,有发汗解表,发泄郁热的作用。桂枝,《珍珠囊》谓其"去伤风头痛,开腠理,解表发汗,去皮肤风湿"。麻黄与桂枝配伍,发汗力峻猛。然亦要知桂枝、炙甘草同用辛甘化阳,有强心扶阳,故掌握好脉浮紧,无汗而喘,放心运用!《伤寒论》曰:"太阳病,头痛,发热,身痛,腰痛,骨节疼痛,恶风,无汗而喘者,麻黄汤主之。"麻黄汤对于表寒郁闭重症,效果极好,一般宜在寒气盛之冬季用之。

三、麻黄配杏仁,宣肺降逆止咳喘

杏仁苦温,降逆平喘,与麻黄合用,则止咳平喘之功效相得益彰。《伤寒贯珠集》云:"麻黄轻以去实,辛以散寒,温以行阳。杏仁佐麻黄达肺气,泄皮毛止喘急。"麻黄与杏仁,一宣一降,麻黄得杏仁,宣肺气之中有降,不致肺气宣发太过;杏仁得麻黄,降肺气之中有升,不致肺气肃降太过。三拗汤是治疗寒咳的代表方剂,药虽三味,但配伍严禁,麻黄汤去桂枝,发汗力则缓,与麻黄汤相比,药性平和,肺感染用抗生素后,往往发烧退,而咳嗽,更有咳嗽加剧者,常可选用三拗汤加桔梗、前胡、蝉衣、杷叶。临床治疗风寒咳嗽,常用止嗽散,效果良好。若咳而兼喘者,往往用三拗汤或合三拗汤则疗效更显著。

如治陈某,男,64岁,咳嗽半个月,因咳剧且频而难以成眠,伴咽痒、咳吐白色泡沫黏痰,无汗,鼻流清涕,某医予麻杏石甘汤加味(生石膏用至60g)效果不佳,仍频咳不停,咳痰色白黏不畅,鼻流清涕,头痛、咽痒,口不干苦,微恶风寒,夜咳而难眠,舌质淡暗,苔白中部罩黄,右寸脉浮。诊为风寒咳嗽,止嗽散合三拗汤。

处方:荆芥穗6g、桔梗8g、前胡10g、杏仁12g、陈皮8g、炙麻黄8g、紫菀10g、款冬10g、百部10g、黄芩15g、生甘草8g。服上方1剂见效、3剂咳止。

按:本案咳嗽,乃感受风寒所致,非寒包火之麻杏石甘证,用三拗汤和止嗽散辛温解表、宣肺止咳;加一味黄芩清肺中郁火。

四、麻黄配石膏,辛凉宣泄

石膏,《别录》谓主"暴气喘急。"《本草求真》谓:"肺受火制,故必用此石膏辛寒以清肺气。"麻黄辛苦温,宣肺泄邪以平逆;石膏辛甘寒,清泄肺热以降逆。麻黄配石膏,如麻杏石甘汤,去性存用(去温热之性,存宣肺透邪止咳平喘之用),变辛温为辛凉透邪。本方是治疗肺炎属外寒郁火者之常用效方,邪毒未炽,慎不可加苦寒芩连大青叶之类,治上不犯中,麻杏石甘为辛凉透邪平喘之剂,苦寒解毒之品反影响宣透达邪外出。为能宣透可选加桔梗、前胡、蝉衣、薄荷、桑叶、芦根、葱白、豆豉。

五、麻黄配薏苡仁,透散表湿

麻黄配桂枝偏于温散,配薏苡仁则成透散风湿。薏苡仁,《本经》谓:"主筋急拘挛,不可屈伸,风湿痹,下气。"麻黄和薏苡配伍的代表方剂麻杏薏甘汤,乃治疗风湿在表的身疼表实证。《金匮要略》曰:"病者一身尽疼,发热,日晡所剧者,名风湿。此病伤于汗出当风,或久伤取冷所致也,可与麻黄杏仁薏苡甘草汤。"

如治王某,外科大夫,炎夏之季,洗凉水澡又当风而睡一夜,而恶寒无汗,全身骨节肌肉拘急酸痛,稍有鼻堵,咳嗽,发热,日晡加重,脉浮弦,舌质淡红苔白腻,自服银翘散等方无效,风湿郁闭于表,宜麻杏薏甘加味,麻黄6g、杏仁8g、薏苡仁12g、甘草6g、蝉衣4g、防风8g、羌活8g、桔梗8g,服后即愈。患者问:夏天为何还用麻黄?答曰:你伤于水湿,又着于凉,用麻黄配薏苡,辛散且除湿,用药剂量偏小,只取微汗而风湿皆除。

六、麻黄配白术,除表里湿

白术,《本经》谓:"主风寒湿痹。"《别录》谓:"消痰水,除皮间风水结肿。"麻黄与白术合用,麻黄得术,虽发汗而不致过汗,术得麻黄,能行表里之湿。《金匮要略》曰:"湿家身烦痛,可与麻黄加术汤发其汗为宜,慎不可以火攻之。"农村体质壮实之农民,患风寒湿闭的关节炎,全身走窜疼痛者甚多,用此方选加一两味如防风、虎杖、全蝎、细辛、羌活疗效极好且价廉。

七、麻黄配射干,主咳逆上气

射干麻黄汤中麻黄配射干,能开肺化痰下气平逆。《本草经疏》曰:"射干,苦能下泄,故善降;兼辛,故善散,故主咳逆上气。"《金匮要略》曰:"咳逆上气,喉中水鸡声,射干麻黄汤主之。"本方不用桂枝,而用生姜助麻黄发散水气,为喘息性支气管炎,喉中有水鸡声良方,屡用有效。

八、麻黄配石膏、半夏,祛除热饮

人们易知有寒饮,而不知有热饮,《金匮要略》越婢加半夏汤是治疗热饮咳喘的良方,姜辛味治寒饮,麻黄石膏半夏则治热饮。父亲回忆早年治一小儿肺炎,自拟麻杏石甘汤加味未效,蒲老后诊为热饮喘咳,用越婢加半夏汤化裁速效。蒲老告诫曰:"医者寒饮易晓,治饮宜温,主以苓桂术甘汤;外寒内饮则用小青龙汤;热饮难知,患者寒包火又兼夹热饮,喘目如脱状,宜用越婢加半夏汤;若寒饮重表郁化热,见烦躁,则应选用小青龙加石膏汤。"

九、麻黄配附子,温经解表

附子,《本草备要》云:"补肾命火,逐风寒湿。"《医学衷中参西录》云:"其力能升能降,能内达能外散。"麻黄与附子合用,能走内达外,温经散寒。《伤寒论》"少阴病始得之,反发热,脉沉者,麻黄附子细辛汤主之",明指少阴本经受邪,是少阴表证。钱潢分析本方云:"麻黄发太阳之汗以解其在表之寒邪。附子温少阴之里,以补其命门之真阳,又以细辛之气温味辛走少阴者,以助辛温发散。三者合用,补散兼施,虽发微汗,无损于阳气矣,故为温经散寒之神剂。"此解虽有益于临床应用,然少阴表证亦可用麻黄,当与附子相配,另一条,少阴病二三日无里证,与麻黄附子甘草汤,皆无合病之意。据施奠邦院长访藏医云:"麻黄为补阳药",少阴病邪在经未入里,急用此二方可防变!

本方适用于心肾阳气虚者,或年老肾气亏虚而受邪,虽本虚寒(少阴尚有抵抗力)否则但寒不热。少阴病当无热恶寒为其常,发热为其变,故曰"反",年轻人阳气盛,则不相宜。薛伯寿教授曾治一患者,严冬出差东北,素体虚寒之质,受寒后头痛剧烈,到处求医,服用各种中西药无效,后经友人介绍来诊,开了麻黄附子细辛汤加川芎,少阴感寒,循厥阴犯脑,加川芎引药上行,温经除寒闭,服后即愈。

十、麻黄配清热解毒药,苦辛寒清宣解毒

麻黄配清热解毒药则成清宣解毒,成方如三黄石膏汤,就是用麻黄与芩、连相伍的范例。本方治温热病表里俱热,三焦大热而有表郁之证:烦躁不安,口中大渴,面赤鼻干,两目红赤,汗出不畅或无汗,喘咳气促,身体拘急,脉洪数,甚则谵语躁狂,衄血,发斑。临床有用本方治疗重症肺炎,若见有咽痛,大便秘结,可合用升降散。但应严格掌握适应证,防止药过病所,而致冰伏其邪。本方应与麻杏石甘汤辨证选用,麻杏石甘汤证,若应对炎症细菌病毒之说,妄加苦寒,则有失辛凉透邪方针;然表气郁三焦大热,咳喘剧,表闭火毒炽者,又必须宣透与解毒并举,清热解毒反有利于透达,因邪毒内热为主,表郁为次,故知标本缓急方可万全。

十一、麻黄配化饮药,解表化饮

此类代表方剂如小青龙汤、射干麻黄汤、厚朴麻黄汤等。小青龙汤中用麻桂发表,但因配有芍药,其发汗解表的作用胜于桂枝汤而逊于麻黄汤,方内化饮药半夏、干姜辛散温脾阳,杜绝痰饮之源;细辛走肺心经,配五味子则宣中有敛,临床运用必须掌握外寒内饮之病机。

如治贾某,男,39岁,吸烟甚多,反复咳嗽痰多许多年,近日用空调受凉又作,发烧体温38.5℃,微恶风寒,汗出不畅,咳嗽而喘,晨起及夜间咳甚,痰多色白而稀,鼻塞,流涕,咽痒,胸闷而烦,纳少,二便尚调,舌苔白微罩黄,脉浮滑略数。证属:外寒内饮,兼有郁热。处方:炙麻黄9g、桂枝8g、白芍8g、半夏10g、细辛3g、干姜6g、五味子6g、甘草6g、蝉衣4g、僵蚕10g、生石膏20g、杏仁12g。服药1剂发烧即退,服第2剂后咳嗽减轻,痰量减少,续服3剂而愈。

按:本例患者有风寒表证的特点,又有"早晚咳重,痰稀量多,胸闷"等痰饮内停之征,舌苔有黄色,稍有烦,脉浮而见数等有郁热已起之象,虽在六月炎热的初夏,咳而见喘,痰白而稀,病由着凉引起,毅然用麻桂发汗解表,取得一剂热退,二剂咳减的良好效果,正是抓住其病机要点。

十二、麻黄配补益药,扶正达邪

麻黄亦可与补益药配伍,如孙思邈《千金要方》葳蕤汤,就是用麻黄与玉竹配伍的。麻黄与石膏、麻黄与石膏芩连相配的麻杏石甘汤与三黄石膏汤都是温热病的要方,温病易伤津耗液,据孙氏配伍的经验,必要时加玉竹甚好,薛伯寿教授认为此药清补而不滞;另有最具代表性的是著名的外科方阳和汤,方中用大剂量的熟地以及鹿角胶温补营血,填精补髓,妙在配以小剂量的麻黄振兴阳气,宣透伏邪,促进扶正驱邪之力。传统用治阴疽属阳虚寒凝者,如贴骨疽、脱疽、流注、痰核、鹤膝风,包括现代医学的寒性脓肿,慢性骨髓炎,血栓闭塞性脉管炎等。秦伯未先生引申用于治疗慢性气管炎获显效,临床报道亦有用治支气管哮喘,肺气肿等。只要符合"阳虚寒凝"之病机,即可使用,这就是中医所说的"异病同治"。

如治刘某,男,59岁,咳喘20余年,逐年加重,诊为"慢性气管炎、阻塞性肺气肿、肺心病"。近日气候转冷以来,咳喘倚息不得平卧,张口抬肩,胸闷短气,心悸,咳吐泡沫白痰,不易咳出,小便不利,下肢浮肿,动则喘促,短气不足以息,有时关节疼痛,近1个月小腿后侧起结节,皮色不变,纳少乏味,大便时干时溏,舌暗苔薄白,脉右寸滑,余脉沉细弱。此乃因病致虚,肺损及肾,虚则难以适应时令之变,更易感受外邪,故治宜温肾纳气,兼以散寒定喘。方用阳和汤加厚朴、杏仁。处方:熟地20g、炙麻黄6g、白芥子6g、鹿角(镑)12g、肉桂2g、炮姜5g、炙甘草6g、杏仁9g、厚朴6g、远志5g、茯苓9g。药进12剂,喘咳缓解,痰已很少,夜能平卧数小时,精神大为好转,食纳增加,下肢浮肿减轻,大便偏溏,日2～3次,舌质略暗无苔,脉沉细弱,用原方加白术培土生金,续服七剂后,动则气喘明显再减,小便增多,下肢浮肿基本消失,小腿结节亦消散。停药观察一年,咳喘未再大发,身体比前几年为好。

按：慢性气管炎、肺气肿、肺心病每因外感寒邪等而加重，其本在肾，而其标在肺，当标本兼顾。此例本属肾不纳气之喘，然正气虚易感外邪，受寒加重，故采用阳和汤加厚朴、杏仁，取得较好疗效。若畏用麻黄剂，忽略熟地配麻黄补肾透邪，白芥子与麻黄同用涤痰化饮则难以取效。

第六节 经验方的临床应用举隅

一、热甚速解饮

来源：创方根据蒲辅周先生治外感热病经验论述："温病最怕表气郁闭，热不得越；更怕里气郁结，秽浊阻塞；尤怕热闭小肠，小便不通，热遏胸中，以致升降不灵，诸窍闭滞。治法总以透表宣肺，升清降浊，而清小肠，不使邪热内陷，或郁闭为要。"取升降散合栀子豉汤等加减而成。

组成：僵蚕6～8克、蝉衣4～6克、姜黄5～8克、酒军3～8克、栀子6～10克、豆豉8～12克、银花8～12克、荆芥穗5～8克、葱白2～3寸、蜂蜜1～2匙。水煎2次，取汁200～400ml，分3次温服。

功能：升清降浊、上下分消、透邪清泄、表里双解。

方解：僵蚕，辛咸平，祛风解痉，化痰散结，升阳中之清阳，散逆浊结滞之痰，辟一切怫郁之气；蝉衣，甘辛凉，散风定痉，宣肺透疹，祛风而胜湿，涤热而解毒；片姜黄，辛苦凉，行气消散，活血通经，除风热，消肿痛，辟疫；大黄，清热泻火，凉血解毒，化瘀破积，推陈致新而安五脏，有斩关夺门之力，号为将军；栀子，泻火除烦，凉血解毒，清利郁火，利湿除黄，既可清解，复可导热下行利尿；豆豉，主寒热除烦，瘴气恶毒，邪在卫气，与葱白、栀子同用，邪入营血，尤可与生地同施，透邪而不伤正气；银花，解温疫，秽恶浊邪，散热解毒，轻宜疏散，而少凉遏伤胃之弊；荆芥穗，散风热，利咽喉。银花辛凉，荆芥芳香，散热解毒，相须相协。诸药配伍，有上下分消，表里双解之功。温病热变速，卫气同病者多；温疫亦多里热甚，表气郁热不得越，故皆可用本方速解之。

主治：四时温邪上受，发热而烦，始微恶风寒，或有短暂寒战，随则但热不寒，头痛，口渴，咳嗽咽痛，扁桃体红肿，甚则化脓，舌质红、苔薄白黄、脉浮数或滑数。

临床应用及加减化裁：临床遇有上呼吸道感染、流感、急性扁桃体炎、急性咽炎等属温邪上受而有表里郁闭，且里热较重者。风痰甚加胆南星；口渴重加天花粉；咳嗽加桔梗、杏仁、黄芩等。

注意事项：风寒郁闭，内热未起不可用此方。

二、乙肝双解汤

来源：取仲景《伤寒论》小柴胡汤、茵陈蒿汤，合杨栗山《伤寒温疫条辨》升降散加减而成。

组成：柴胡 8～12 克、黄芩 6～9 克、法半夏 6～9 克、党参 6～10 克、郁金 6～10 克、茵陈 6～10 克、栀子 6～10 克、蝉衣 3～6 克、僵蚕 6～8 克、土茯苓 8～12 克、蒲公英 8～12 克、生甘草 6～10 克。水煎 2 次，取汁 200～400ml，分 3 次温服。

功能：疏利透邪解毒、升清降浊利湿。

方解：柯韵伯喻小柴胡汤为"少阳枢机之剂，和解表里"之总方。小柴胡汤是和解少阳、益气扶正的名方。方中既有柴胡、黄芩之凉，又有半夏、生姜之温，既有参、枣、草调脾，又有半夏、生姜之降逆和胃。此经验方取少阳肝胆病正剂小柴胡汤、去大枣滞邪、除生姜辛热；茵陈蒿汤配伍特点为清泄湿热；合升降散升清降浊；加蒲公英、土茯苓清解疫毒。对乙肝湿热毒火盛者，复方而施，联合逐邪，邪毒祛而正自安。

主治：用于乙肝转氨酶高、乙肝表面抗原（+），甚则大三阳。症见胸胁胀痛，小便不利，大便欠畅，胃脘不适，纳呆恶心，心烦、口苦、咽干，头晕而胀，或有往来寒热者。

临床应用及加减化裁：连翘长于清解湿中之热，故多取用，湿热甚、小便不利可加滑石、猪苓。用药量据年龄长幼、体质强弱、病邪轻重而异，体虚之人，突出小柴胡汤；湿热毒重者当以升降散、茵陈蒿为要，大便秘或胶黏不爽，宜加用大黄。

注意事项：便溏之人，栀子、大黄当少用慎用或用其炭。

三、三拗苇茎方

来源：三拗汤由《伤寒论》麻黄汤去桂枝而成，主治鼻塞声重、咳嗽痰多、头痛目眩等外感风寒咳嗽证，长于开宣肺气、治咳平喘，后被《太平惠民和剂局方》卷二收录；苇茎汤，出自《备急千金要方》，清肺化痰，逐瘀排脓，为治疗肺痈之良方。

组成：炙麻黄 6～8 克、杏仁 6～9 克、连翘 8～10 克、生薏仁 8～15 克、冬瓜仁 8～12 克、桃仁 6～10 克、桔梗 6～10 克、生甘草 6～8 克、芦根 10～15 克。水煎 2 次，取汁 200～400ml，分 3 次温服。

功能：宣肺开闭，清热化痰。

方解：麻黄发汗散寒，宣肺平咳喘；杏仁宣降肺气，止咳化痰；连翘宣肺解毒；冬瓜仁能清上彻下，肃降肺气，与芦根相配清肺宣壅，涤痰排脓；薏苡仁甘淡微寒,上清肺热而排脓,下利肠胃而渗湿;桃仁活血逐瘀,可助消痈;甘草不炙,乃取其清热解毒。

主治:发热不退,咳嗽痰多色黄,甚则咳吐腥臭脓血,或流黄脓涕,鼻塞声重,无汗或汗出不畅,声音嘶哑,伴胸闷胸痛,头痛身痛,舌红苔黄腻,脉浮滑数。

临床应用及加减化裁:薛伯寿临床常用三拗汤加连翘合千金苇茎汤加减治疗急慢性支气管炎、肺炎、支气管扩张合并感染、鼻窦炎等属于寒郁肺闭、痰热壅肺者。若恶寒发热、鼻塞流涕表证明显者,可酌加桔梗、防风等;痰黏咯吐不爽者,加浙贝母;胸闷不舒者,加瓜蒌;咽痒痛加蝉蜕、僵蚕;热重痰黄稠者,加黄芩、鱼腥草、芦根;痰湿重加二陈汤等。

注意事项:注意清淡饮食,以蔬菜五谷杂粮为主,忌辛辣。

参 考 文 献

[1] 薛伯寿,薛燕星. 蒲辅周学术医疗经验——继承心悟 [M]. 北京:人民卫生出版社,2000.

[2] 薛伯寿. 黄芪赤风汤加味治疗结节性红斑 [J]. 辽宁中医杂志,1982,3:30.

[3] 胡东鹏,薛燕星. 小柴胡汤变方八法疗发热 [J]. 世界中医药,2014,1:51-53.

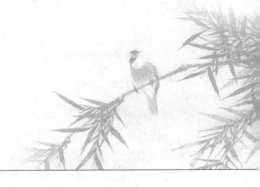

第七章　医案选录

　　选录包括急性扁桃体炎、流行性腮腺炎、流行性感冒、肺炎、肿瘤术后合并感染、病毒性脑炎、反应性关节炎、急性淋巴结炎等薛伯寿教授所诊治 52 例发热案。

急性扁桃体炎案

　　王某，男，14 岁，2003 年 12 月 30 日初诊。

　　主诉：发热、咽痛 16 天。

　　病史：16 天前咽痛，恶寒，发热，咳嗽，测体温 38.5℃，去往某儿童医院诊为急性扁桃体炎，输液及口服多种抗生素及解热镇痛药症状未见好转，仍咽痛，每日体温波动在 37.5～38℃之间。

　　现症：寒热往来，汗出热不退，每天下午 3 时以后即高热，咽喉肿痛，咳嗽有白黏痰，口苦干呕，不欲饮食，大便偏干 2 日一行，小便略黄。舌质偏红苔白，脉浮弦数。测体温 38℃，查扁桃体肿大并化脓。

　　中医诊断：乳蛾，证属邪客肺胃，郁久化热。

　　西医诊断：急性扁桃体炎。

　　治法：清散风热，宣利三焦。

　　处方：金银花 15g、玄参 12g、赤芍 10g、甘草 8g、柴胡 18g、黄芩 12g、法半夏 10g、枳壳 8g、蝉衣 6g、僵蚕 8g、荆芥穗 6g、栀子 10g、豆豉 12g。

　　2004 年 1 月 2 日复诊：服 1 剂咽痛大减，寒热亦轻，药进 4 剂，寒热未作，口苦咽痛消失，知饥能食，大便已畅，尚有轻微咳嗽。守方去荆芥穗、豆豉、栀子，加杏仁 8g、浙贝 8g、前胡 10g。3 剂后咳止。

　　按语：外感咽喉肿痛或扁桃体化脓伴有寒热往来者，常用四妙勇安汤、小柴胡汤合栀子豉汤，多能应手取效。此例患儿发烧久不退，其病机为邪郁上扰、胆胃不和、升降失调。方用四妙勇安汤合柴胡剂、升降散化裁，一清热毒、一透少阳邪热、升清降浊，三者合而效速。

慢性扁桃体炎急性发作案

　　王某，男，30 岁，2013 年 7 月 7 日初诊。

主诉：发热 2 天。

病史：2 天前因吹空调受凉后出现咽痛，发热，微恶寒，体温高达 39.5℃，曾自服 4 片退热药。

现症：咽痛，咽干，发热，体温 38.5℃，伴微恶寒，口渴喜冷饮，心烦面赤，腰腿酸痛，食欲不振，小便黄，大便干。舌红苔薄黄，脉浮数。平素有扁桃体反复发炎病史。查：咽淋巴滤泡增生，扁桃体Ⅱ度肿大。

中医诊断：乳蛾，证属外寒湿、暑热内伏。

西医诊断：慢性扁桃体炎急性发作。

治法：芳化宣散，祛暑清热。

处方：银花 15g、连翘 15g、香薷 10g、厚朴 8g、扁豆 10g、蝉衣 6g、僵蚕 8g、姜黄 8g、炒栀子 10g、淡豆豉 15g、焦神曲 15g、薄荷（后下）8g、防风 10g、牛蒡子 10g、生甘草 10g。3 剂。

电话随访：药后热退、咽痛止、纳食可、二便调。

按语：本例暑季贪凉寒湿表闭，暑热内伏，慢性扁桃体炎急性发作，咽痛，发热而恶寒，腰腿酸痛，大便干，舌红苔黄，脉浮数。用新加香薷饮合升降散而速愈。

化脓性扁桃体炎

石某，女，56 岁，2013 年 11 月 8 日初诊。

主诉：发热 2 天。

病史：2 天前食油炸食品、受凉后出现咽痛，发热，体温最高 39.8℃，伴微恶风寒，鼻塞。在他院就诊，查血常规：白细胞 17×10^9/L，其余正常，诊为"化脓性扁桃体炎"，服抗生素病情无明显改善，转来中医治疗。

现症：咽痛甚重、发热，体温 38.5℃，咽中有痰，有汗出而不畅，轻微恶风、鼻塞，口渴喜饮，大便偏干，舌边尖红苔黄，脉浮数。

中医诊断：乳蛾，证属风火上扰，邪毒闭阻。

西医诊断：化脓性扁桃体炎。

治法：辛凉透邪，升清降浊。

处方：银花 15g、连翘 12g、薄荷（后下）8g、防风 8g、荆芥穗 8g、牛蒡子 10g、桔梗 10g、蝉衣 5g、僵蚕 8g、姜黄 8g、炒栀子 10g、芦根 15g、竹叶 8g、淡豆豉 12g、生甘草 8g。5 剂。

电话随访：恶寒、鼻塞、咽痛，服 3 剂消失，体温正常。

按语：本案患者卫气、表里同病，治予辛凉透邪、升清降浊，方用银翘散合升降散加减而效。

流行性腮腺炎案

邱某,男,11个月,2007年6月20日初诊。

主诉:反复发热1个月。

病史:患者反复发热1个月,体温38.6℃。

现症:腹泻如水,呈蛋花样便,食入即吐,全身无汗,手心发热,烦躁不安,时有喷嚏、流清涕。脉濡缓,舌有花剥苔。双侧耳前下红肿热。耳下颈部有肿块2.5cm×2.5cm,扪之疼痛。外院诊断为流行性腮腺炎,给以抗病毒等药物治疗,发热不退。

中医诊断:痄腮,证属暑夹湿。

西医诊断:流行性腮腺炎。

治法:清暑化湿。

处方:香薷6g、厚朴6g、扁豆花8g、茯苓8g、猪苓8g、泽泻10g、白术6g、桂枝4g、车前子(包)5g、焦山楂10g、焦神曲10g、炒麦芽10g、防风6g、黄连4g、苏叶5g、生姜1片。5剂。

患儿服药1剂发热即退净,服2剂吐止,水泻控制,5剂后纳食增加,大便成形,耳下肿物消散。

按语:香薷饮为暑天感寒湿要方,取香薷辛香透邪,祛暑化湿。解表有夏月麻黄之称,厚朴、扁豆花祛暑理气化湿;本方合用五苓散,取其利小便而治水泻;用黄连苏叶汤协同祛暑止吐,服1剂即见疗效。

流行性感冒案1

徐某,男,26岁,1999年1月9日初诊。

主诉:发热3日。

病史:患者于3天前发热,体温39.5℃,某医院给予抗生素,静脉输液治疗3天,高热未退。

现症:发热,恶寒,无汗,鼻塞,流清涕,咳嗽,咯少量白痰,咽喉肿痛,头痛,全身肌肉关节疼痛,纳谷不香,大便欠畅,小便稍黄。舌尖红,苔薄黄,脉浮数。测体温39.4℃,咽喉充血,扁桃体Ⅰ度肿大。

中医诊断:感冒,证属冬温之"寒包火"。

西医诊断:流行性感冒。

治法:辛凉复微辛温法,宣肺开闭,清热解毒。

处方:炙麻黄6g、杏仁10g、生甘草8g、全蝎4g、细辛3g、金银花15g、玄参12g、连翘10g、桔梗10g、蝉衣4g、僵蚕8g、浙贝母10g、前胡10g。

服药1剂,高热即退,进3剂后,诸症消失。

按语：流行性感冒虽较普通感冒严重，若无继发感染亦无宿疾者，一般属表证，病邪深入可见表里同病，或里热实证，初感相当于《伤寒论》之太阳病，或温病之卫分证。若失治误治，或邪毒甚者，则可转为少阳病、阳明病，或卫气合病、气分证，极少陷入三阴，或营分、血分。故流感的治疗原则，首贵透邪外出汗解；若邪已入里而无表证者则宜清、下、解毒等法；若素有伏邪或继发感染，则可导致邪陷三阴，则应温补，甚者回阳救逆；邪陷营血则应透营转气、凉血散血以及逐秽开窍、镇肝息风、育阴潜阳诸法。外感热病多从感冒起，若失治亦可导致各种严重的虚弱疾病，即所谓"伤风失治可转劳"。本次流行性感冒，时已冬至，气温当寒而反暖，是气候异常因素而导致的冬温。故综合症情分析，为温邪上受，首先犯肺，而外有寒束之象。治法采用辛凉复微辛温，方以三拗汤、升降散、四妙勇安汤加减，服药 1 剂高热即退。余以此法，由广安门医院制剂室昼夜加工成"速解流感饮"，而普济于感染者，因价廉效佳而深受患者喜爱，购药者甚多。

流行性感冒案 2

申某，女，9 岁，2013 年 12 月 24 日初诊。

主诉：发热 1 天。

病史：班上多位同学感冒发热，昨晚开始出现发热恶风，体温 38℃。

现症：发热，伴鼻塞，咳嗽，头痛，头晕，恶心，口苦，纳食减少，口干喜热饮，无咽痒、咽痛，二便正常。舌尖红苔薄白中后稍黄腻，脉寸浮关细弦数。

中医诊断：感冒，证属外邪郁闭，太少合病。

西医诊断：流行性感冒

治法：和解疏散，宣肺透邪。

处方：柴胡 12g、黄芩 8g、法半夏 8g、太子参 6g、苏叶 8g、杏仁 8g、陈皮 6g、荆芥穗 6g、防风 8g、焦神曲 15g、生甘草 8g、生姜 3 片、大枣（擘）20g、蝉衣 4g。4 剂。

1 剂药后烧退，纳增。

按语：本案患儿外感显见太少合病，用小柴胡汤合杏苏散加减速效。

急性支气管肺炎案 1

杨某，男，9 岁，2013 年 12 月 4 日初诊。

主诉：鼻塞、流涕 4 天，发热咳嗽 2 天。

病史：4 天前出现鼻塞，流清涕，轻咳。2 天前出现发热，夜间体温达 39℃，咳嗽加重，咳声不畅，有痰鸣，自服退热药热稍退，旋即复起。今晨体温 39℃，上午在北京儿童医院查胸片示：双肺纹理增重，诊为支气管肺炎。

现症：发热，咳嗽而喘，咽痒，流黄涕，胸闷，口唇干燥，纳食少，大便干2日未解。舌尖边红苔黄，脉浮滑数。平素经常出现鼻唇抽动。

中医诊断：咳嗽，喘证，证属外寒肺火兼痰，肺气失宣。

西医诊断：急性支气管肺炎。

治法：宣肺透邪、清化平喘。

处方：炙麻黄6g、杏仁8g、冬瓜仁10g、芦根15g、白芷8g、防风8g、蝉衣5g、僵蚕6g、胆南星5g、薄荷（后下）6g、桔梗8g、前胡8g、连翘10g、生石膏（先煎）15g、黄芩8g、生甘草6g、钩藤10g。6剂。

3剂药后烧退，咳喘止，黄涕消。

按语：本案咳喘，外寒肺火兼痰热，选用麻杏石甘汤合清心凉膈散、升降散加减取速效。

急性支气管肺炎案2

杨某，男，3岁，2003年2月28日初诊。

主诉：发热咳嗽气喘3天。

病史：3天前因受凉引起发热、咳嗽、气喘，宣武医院胸透示双肺纹理粗重模糊，并有小型斑点状浸润性阴影，双肺下部有轻度肺气肿。血常规：白细胞$14×10^9$/L，中性粒细胞84%，淋巴细胞16%，诊为"急性支气管肺炎"，前医予以麻杏石甘汤加减，服2剂未效。

现症：患儿仍高热，咳喘气促，目如脱状，腹满膈煽，喉间痰声辘辘，鼻翼煽动，头汗出，时有烦躁，欲饮而不多，咳甚作呕，时吐涎沫，大便偏干，小便可。舌尖边红，苔白微腻，脉浮弦数。测体温39.6℃，双肺听诊满布湿啰音。

中医诊断：喘证，证属肺气郁闭，饮热内蕴。

西医诊断：急性支气管肺炎。

治法：辛凉开泄，佐以化饮。

处方：麻黄5g、生石膏（先煎）15g、甘草4g、法半夏6g、前胡5g、苏子5g、茯苓6g、生姜3片、大枣3枚。2剂。

药后热退，痰少，咳喘基本已平，续予调理肺胃、清热化痰而愈。

按语：蒲老曾云："医者寒饮易晓，治饮宜温，主以苓桂术甘汤；外寒内饮则用小青龙汤；热饮难知，热重于饮，宜用越婢加半夏汤；若饮重于热则当选用小青龙加石膏汤。"患者热象既重又兼夹饮，宜用越婢加半夏汤，此方虽与麻杏石甘汤君臣药同，皆用麻黄、生石膏发泄透肺之邪火，但其佐使药有异，因而作用有别。越婢加半夏汤有透发邪火，兼蠲饮之长。由此可知，治热饮咳喘，目如脱状，主以越婢加半夏汤，效甚速。因饮蕴于肺，邪有依附，邪火难清，麻杏石甘汤则无祛饮之功，故难以取效。若病延日久，热灼其饮，更为胶结难解,可见运用麻黄剂等经方必须从君臣佐使药全面考虑,方可提高疗效。

支原体肺炎案 1

张某,男,5 岁,2009 年 7 月 14 日初诊。

主诉:咳嗽 2 周。

病史:两周前曾高热 2 日,诊断为支原体肺炎,用红霉素烧退而咳嗽未减至今。

现症:频发咳嗽,咽中有痰,鼻塞较重,腹痛,纳少,易呕吐,喜食肉,面青,形瘦,素易患感冒。舌质淡红,脉弦滑。

中医诊断:咳嗽,证属外邪束肺,肺胃不和。

西医诊断:支原体肺炎。

治法:宣肺化痰,调和肠胃。

处方:柴胡 8g、枳壳 6g、炒白芍 8g、炙甘草 6g、桑叶 6g、杏仁 8g、桔梗 6g、前胡 8g、浙贝母 6g、生石膏(先煎)15g、芦根 15g、白茅根 15g、枇杷叶 6g。5 剂。

2009 年 7 月 19 日二诊:药后咳嗽明显好转,咽中痰已少,鼻塞减轻,纳少,大便已畅,2 日 1 行。舌尖红点,苔白,脉细弦。

处方:白芷 6g、白蒺藜 6g、防风 6g、蝉衣 4g、乌梅 1 枚、连翘 8g、焦三仙各 10g。7 剂。药后咳嗽止,鼻堵通畅。

按语:秦伯未指出:"治肺止咳,佐以调肝"。强调治疗咳嗽应注意调肝。小儿脏腑娇嫩,且溺爱娇惯,喂养欠当多伤脾胃;小儿肝常有余,脾常不足。四逆散疏肝和胃,肝木条达,脾胃则和,为儿科常用效方。肺感染用抗生素往往烧虽退,然咳嗽缠绵,中医认为其若同苦寒太过,失于宣透,故要辨证选用宣透之方,本案用桑杏石甘汤合四逆散取效。

支原体肺炎案 2

陈某,女,18 岁,2013 年 12 月 10 日初诊。

主诉:间断发热 1 个月。

病史:1 个月前受凉后出现恶寒,发热,腋下体温最高 38.2℃,伴鼻塞,流清涕,咽痛,自服抗感冒药治疗,恶寒,鼻塞,流涕,咽痛改善,发热不减。2013 年 11 月 11 日在北京协和医院查血常规:白细胞 10.85×10^9/L,其余正常;尿常规示正常。经抗生素等治疗,病情无明显改善。2013 年 11 月 26 日在北京协和医院复查血常规:白细胞 3.47×10^9/L、淋巴细胞 53.6%、中性粒细胞 31%、中性粒细胞绝对值 1.08×10^9/L;肺炎支原体抗体 >1∶160,诊为"支原体肺炎"。经治疗(具体不详),体温稍退,午后及夜间仍发热,晨起体温正常。

现症：发热，体温 37.8℃，伴神疲乏力，头部汗出，纳食减，口苦、恶心，大便偏干，左腿内侧有湿疹，无恶寒、鼻塞、流涕，无咽痛、咳嗽，无肌肉关节酸痛。舌淡红苔薄黄，脉弦略滑。

中医诊断：发热，证属风寒外袭、化热入里、郁热内结、气机不畅、升降失调。

西医诊断：支原体肺炎。

治法：轻宣透热，升清降浊。

处方：柴胡 18g、黄芩 10g、法半夏 9g、枳壳 10g、赤白芍各 10g、蝉衣 5g、僵蚕 8g、姜黄 8g、炒栀子 10g、淡豆豉 12g、连翘 15g、神曲 15g、生姜 3 片、大枣（擘）20g。6 剂。

2013 年服 2 剂药后体温见退，精神见好，纳增便畅，服 5 剂夜晚入睡前体温 37.2℃，已能安睡，晨起体温 36.5℃。

按语：外邪入里化热，少阳偏里实证，轻宣郁热，和解泄热，方用大柴胡汤、升降散合栀子豉汤而获效。

病毒性肺炎案

李某，男，75 岁，2001 年 4 月 16 日初诊。

主诉：中风 5 年，发热 11 天。

病史：左半身瘫痪，形瘦体弱，依靠家人精心护理。2001 年 4 月 5 日，发热于某医院急诊，诊为流感，用药未能控制，再诊 X 线片检查示肺部有阴影，诊为"肺炎"，体温 39℃，急诊留观，多种抗生素不能见效，"泰能"亦用数日仍高热不退，院方告病危，其子从意大利急回，因相识找余设法诊治。

现症：高热，不服退烧药即无汗，伴咳嗽，有黄痰，咳则咽痛，全身酸楚，每日尚有形寒之时，口苦、心烦，纳少，小便不畅，大便数日难行。舌质红，苔薄黄，脉寸浮、关弦细数。查血常规正常。

中医诊断：风温，证属风温郁闭于肺，失于宣透，三焦不利，升降失司。

西医诊断：病毒性肺炎。

治法：辛凉宣透，清肺化痰，升清降浊，通利三焦。

处方：银花 18g、连翘 12g、桔梗 10g、玄参 12g、荆芥穗 6g、蝉衣 5g、僵蚕 10g、炒栀子 10g、柴胡 15g、黄芩 10g、赤芍 10g、杏仁 10g、浙贝 10g、鱼腥草 15g、芦根 15g。5 剂。

二诊：服第 1 剂药后渐有微汗，体温即明显下降，3 剂后咳嗽亦减轻，黄痰、咽痛消失，服 5 剂后体温正常。近日出汗偏多，口干欲饮，嗜睡，纳偏少，二便皆畅，稍有咳嗽，其子述病情，要求再开调理之方，用竹叶石膏汤合生脉饮加桑叶、杏仁调理而恢复。老人因半身不遂体质虚弱，易于外感，加之行动不便,求医困难,后 3 年之中数次发热,用首诊方皆有效验,最后死于急性心肌梗死。

按语:患者年高中风后遗症,肺部感染,高烧不退 10 余日,用多种抗生素无效。辨证运用辛凉宣透,清肺化痰,和解分消法,很快控制,调治而愈。以后数年反复发热,均用此方,疗效显著。其子为在意大利工作的洋博士,认为此方对其父屡次高烧比高级抗生素更有效,而副作用少,恢复快,数年后带他人前来就诊时拿出此方,希望我们将此方保留,救治同类病人。

咳嗽转肺炎案

辛某,男,14 岁,2013 年 11 月 12 日初诊。

主诉:发热、咳嗽 2 月半。

病史:受凉后出现发热、恶寒、鼻塞、流涕、咽痛、轻咳,1 周后鼻塞、流涕、咽痛消失,而咳嗽、发热加重,发热时有恶寒。此后多次在北京东方医院、北京儿童医院诊治,多次查血常规、尿常规、病毒抗体、抗双链 DNA 抗体、肺炎支原体抗体、全套免疫抗体、C 反应蛋白、抗"O"、血沉、类风湿因子均正常;10 月 9 日胸片示双肺纹理增粗,T_3、T_4、PT_3、PT_4、便常规均正常;11 月 11 日胸片示双肺纹理增多、模糊,两下肺为著,左膈面区可见小片影,心影不大,左膈面模糊。考虑"肺炎"。同日查血常规正常。前后予阿奇霉素、氨溴索注射液,口服匹多莫德、小儿肺热咳喘颗粒等治疗,病情无明显改善,体温仍在 37.1~37.8℃波动,转寻中医治疗。

现症:发热,咳嗽,咳声不畅,痰稠色黄,微畏风,肌肉关节酸痛,咽干口苦,少汗,胃胀,纳食少,大便不畅,平素喜肉食,形胖。舌尖红苔黄腻,脉浮弦滑。

中医诊断:咳嗽,证属痰热壅肺,肺失宣肃。

西医诊断:肺炎。

治法:清化痰火、宣闭畅中。

处方:冬瓜仁 10g、生薏苡仁 10g、芦根 15g、桃仁 10g、杏仁 9g、炙麻黄 8g、全瓜蒌 15g、黄连 8g、法半夏 9g、浙贝 10g、知母 10g、桔梗 10g、前胡 10g、炙枇杷叶 10g。7 剂。

随访药后热退痰消咳嗽止。

按语:本案患儿,多食膏粱厚味,痰热偏盛,咳久转成肺炎,外感之邪与痰热胶结蕴郁于肺。痰热胶结,单纯清热则碍祛痰,化痰则易助热,治疗不得法则病情缠绵难愈。故宣肺、清热、化痰并举,方用千金苇茎汤、麻杏苡甘汤、小陷胸汤加味,清热、化痰、宣肺并进而收效。

重症肺炎案

许某，男，33岁，病历号050982，入院时间1994年3月14日10时30分。

主诉：间断发热半个月，高热咳嗽1周。

病史：患者于半个月前长途旅行后不慎受凉，出现发热恶寒，鼻塞流涕，自服"感冒通"、"感冒清热冲剂"无明显效果。1周前发热加重，体温持续在39～40℃，咳嗽，胸闷，乏力，自服"螺旋霉素"无效，于1994年3月12日到我院急诊留观。查血常规：红细胞3.41×10^{12}/L，血红蛋白121g/L，血小板55×10^9/L，白细胞8.4×10^9/L，中性粒细胞76%；尿常规：蛋白（++），红细胞（+++），尿红细胞形态正常。胸片示两下肺感染，并反应性胸膜腔少量积液。急诊以"①肺部感染；②血小板减少性紫癜；③紫癜性肾炎"留观。予清热解毒中药及抗感染、止血西药治疗，仍高热不退，病日重，体温达40.6℃，为进一步诊治收入内三科病房。3月15日邀请会诊。

现症：高热，恶寒，头痛，咳嗽稍喘憋，咽红而痛，烦躁，夜间为甚，胸闷心悸，痰白黏，不易咯出，腰酸痛，乏力，汗出，口干口苦，欲饮水，纳呆，大便稀溏，小便黄赤、浑浊。

既往史：1980年曾患"甲型肝炎"已治愈；近3个月来刷牙时常出现齿龈出血；否认有心脏病、肾脏病、高血压病、糖尿病、结核病史。无药物过敏及食物过敏史。否认有家族遗传病史。

中医检查：目窠微肿，白睛红丝隐隐，咽红，左乳蛾稍大。神志清楚，精神不振，面色萎黄，略带潮红，双目有神，形体偏瘦，体态自如。语言清晰，气粗息促，时有咳嗽，咳声重浊。皮肤潮湿多汗，胸背腹部及两腋下可见散在暗红色皮疹，双下肢有散在针尖样斑点。舌质红、舌苔薄黄、中部焦黄，舌底脉络色暗红，六部脉象均为滑数。

体格检查：体温40℃，心率120次/分，呼吸24次/分，血压120/80mmHg。神志清楚，精神不振，发育正常，营养中等，急性热病面容，自动体位，查体合作。全身皮肤黏膜无黄染，胸背腹部及两腋下可见散在暗红色皮疹，双下肢有散在针尖样出血点，全身浅表淋巴结未及肿大。双瞳孔等大正圆，对光反应存在，双眼睑及颜面浮肿，双球结膜轻度水肿。口唇无明显紫绀，咽部充血，悬雍垂右偏，左扁桃体Ⅱ度大，右扁桃体Ⅰ度大。颈软，无抵抗，气管居中，甲状腺不大。胸廓对称无畸形，双肺呼吸音粗，两下肺可闻中、小水泡音，心界无扩大，心律齐，心音较低钝，各瓣膜听诊区未闻及病理性杂音。腹软，肝脏肋下1指，质中等，触痛、叩击痛（±），脾未触及，双肾区叩击痛（±）。脊柱四肢无畸形，双下肢轻度可凹性水肿。神经系统检查，生理反射存在，病理反射未引出。

实验室检查：血常规：红细胞 2.88×10^{12}/L，血红蛋白 97g/L，血小板 40×10^9/L，白细胞 8.6×10^9/L，中性粒细胞 69%。出血时间 1 分钟，凝血时间 1.5 分钟。尿常规：蛋白（++），红细胞（+）。血液生化检查：丙氨酸氨基转移酶 $1060nmol \cdot S^{-1}$/L，天门冬氨酸氨基转移酶 $2100nmol \cdot S^{-1}$/L，肌酸激酶 $6994nmol \cdot S^{-1}$/L，乳酸脱氢酶 $5317nmol \cdot S^{-1}$/L，血清钾 3.2mmol/L，血清钠 128mmol/L，血清氯 93mmol/L。胸片：两下肺感染，并反应性胸膜腔少量积液。心电图：窦性心动过速（136 次 / 分），心电轴不偏，ST V_2 抬高 = 0.3mV。心脏超声：左室轻度扩大，心包少量积液，心功能正常，双侧胸腔积液。

中医诊断：风温，证属风温夹湿，按温病卫气营血辨证，当属邪在气分，尚未入营血。

西医诊断：重症肺炎、早期败血症、中毒性心肌炎、早期弥漫性血管内凝血。

治法：宣肺透邪、清热解毒、表里双解。

处方：炙麻黄 8g、杏仁 12g、生石膏（先煎）30g、银花 15g、连翘 15g、玄参 12g、蝉衣 4g、僵蚕 10g、黄芩 15g、焦山栀 10g、豆豉 15g、生甘草 6g。4 剂，每日 1 剂，分 3 次服。嘱注意护理，汗出时用干毛巾擦干为要。

服第 1 剂药体温即至 38.5℃ 以下，服完 2 剂，3 月 17 日 8 时体温降至 37.5℃，晚间 20 点时体温升至 38.5℃，约半小时即渐渐下降，且安睡一夜，精神好转，微有汗出，咳嗽、胸闷、心悸、气短诸症均有减轻，食欲增加，大便通畅，舌略红苔薄黄腻，脉滑数。服 3 剂药后，3 月 18 日，发热已退，全天体温最高为 36.9℃，咳嗽减轻。全身乏力，口唇干，口苦，胸胁胀满不适，纳谷少，舌偏红、苔薄黄少津，脉转细数。再诊时认为余邪未净，气阴已伤，治以清透余邪为主，佐以养阴益气法，以竹叶石膏汤加减。

处方：竹叶 6g、生石膏（先煎）15g、天花粉 12g、麦冬 12g、沙参 12g、桑叶 8g、浙贝母 10g、黄芩 15g、杏仁 10g、蝉衣 4g、僵蚕 10g、半夏 8g、连翘 15g、生甘草 8g。嘱谨防食复。

如此调治半个月，患者诸症皆消失，体质恢复，复查血生化及心肌酶谱正常，心脏超声正常，心电图大致正常，胸片示两肺感染及胸腔积液吸收，1994 年 4 月 8 日临床痊愈出院。

按语：温病是感受四时温热病毒所引起的急性热病，一般多起病急暴，病势凶险，病情危重，变化迅速。叶天士《外感温热篇》说："大凡看法，卫之后方言气，营之后方言血。在卫汗之可也，到气才可清气，入营犹可透热转气……入血就恐耗血动血，直须凉血散血……否则前后不循缓急之法，虑其动手便错，反致慌张矣。""走马治温病"，必须抓住病机，及时治疗。该患者因西药治疗高热不退，病日重，咳嗽稍喘憋，咽红而痛，烦躁，夜间为甚，口干口苦，舌略红苔黄微腻、根部略带灰苔，脉滑数，病属风温，考虑风温夹湿。舌质略红而非红绛，斑疹目前尚不明显，按温病卫气营血辨证，当属邪在气分，尚未入营血。

本病应与春温相鉴别：春温为伏气温病，一发病即为里热炽盛，有明显阴伤表现；本患者发病之初有发热恶寒、鼻塞头痛等表证的表现，目前伤阴症状不明显，也未出现夜间心烦不寐、神昏谵语等症状，不属春温。

本病风温夹湿，应与湿温相鉴别：湿温发于长夏多湿季节，目前为春季，季节不符；湿温胃肠症状很明显，当有恶心呕吐、纳呆腹胀、大便不爽、舌苔厚腻等湿阻表现，本患者苔稍腻，肠胃症状不明显，不是湿温。因此，本病属风温夹湿，邪在气分。

据脉证，病尚属温邪闭肺，失于宣透，热毒鸱张于气分，用麻杏石甘汤，辛凉发泄肺邪，用黄芩清肺火；栀子豉汤，宣散胸膈郁火；蝉衣僵蚕升清祛风解毒，栀子导热下行，有升降散上下分消之意；毒火上炎、咽喉红肿，合用四妙勇安汤去当归，可加强解毒之力；连翘清湿中之热，且与银花协同提高疗效。此病虽已告危，然立法、选方、用药皆有蒲老教诲积累之心得，患者速转危为安而康复，说明蒲氏经验可以重复救治病人。

肺心病合并感染案

王某，男，78岁，2002年3月8日初诊。

主诉：咳喘30年，加重5个月。

病史：有喘息性支气管炎、阻塞性肺气肿、肺源性心脏病史30年，反复肺感染，咳嗽，心衰。去年入冬加重，收住院治疗至今，反复抢救，仍处病危，奄奄待毙，3月5日自动出院，要求死在家里，后事皆已准备。

现症：端坐喘息不宁，张口抬肩，呼吸不畅，伴有微咳痰鸣，气不接续，动则更甚，心悸，面目全身浮肿，腹胀大，下肢肿尤甚，纳呆，发热，体温尚达38℃，身无汗，用抗菌药不能生效，小便量少，大便数日未行，精神萎靡不振，不能平卧，舌质淡暗苔薄白滑，脉沉细促而无力。有腹水，肝大，口唇、指甲青紫，心电图示：房颤，心肌供血不足。

中医诊断：肺胀，证属肺疾年久及肾，水气凌心，且有寒束，卫气郁闭。

西医诊断：喘息性支气管炎，肺气肿，肺心病，心衰，合并感染。

治法：培本温阳，宣肺开闭。

处方：熟地黄15g、山萸肉10g、山药10g、茯苓10g、泽泻10g、丹皮8g、制附片（先煎）6g、炙麻黄6g、细辛3g、白术10g、白芍10g、生姜4片、大枣8枚、车前子（包）10g、怀牛膝10g、远志6g。7剂。

3月22日二诊：服药后小便量增多，且有微汗，浮肿日渐减退，呼吸困难明显减轻，说话较前清楚，能在半卧位状态睡2～3小时，体温降至37℃左右，原方续服 7 剂，逐渐恢复到病前水平。给予调理之方，用八仙长寿丹合生脉饮加川贝、菖蒲、远志。

随访 1 年多，身体尚可，冬天没有再住院。

按语：患者年高，肺心病，呼吸困难，心衰严重，肺部感染亦难控制，发热 38℃，精神萎靡，脉证为肺疾年久及肾，水气凌心，且有寒邪束表、卫气郁闭。患者原发在肺，继发于心，终及于肾，复感风寒，病机复杂，病情危重，用药当标本兼顾，刚柔相济，治以培本温阳、宣肺开闭。方用肾气丸、真武汤、麻黄附子细辛汤复方加减挽救重危之症，取得神奇疗效。

肾衰肺部感染案

张某，女，58 岁，2013 年 5 月 10 日初诊。

主诉：发现血肌酐升高 5 年，发热 50 天。

病史：5 年前体检发现血肌酐升高，当地医院诊断为"慢性肾功能不全"，间断血液透析治疗，透析后血肌酐可维持在 300μmol/L 左右。50 天前无明显诱因出现发热，体温最高 38.3℃，遂于 2013 年 4 月 7 日在我院住院治疗，完善检查后诊断为"肺部感染"，给予哌拉西林 / 舒巴坦、头孢哌酮 / 舒巴坦等抗感染治疗，体温最高达 39.3℃，病程中出现癫痫发作。近几日每日晨起体温 37.1～37.3℃，午后逐渐升高，波动在 37.4～37.5℃，睡前体温有时可达 38℃。血常规：白细胞 1.9×10^9/L，血红蛋白 56.3g/L。

现症：发烧，伴恶寒，无汗，周身倦怠乏力，心慌，烦躁欲呕，纳差食少，脘闷不舒，大便不畅，2～3 日一行，眠差易醒，遇冷则干咳。舌质暗红有裂纹，舌苔中根部黄腻，脉细弦略数。观其面色暗黄，颜面浮肿。

中医诊断：发热，证属邪郁少阳，气阴两伤。

西医诊断：①慢性肾功能衰竭，多囊肾，肾性贫血，肾性骨病。②肺部感染。③高血压Ⅱ级。④高尿酸血症。⑤多囊肝。⑥脾大。⑦冠心病。

治法：和解分消，补益气阴。

处方：柴胡 18g、黄芩 10g、法半夏 9g、枳壳 10g、炒白芍 15g、蝉衣 6g、僵蚕 9g、姜黄 8g、炒栀子 10g、淡豆豉 10g、连翘 12g、生姜 4 片、大枣 30g、生黄芪 30g、女贞子 10g。7 剂。

5 月 17 日二诊：服药后第三天体温下降至正常，每日体温波动在 36.5～36.8℃，食欲增，大便黏欠爽，无腹痛。5 月 15 日下午 2 点体温再次升高至 38℃，至夜间 10 点达 39℃，予退热栓外用后，汗出体温下降，5 月 16 日下午 2 点及夜间体温为 37.5℃，复诊当日晨起体温 38.4℃，不伴畏寒，但咳嗽，痰白质黏量少，无胸闷气短，咽部不痛。痰培养：鲍曼不动杆菌阳性。血常规：白细胞 1.71×10^9/L，血红蛋白 59g/L。舌边红苔白黄腻，脉浮弦滑。

处方：柴胡 18g、黄芩 10g、法半夏 9g、太子参 10g、枳壳 10g、炒白芍 10g、蝉衣 5g、僵蚕 8g、姜黄 8g、银花 15g、连翘 15g、荆芥穗 8g、牛蒡子 10g、生黄芪 30g、女贞子 10g、生姜 3 片、大枣 30g、炒栀子 10g、豆豉 15g。7 剂。

服上方 3 剂而发烧退。

按语：本例患者慢性肾功能不全并肺部感染，本小便不利，间断透析，治疗中必须要注意保持大便通畅，邪方有出路。据脉证属病久气虚阴伤，少阳失和兼阳明热结，大柴胡汤合升降散和解透邪泻热，栀子豉汤清解郁热，生黄芪、女贞子滋阴益气，2 剂药后体温正常，后又因复感而发热，以银翘散、升降散、大柴胡汤加减祛邪透热，其效亦速。

脑膜瘤术后肺部感染案

运某，女，45 岁，2002 年 9 月 5 日会诊。

主诉：脑膜瘤术后 20 余天，持续发热 10 天。

病史：患者头痛渐加重，起病 2 周，难以坚持上班，夜间痛而不能寐，经检查确诊为"脑膜瘤且已压迫脑干"，随即住院于 8 月 13 日行手术摘除。术后继发肺部感染，咳嗽，咽痛，高烧不退 10 天，日渐加重，用多种抗生素包括"泰能"等用后不能见效，而告病重，邀请会诊。

现症：咳剧而胸痛，有黄稠痰，高烧不退，体温 38～39.5℃，全身酸楚发紧，无汗，咽痛，声音嘶哑，左侧声带不完全麻痹，纳呆，恶心，口苦，头晕甚，耳发堵，头痛，神志尚清，精神差，语音欠清，饮水易呛，吞咽困难，大便欠畅，数日 1 行，小便黄，舌体右斜（手术舌神经受损），左侧舌肌有萎缩，苔薄黄腻罩灰，脉寸浮滑关弦。

中医诊断：发热，证属痰火闭肺，失于宣散，经络受损，升降失司。

西医诊断：脑膜瘤术后，肺部感染。

治法：清化痰热，宣肺止咳。

处方：冬瓜仁 10g、生薏苡仁 12g、杏仁 10g、炙麻黄 8g、芦根 15g、柴胡 15g、黄芩 12g、法半夏 10g、太子参 12g、连翘 15g、桔梗 8g、甘草 8g、生姜 3 片、大枣 8 枚。4 剂。另：片仔癀 3 粒，每次服 0.6g 日 3 次。

9 月 10 日二诊：服第 1 剂药后得微微汗出，全身酸楚发紧减轻，发烧减退，最高体温 38℃。服 2 剂药后咳嗽减轻，黄痰转白而少，易咳出，胸痛消失，体温在 37.5℃以下。从昨日起体温在 36.7℃以下，饮食渐能进，恶心消失，声嘶和呛逆明显减轻，尚有轻微咽痛咽痒，稍有咳嗽，舌右偏斜减，质稍红，苔薄黄，脉弦滑。续以疏散清解余邪，活血通络开闭。

处方：银花 18g、玄参 15g、当归 12g、桔梗 10g、蝉衣 4g、僵蚕 8g、郁金 8g、浙贝 10g、桑叶 10g、杏仁 10g、紫菀 10g、赤芍 10g、防风 8g、生黄芪 15g、生甘

草 8g。5 剂，调治出院。

出院后因舌体尚右偏，左侧舌肌有萎缩，睡眠有时欠佳。余据术后必有瘀，经络受损亦必调畅气血，故用血府逐瘀汤合黄芪赤风汤加黄精、郁金、菖蒲、远志，很快见效而康复。

按语：脑膜瘤手术顺利，继发肺部感染，用抗生素也不能控制，病情日重，据脉证用千金苇茎汤、麻杏苡甘汤、小柴胡汤复方而施，发烧据分析虽与手术无关，然脑部手术必然影响抗邪之力，邪毒也必危害手术创伤，故加用片仔癀，继用四妙勇安汤、黄芪赤风汤加桑、杏等，疗效显著。

淋巴瘤术后化疗低热案

毕某，女，55 岁，2009 年 11 月 16 日初诊。

主诉：左甲状腺淋巴瘤术后化疗，反复低热 1 月余。

病史：患者于 2009 年 6 月发现左甲状腺肿物切除，病理诊断为非霍奇金淋巴瘤 I 期 B，弥漫大 B 细胞型侵及甲状腺。8 月 9 日开始化疗，3 个疗程后即 10 月 8 日出现发热，体温 37.5～38℃，伴头痛，用抗生素治疗，曾退热 1 周，10 月 26 日第 4 次化疗，11 月 7 日复发烧，汗多，尤以吃饭、夜间明显。检查血常规白细胞最低 2.4×10^9/L，近查 B 超示右甲状腺肿大多发结节，局部血流丰富。

现症：下午及夜间低热，体温 37.5℃ 左右，最高 38.5℃，烦躁，手心热，头晕耳鸣，恶心欲吐，气短乏力，睡眠不实，多汗，轻微咳嗽，脱发，唇干，纳差，大便不爽日 2 次，尿不畅。舌尖红点、体胖大、质暗、中纵裂、苔黄腻，脉弦数。

中医诊断：发热，证属气阴两虚，痰热互结。

西医诊断：左甲状腺淋巴瘤术后。

治法：益气养阴，清热化痰。

处方：柴胡 15g、黄芩 10g、法半夏 8g、太子参 12g、沙参 12g、夏枯草 10g、连翘 12g、玄参 12g、桔梗 10g、桑叶 10g、白薇 10g、白花蛇舌草 12g、川贝 6g、浙贝 10g、甘草 10g、天花粉 12g、生黄芪 15g、女贞子 12g。9 剂。

2009 年 12 月 2 日二诊：2 剂药后发热已退，咳止。现在正行第五次化疗，大便较前通畅，乏力，烦躁，手心热，头晕，耳鸣，恶心，纳差，唇干等诸症减轻，尚白昼多汗，眠浅易醒，舌淡胖，质暗，中纵裂，苔白腻，脉寸滑关弦。

处方：银花 18g、玄参 12g、当归 10g、生甘草 10g、夏枯草 10g、连翘 12g、煅牡蛎 15g、浙贝 10g、生黄芪 18g、女贞子 10g、菟丝子 10g、枸杞子 10g、防风 8g、山药 15g、浮小麦 30g、大枣 30g、太子参 12g、川贝 6g、白花蛇舌草 12g、炒枣仁 15g。7 剂。药后诸症明显减轻，守方加减体质转好。

按语：对于恶性淋巴瘤治疗，中医多以理气化痰、活血软坚、清热解毒为法治疗。本例左甲状腺恶性淋巴瘤术后行三个疗程化疗后，出现发热等一系列症状，此发热与肿瘤、化疗等均有关，并非单纯外感发热。本例证属气阴两虚，痰热互结，治宜益气养阴，清热化痰。用小柴胡汤合消瘰丸治疗，继用四妙勇安汤、甘麦大枣汤、消瘰丸，病证控制较好，取得疗效。

胰腺肿瘤术后发热案

李某，女，35 岁，2013 年 3 月 12 日初诊。

主诉：胰腺肿瘤术后 3 个月，发热 1 月余。

病史：3 个月前体检发现胰腺占位，即于外院住院手术切除，病理示"内分泌神经瘤（良性）"。引流管拔除后，切口仍有少量渗液，局部换药每日 1 次。2013 年 2 月 4 日出现发热，体温最高 39℃，切口分泌物细菌培养：铜绿甲单胞菌阳性，遂再次住院治疗，此后至今间断发热。

现症：面色㿠白，形体消瘦，神疲乏力，发热，晨起体温 37.2℃，中午体温 37.8℃，午后 16 时左右体温 38℃，最高时达 39℃，夜间自行热退，发热时伴头晕头痛，胸闷，偶有畏寒，左侧胁肋部胀痛，胃脘胀满，口苦，恶心，呃逆不舒，食欲差，只能进软质食物，食量减少 1/2，大便每日 1 至 2 次，成形。月经延期 10 天未行，其子已 3 岁。体重下降约 6kg，检查肝肾功能尚正常。舌质光红，无苔，脉弦细数。

中医诊断：发热，证属邪毒郁结少阳，气阴亏虚。

西医诊断：胰腺肿瘤术后感染。

治法：透邪解毒，益胃生津。

处方：柴胡 15g、黄芩 9g、法半夏 6g、沙参 15g、麦冬 15g、石斛 15g、山药 10g、玉竹 10g、芦根 10g、竹叶 6g、白茅根 15g。7 剂。

3 月 22 日二诊：服药第 3 天，发热退，食欲转佳，晨起干呕、食后恶心已减轻，局部手术切口已结痂，时有左胁肋部刺痛，干咳无痰，夜眠安，大小便调。舌质淡红，苔薄白，脉细数。原方加川贝粉（冲服）3g。7 剂。

4 月 2 日三诊：精神佳，面色转润，干呕、咳嗽消失，饮食恢复手术前水平，体重增加 2.5kg。腹部手术切口已愈合，偶有局部隐痛，左胁肋部胀闷不适，身有燥热感，体温不高，舌质淡红，苔薄白，脉弦细。二诊方易柴胡为银柴胡 15g，加白芍 15g。7 剂。

按语：有少阳证，然胃弱津伤，选用益胃汤、沙参麦冬汤、小柴胡汤、三鲜饮合方，治以透邪解毒，益胃生津。"二鲜饮"（鲜芦根、鲜竹叶）加鲜茅根，名"三鲜饮"，是蒲老根据梓潼当地特点，临床中自创的专治热病肺胃津伤，烧热不退，烦渴，既不可表，亦不可下，唯宜生津退热的良方，而动血者宜"三鲜饮"。本案余本应取鲜淡竹叶、鲜芦根、鲜白茅根以顾护津液、促邪外达，今以干品代替，合沙参、麦冬、玉竹、石斛甘寒益胃生津，去生地之滋腻碍胃，加益气健脾之山药。复合三方而治，起和解少阳、解热驱邪，而无苦燥劫阴之弊，诸药配伍，益胃生津而不恋邪，津气恢复而能透热于外。二诊加川贝粉清热润肺，化痰止咳；三诊患者本阴虚，身有燥热，易柴胡之发泄，改银柴胡甘寒益阴、清热凉血、退热而不苦泄、理阴而不升腾、退虚热。正如赵学敏《本草纲目拾遗》谓银柴胡"甘微寒无毒，行足阳明少阴，其性与石斛不甚相远，不但清热，兼能凉血。"腹部刀口处偶有隐痛，加白芍以养血柔肝，缓中止痛。

听神经瘤术后发热案

崔某，女，38 岁，2003 年 2 月 10 日初诊。

主诉：听神经瘤术后反复发热 2 个月。

病史：2 个月前在某医院行听神经瘤切除术，术后出现发热，体温 38℃，服退烧药后热退，不久复热，一般下午 3 至 6 时发热，隔数日后，体温逐渐上升，使用大量不同种类的抗生素，热退 4～5 天后继续发热。

现症：发热，体温 38.1℃，伴双太阳穴处头痛、咽痛咽痒，右耳后疼痛，胸骨上不适，时恶心，胃胀时灼热，呕吐苦水，大便便意频，小便时亦欲排大便，基本成形。术后行经 1 次，经色量正常。右侧听力降低，右侧中枢性面瘫。检查脑脊液中白细胞增高，血常规正常。舌尖红，右侧黄腻苔较重，脉弦数。

中医诊断：发热，证属肝胆湿热内阻。

西医诊断：听神经瘤术后。

治法：清热化湿，升清降浊。

处方：柴胡 15g、黄芩 12g、枳壳 10g、赤芍 10g、蝉衣 4g、僵蚕 10g、全蝎 4g、姜黄 8g、银花 18g、玄参 12g、葛根 15g、栀子 10g、生甘草 10g、黄连 6g、胆南星 6g、茯苓 15g、羚羊粉（冲服）0.6g。7 剂，每剂煎 300 毫升，分 2 次服，服时可加冰糖适量。

2 月 17 日二诊：上方服 2 剂后烧退，头痛，咽痛，耳后痛诸症皆减。

处方：柴胡 15g、黄芩 12g、法半夏 10g、党参 12g、浙贝 10g、银花 18g、连翘 12g、夏枯草 10g、蝉衣 4g、僵蚕 8g、蒲公英 10g、桔梗 8g、生甘草 10g、胆南星 6g、郁金 10g、生姜 3 片、生黄芪 15g、防风 8g、炒枣仁 18g、羚羊粉（冲服）0.6g。7 剂。

2 月 24 日三诊：体温正常，耳痛见减，汗出见少，眠佳，舌薄黄，脉弦细。上方去蒲公英、桔梗、郁金，加玄参 15g、当归 12g、姜黄 8g、炒栀子 10g 继服 7 剂。

3 月 10 日四诊：颈部酸痛，右目眶痛，耳胀，右耳后冷痛压痛，纳可，近日便溏日 3～4 次，上周行经，经色量正常，有血块。

处方：柴胡 15g、黄芩 12g、法半夏 10g、党参 12g、银花 15g、连翘 12g、荆芥穗 6g、防风 10g、葛根 10g、蝉衣 4g、僵蚕 8g、浙贝 10g、生黄芪 15g、赤芍 10g、川贝 6g、夏枯草 10g、胆南星 6g、羚羊粉（冲服）0.6g。14 剂。

3 月 18 日五诊：一直未发热，已无明显不适感，时有口疮，舌苔薄白微黄，脉弦。守上方去荆芥穗加玄参 12g、全蝎 4g、栀子 10g。7 剂。

按语：本例患者听神经瘤术后反复发热 2 个月，曾使用大量不同种类的抗生素，热退 4～5 天后继续发热，证属少阳邪毒湿热内阻，用小柴胡汤、升降散、四妙勇安汤、黄芪赤风汤等复方加减变化，以清利邪毒湿热，升清降浊，调理气血而取效。

结肠癌术后发热案

肖某，男，73 岁，2011 年 10 月 11 日初诊。

主诉：结肠癌术后 1 月余，再发热 10 余天。

病史：患者卧床未至，家人代述：2011 年 9 月 1 日行结肠癌手术，术后第六天出现发热，手术切口化脓感染，经处理切口以及使用抗生素后体温下降。病人自 9 月 28 日再次出现发热，大便腹泻稀溏，使用抗生素等西药治疗体温不退。

现症：发热，体温最高 39.6℃，身热无汗，无头痛，纳差不欲食，时有干呕，时有腹痛，现四天未大便，切口愈合尚可，检查已有骨转移。

中医诊断：发热，证属湿毒瘀互结，肝脾失和。

西医诊断：结肠癌术后发热。

治法：调和肝脾，清化湿热瘀毒。

处方：柴胡 18g、黄芩 10g、黄连 8g、葛根 15g、法半夏 9g、白花蛇舌草 15g、枳壳 10g、白芍 15g、夏枯草 10g、连翘 15g、浙贝 10g、玄参 10g、生牡蛎 15g、黄芪 18g、女贞子 10g、全蝎 5g。7 剂。

10 月 18 日二诊：患者已可来诊，诉服上方 4 剂体温退，体温 36.8～36.9℃，饮食增加，大便转润日一行，仍周身乏力，动辄气喘，无咳嗽，排便无力，需用开塞露润滑，左少腹手术部位疼痛，活动后疼痛加重，休息后缓解，小便略黄，舌质淡红苔少，脉细弦尺脉弱。

处方：柴胡 15g、黄芩 10g、法半夏 9g、枳壳 10g、白芍 15g、蝉衣 6g、僵蚕 8g、姜黄 6g、酒军 3g、生姜 3 片大枣 20g、生黄芪 20g、女贞子 10g、菟丝子 10g、肉苁蓉 10g、沙参 10g、太子参 10g、白花蛇舌草 10g。14 剂。

按语：癌症后发热是临床较难治疗的一种病症。它既不同于一般的外感发热，又有别于一般的内伤发热。由于癌症病人体质虚弱，又常容易合并外感疾病。所以很多时候癌症发热不但正气不足，内有瘀毒积滞，而且还常夹有外感,临证治疗不但需要表里双解,扶正与祛邪兼顾,而且用药轻重缓急需仔细权衡。本案在辨病的基础上首先以黄芪女贞子扶正,以小柴胡汤固护胃气,其次再以夏枯草、连翘、浙贝、玄参、牡蛎等软坚清化,并抓住患者结肠癌术后发热伴有大便腹泻稀溏一症,巧用葛根芩连汤清泄里热,解肌散邪。药仅四剂,发热症即退。六腑以通为顺,二诊续以调和肝脾,升清降浊,益气补肾为法,取大柴胡汤合升降散加扶正之品,药后未再发热,诸症明显好转。

病毒性脑炎案1

龚某,女,7岁,1999年4月28日会诊。

主诉:高热伴头痛、抽搐、呕吐半个月。

病史:患儿半个月前出现发热,伴有头痛,阵发抽搐,呕吐,在某医院住院治疗,经化验检查诊为"病毒性脑炎",给予多种抗病毒药、抗生素治疗,高烧不降,体温40.2℃,抽搐,阵发性癫痫样发作,加用小剂量冬眠疗法,高热,抽风仍不易控制,急请会诊。

现症:急性热病面容,高热,头痛,神昏,躁扰不安,手足瘈疭,大便2日未行,小便短赤,舌质红绛,苔黄燥,脉弦数。查体:体温有时高达40.5℃,瞳孔对光反射迟钝,颈项抵抗感明显,巴氏征及克氏征均阳性。

中医诊断:痉证,证属邪热内闭,内陷心包,热极生风。

西医诊断:病毒性脑炎。

治法:凉肝息风,醒脑开窍,清热解毒。

处方:钩藤8g、桑叶8g、菊花8g、天麻8g、金银花12g、赤芍10g、甘草8g、蝉衣4g、僵蚕8g、川贝母5g、郁金8g、菖蒲6g、远志5g、羚羊粉(分冲)0.6g、紫雪丹(分冲)3g。7剂,水煎2次,分4次鼻饲,每次80ml左右。

5月5日二诊:服药1剂,体温见降,躁扰抽搐渐减。服完2剂,体温基本正常,偶发低热,神志转清,精神安静,能吃流食。去羚羊粉、紫雪丹,继服数剂而出院。出院后偶犯癫痫,纳差,恶心,口苦等,先用小柴胡汤加龙牡,继用十味温胆汤而愈。

按语:"病毒性脑炎"之高热惊厥,属中医痉证范畴。本例患儿高热危重,在西医应用综合治疗,抽搐体温仍不能控制时,辨证运用中药,体温迅速恢复正常,且神志转清,此足以显示中医治疗急重症的疗效。本例为温病邪热内传营血之热闭,肝阳化风,施以羚羊钩藤汤加减,凉肝息风,升清开窍,逐秽解毒之法。可见把握病机,辨证明晰,立法用药精当,亦可使急重危症化险为夷。

病毒性脑炎案2

张某,女,4岁,2002年8月19日会诊。

主诉：发热，抽搐 1 个月余。

病史：患儿于 7 月 15 日，以抽搐 1 次，发热 2 天收入某医院。入院前 3 天突然出现右下肢无力，继则出现右上、下肢抽搐，意识不清，目光呆滞，持续 10 秒可自行缓解，抽后未昏睡，右上、下肢无力持续 1 小时后活动如常。次日出现发热，体温波动在 38～39℃，入院后持续在 38.5℃以上，伴喷射性呕吐，诊为"病毒性脑炎"。1 个月来，高热时多有神志不清，伴抽搐 3 次。用解热镇痛药汗出后，体温可下降至 37.8℃，体温下降时神志稍清。药后 2～3 小时体温又逐渐升高，近 3 天体温最高可达 40℃。由于 CT 报告：右颞叶低密度灶，曾疑为脑囊虫，后经专家会诊，考虑患儿来自农村，结合病史及相关检查，又疑为结核性脑炎，用药后仍无明显改善。由于持续高热不退，病情日趋危重，急请余会诊。

现症：患儿面红唇赤，呼吸急促，神昏嗜睡，全身皮肤灼热无汗，颈项强直，从晨起至下午 3 点已作喷射性呕吐 2 次，不能饮食，手足心热而无汗，大便 2 日未行，小便黄少。舌质红绛，尚有黄腻苔，脉弦细数。

中医诊断：高热痉厥，证属气营两燔，热极生风。

西医诊断：病毒性脑炎。

治法：清营转气，凉肝息风，开窍化痰。

处方：天麻 8g、钩藤 10g、连翘 10g、银花 15g、黄连 4g、蝉衣 4g、僵蚕 6g、姜黄 5g、酒军 4g、全蝎 3g、川贝 6g、胆南星 6g、防风 6g、荆芥穗 5g、六一散（包）5g、羚羊粉（分冲）0.6g。6 剂。每剂煎出 200ml，每次 50ml，日 1 剂，分 4 次服。片仔癀 2 粒，每次 1/6 粒，日 2 次，温开水化服。

8 月 24 日二诊：患儿服药后体温渐降，神志随之转清，知饥索食，可进少量流食，食后偶有轻微呕吐。昨日体温仅在午后 2～3 点稍有波动，亦不超过 37.5℃，精神明显好转，右侧肢体软弱无力，大便 2 天 1 次，小便正常，病情脱离危险。然家人发现患儿视物有问题，查双眼已无视力，难有复明的希望。家人绝望之下转投余门诊求治。据数年前曾治 1 例相同病证患儿而复明，认为只要治疗及时，复明仍有希望。观其舌质转淡红，苔亦少，营热已清，气分余邪亦微，拟和解，升清降浊。方用大柴胡汤、菖蒲郁金汤加减。

处方：柴胡 8g、黄芩 6g、法夏 6g、枳实 6g、白芍 8g、蝉衣 3g、僵蚕 6g、郁金 6g、川贝 3g、菖蒲 6g、远志 4g、胆南星 5g、姜黄 5g、炒栀子 6g、淡豆豉 8g、决明子 8g、甘草 6g、生姜 2 片。14 剂。每剂水煎取汁 250ml，分 3 次服。

9 月 9 日三诊：患儿体温已完全正常，神志清楚，双眼已能看清身边人和物，能简单回答问题，辨识父母，除右侧肢体软而无力外，饮食、二便均正常，舌淡红苔薄，脉沉细尺弱。方用六味地黄汤合异功散加黄精、石斛、灵磁石，调补脾肾，促进脑功能恢复。

按语：本例住院治疗月余而罔效，病势已转危重，家属几乎欲放弃治疗，根据脉证，病程诊为热毒内陷，气营两燔，热极生风。治以清营转气，化痰开窍，凉肝息风。药后热退神清，而后发现双眼失明。余曾治一例病毒性脑炎后遗失明患者，由本院杨庆芳介绍，其父母在中国药检所工作，用可保立醒汤加减治疗而复明，故余鼓励家属坚持及时治疗，后经调治视力亦渐有恢复。

急性脑干脑炎案

刘某，男，20岁，北大跳级高才生，宣武医院住院号：434295。

该患者于2006年9月初曾在王府井街头无偿义务献血400ml，献血后既无保养，也未休息。10月5日发烧，体温38℃，伴乏力、咽痛。10月12日晚突感左侧手指麻木，伴周身乏力，未加警惕重视。10月21日中午如厕，即感左侧肢体活动不便，手不能持物，言语不清，左口角下垂，左侧鼻唇沟变浅，无头痛及恶心呕吐。就诊某三甲医院，检查头、颈CT平扫尚未见异常。诊断"轻瘫待查"，未用药，拟次日检查头、颈MRI。晚上诸症逐渐加重，左侧肢体活动不能而急诊入院，当时体温36.5℃，神志尚清醒，构音不清，左侧肢体肌力0级，左巴氏征阳性，无二便失禁，10月22日颅脑MRI平扫显示：发现双侧脑桥大面积异常信号，约占脑桥的2/3，T_1WI为稍低信号，T_2WI为高信号，印象：①右侧脑桥及右侧顶叶缺血性改变，其中右侧脑桥、右侧顶叶病灶较新鲜。②双侧颞极蛛网膜囊肿可能。住院诊断：①脑梗死？②脑血管炎？③红斑狼疮及淋巴肿瘤待排除。治疗用低分子肝素0.4IU，12小时一次皮下注射，血栓通10ml、凯时100mg分别加入生理盐水中静点，日一次，症状无改善，10月23日晚，给予甲强龙500mg，24小时一次静脉点滴。血常规：RBC $6.04×10^{12}$/L，MCV 78.8fl，MCH 25.5pg，LY 13.1%；免疫球蛋白G 2140mg/dl，补体C_3 160.0mg/dl，抗线粒体抗体M2 0.21，血沉34mm/h，尿常规、生化、血浆同型半胱氨酸正常，梅毒血清特异抗体测定、乙肝表面抗原、艾滋病毒抗体检测、风湿免疫各项均为阴性，IgA、IgG、IgM正常，凝血：FIB 4.74g/L，APTT 52.2秒，PT、PTA、INR、TT在正常范围。心电图大致正常，胸片未示异常，患者父母将检查结果请北京多位著名专家会诊求救，认为再稍发展，即将侵及延髓，影响呼吸中枢而难救；有的专家指出控制不了当前发展，即使救活，也是植物人。因倾向宣武医院专家的"急性播散性脑脊髓炎"的诊断，遂决定冒险转院。

10月25日转入宣武医院：行头颅、胸椎、腰椎MRI平扫＋强化，胸椎、腰椎MRI扫描未见明显异常，脑桥见异常信号，T_1WI为低信号，T_2WI为高信号。头颅MRI平扫＋强化提示：双脑桥（偏右侧）异常信号，脱髓鞘？（可能性大），两侧前内侧颞部蛛网膜囊肿。腰穿报告：压力220mmH$_2$O，澄清透亮脑脊液，细胞数 10，蛋白、糖及氯化物正常，脑脊液 ALB 0.017140，IgG-24 小时合成率 1.492，寡克隆区带阴性，MBP 测定值 1.67，病毒全项未见异常，血：RV-IgM 风疹病毒 IgG 抗体（+），1:80，TOXO-IgG 巨细胞病毒抗体（+），1:28，HSV-IgG 单纯疱疹病毒抗体（+），1:512。入院诊断：①急性播散性脑脊髓炎？②多发性硬化？治疗：①停用抗凝药。②继用甲强龙 500mg，静点，日一次，每周减半，后改为强的松 20mg，口服，每周减一片，至停服。③甘油果糖 250mg，静点，日两次。阿昔洛韦 0.5 静点，日三次，施捷因、必存常规量静点，日一次，β-七叶皂苷钠 20ml 静点，日两次。

10 月 29 日请余诊治，详细询问查阅上述病史，转院治疗尚未见好转，患者语言不清，左眼闭合不利，口角下垂舌体不灵活，左上下肢近端肌力 1 级、远端肌力 0 级，膝踝阵挛阳性，巴氏征阳性。左肩半脱位三寸余。病人极度乏力，汗出淋漓，每日需换衣服 5～7 次，无力而软，卧床不动，轻微头痛，头目眩晕，口渴，眠差，尚能进食，但食之无味，大便干，小便色黄。无发热恶寒，稍有恶心，面色潮红，唇红，舌略红，苔黄厚腻。两寸脉大而滑数。余认为：凶险暴病，多为温病，病由献血过多，正气顿虚，感邪未能透出，邪毒内蕴深伏，直中内陷，侵及元神之府，经络闭阻，神明失司诸症已见，舌质不红绛尤为危重，说明起病急暴，神明正气被郁遏，若失控即可导致暴亡。治宜清营透气，宣闭解毒，升清降浊。四妙勇安汤、清营汤、升降散复方加减，取《疫疹一得》清瘟败毒饮之意而灵活选用诸方。

处方：银花炭 12g、银花 18g、玄参 18g、当归尾 12g、生甘草 15g、蝉衣 6g、僵蚕 10g、片姜黄 10g、酒军 8g、郁金 10g、赤芍 12g、防风 10g、连翘 15g、丹参 15g、胆星 10g、羚羊粉（分四次冲服）1.2g、黄连 10g、生地 15g、炒栀子 10g、豆豉 15g 水煎服，一日 4 次。片仔癀 1/4 片，1 日 2 次口服。用银花炭意能走血分，此为赵炳南名医经验。

调护：①患者神志欠清，然言之尚能明白，告知对重病要有信心战胜，精神状态对疾病向愈至关重要，积极配合治疗可以完全恢复；②心要静，静则养脑，调动正气抗邪，促进向愈；③注意汗多易复感外邪，及时用干毛巾擦干，适时加减衣被，饮食宜清淡，慎厚腻辛辣。

11 月 1 日二诊：患者疲乏无力好转，汗出尚较多然较前减少，头痛已止。左侧肢体已可见活动，睡眠较前安稳，舌略暗稍红，苔转薄微黄腻，寸脉弦滑较前略减。家长述舌苔每天可有或厚或薄的不同变化，问曰：是否加用止汗药？余答：病汗不可止，汗为邪毒外透分消有益之象，慎防着凉郁闭，导致邪毒不能外出，邪毒消退汗自止。舌苔退而复生为邪正相争的反映，正气逐邪，祛一层，再起一层，邪透解净舌苔方正常，此为伏邪温病特点，治则同前，守方加三七粉 3 克以补气活血，炒枣仁 18 克以养血安神，重用黄芪 30g、加地龙

10g、即合用黄芪赤风汤调气和血之用，且寓补阳还五汤之意。

11 月 5 日三诊：两天前因着凉后嗓子痛，因中药有透邪解毒之用，未用药，多饮水而解，药后精神更有好转，左上肢近端肌力 2 级，左下肢在床上可左右移动，踝关节、趾关节皆不能活动，面色转红润，精神明显见好，已有战胜疾病信心，纳增，小便色黄较前浅，大便调畅。舌偏红，苔薄根部淡黄微腻，上感未见病加重，其病已控制发展，见到好转，效不更方，守方加天麻 12g、木瓜10g、全蝎 4 克可疏经活络。

调护：①以小米、薏米、大米、荷叶熬粥以益胃津，升清阳；②告知要充满战胜疾病的信心，闭目养神，全身放松，缓慢呼吸，适度锻炼不要急于求成。

11 月 9 日四诊：药后出汗减少，翻身较前省力，左上下肢近端肌力增为 3级，左手腕可活动，左手中指能屈曲。昨天开始前胸后背可见密集如粟粒或绿豆大小斑疹，仔细观察其为出血点，属温病斑疹无疑，指出此为邪毒郁而外达之象，可分消内在毒瘀，观此患者斑疹形态松浮洋溢，色泽红活荣润，初始略痛，斑疹出后精神转佳，呼吸调畅，睡眠较深，为邪毒外透病减之征。矢气特臭，大便日一次，排出畅快，小便亦畅，说明内在邪毒亦有出路。食纳较好。手指能活动显示远端肌力开始恢复之兆。舌红稍赤，舌苔根部淡黄腻，右手脉弦滑。患者斑疹同见，更为病入营血之征，舌质也转红而稍赤，病虽深重，而正气尚可与之相搏，且神色好转。守方加减。因其邪毒鸱张，故加用牛黄取解毒逐秽。

处方 1：银花炭 12g、银花 18g、玄参 18g、赤芍 12g、防风 8g、生黄芪 30g、当归尾 10g、炒栀子 10g、生地 15g、丹参 15g、麦冬 12g、黄连 8g、焦大黄 5g、胆星 8g、连翘 15g、郁金 10g、菖蒲 8g、川贝 8g、生甘草 15g、蝉衣 5g、僵蚕 8g、姜黄 8g、豆豉 12g、三七粉（冲服）3g、全蝎 4g、干地龙 10g。水煎服，日 2 次。片仔癀 1/4 片，日 2 次。

处方 2：竹叶 10g、白茅根 30g、荷叶 20g 煎水代茶饮，此为蒲老倡导之三鲜饮演变而来，扶正凉血解毒。

处方 3：羚羊粉 6g 加牛黄 2.5g 装胶囊共 36 粒，每次 2 粒，日 2 次口服，可增强解毒之用。

11 月 12 日五诊：手腕可抬平，食指、中指、无名指恢复内收，功能运动较前灵活，斑疹遍及前胸后背，环绕喉结处，后背已融合成片，无痛痒感，斑疹红活，口不渴，小腿拘急抽搐，近两日未解大便，汗尚较多，舌边偏右侧有玉米粒大小瘀斑，色红绛，唇干红，脉弦滑。斑疹极多，为热毒炽盛，毒瘀相结，灼伤营血，拘急动风。治以凉血散血，解毒化斑为主。

处方：银花炭 12g、银花 15g、玄参 18g、赤芍 12g、生黄芪 30g、当归尾 10g、炒栀子 12g、生地 15g、麦冬 12g、丹参 15g、生石膏（先煎）40g、天花粉 15g、焦大黄 8g、胆南星 8g、连翘 15g、蝉衣 5g、僵蚕 10g、知母 10g、生甘草 12g、羚羊粉 0.6g、郁金 10g、菖蒲 8g、豆豉 12g、干地龙 10g、泽兰 10g、全蝎 4g、白芍 12g。水煎服，日 2 次。片仔癀 1/4 片，日 2 次。牛黄胶囊 2 粒，日 2 次。

11 月 19 日六诊：服上方 1 剂，即未出新斑疹，第五日后，背部斑疹完全消退，前胸部、左肩及双手背可见斑疹，颜色较前浅，拘急抽搐感消失，汗出逐渐减少，易疲乏无力，从昨日起背部及颜面出现片状皮肤稍充血，今日已消退，左手可屈伸握拳，左踝关节能活动，下肢肌力明显增加，搀扶能行走，舌味觉渐复，纳谷转香，舌瘀斑消退，舌绛转红，苔薄，脉滑略数。能坐轮椅上自己吃饭，病情有缓解恢复之势，乃守方加减，取胜已成定局。

处方：银花炭 12g、银花 15g、玄参 15g、赤芍 12g、生黄芪 30g、当归尾 10g、生甘草 12g、丹参 15g、丹皮 10g、生石膏（先煎）40g、花粉 15g、知母 10g、生地 15g、麦冬 12g、蝉衣 5g、僵蚕 10g、郁金 10g、胆星 8g、焦大黄 10g、黄连 8g、炒栀子 10g、干地龙 10g、白茅根 30g、竹叶 6g、羚羊粉（分冲）1.2g、紫草 12g、泽兰 10g、连翘 15g、玉竹 15g。水煎服，日 4 次。片仔癀 1/4 片，日 2 次。方后云：玉竹滋阴不恋邪，白茅根与玄参同用稍有代犀角之用。

11 月 26 日七诊：服药第 2 剂后斑退，疹较前减少，后背已消退，背部遗有色素沉着，胸前斑疹尚未退净。左手可屈伸，左下肢负重时有肌颤十余次，每次几秒钟，第三天自觉微热，喷嚏两次，咳嗽数声，精神不振，隔日即消失，可下床锻炼，出汗较前量少，活动后汗多。自觉肌力恢复加快，左手握力增加、左肩下垂已明显好转，仅一指余，左下肢能坚持锻炼 20 分钟，走路步态不稳，二便调和。23 日复查 MRI 异常信号明显消退。舌尖红，苔薄黄，脉浮略滑，较前和缓，肌颤为阴精耗损，筋脉失养，治以清透邪毒、益气养阴、舒筋通络、调畅气血。

处方：银花炭 12g、银花 15g、玄参 15g、生甘草 10g、赤芍 10g、生黄芪 30g、当归尾 10g、生甘草 12g、防风 8g、蝉衣 5g、僵蚕 8g、郁金 10g、菖蒲 8g、胆星 8g、酒军 6g、连翘 12g、黄连 6g、羚羊粉（分冲）0.9g、炒栀子 10g、豆豉 10g、玉竹 15g、白茅根 30g、炮山甲 8g、白芍 15g、天麻 15g、木瓜 10g、干地龙 10g、三七粉（冲服）3g。水煎服，日 2 次。片仔癀 1/4 片，日 2 次。方后云：炮山甲与白芍、木瓜合用，通络，除血痹，上可促元神恢复，下可柔筋治肌颤，可提高补阳还五汤疗效。

12 月 3 日八诊：服药第 2 剂，下肢痉挛明显好转，周身斑疹基本消失。于 3 天前转入康复病房，继续进行康复训练。左手臂伸直能抬起高至头部以上，左手能握掌，拇指食指可对指。走路比过去平稳，脚略外翻，左下肢力有增，然走路已不觉太累，左足背屈能力增加，左足踇趾、小趾皆可背屈，活动后仍有出汗，但较前减，睡眠佳。近 3～4 天口中津液比原来分泌多，口中不燥而有津，此为正气渐复，肾水上荣。通过中西医结合治疗，邪毒已得控制而衰微；正气元神已见恢复。

注意康复过程中不能过于劳累，运动宜有微汗不宜大汗，汗多伤正气，康复运动应刚中有柔，柔中有刚。"以意领气，以气运力"为原则。

继之，康复锻炼，结合中医药调和气血、疏经活络、益肾护脾，取用黄芪赤风汤、补阳还五汤、黄精丹等复方调理，12月10日说话增多而流利，左肩半脱位仅剩半指，左手指及下肢运动明显好转；12月24日左手食指可以伸直，左上肢可以伸直平举、内外翻转，左手可摸右耳，足踇趾能上下活动，行走步态较前规范。12月27日出院，出院最后诊断为"急性脑干脑炎"，肢体功能基本恢复，左肢近端肌力5级，握力4级。康复指导人员讲：此患者每日皆有恢复迹象，而同类病人数月半载有时见到改变，可称历来康复奇迹。出院后3周自己能驾驶汽车；第4周可弹钢琴；第5周已能远行、跳跃。2007年9月恢复上学，体育运动完全正常，在北大原班级学习成绩仍名列前茅。

按语：单发脑干脑炎，在脑炎中发病率低于10%，病情凶险，恢复慢，肢体障碍残留重。患者病前街头献血400ml，继之外感，邪气潜伏内蕴。再次起病极度虚弱、精神萎靡，左侧肢体瘫痪，语言不利，核磁矢状位显示脑桥2/3多受累，病情危急。然"发热为温病必具之症"，而该患者无发热，为何诊断温病？余认为：此乃邪气毒盛使然，邪毒内伏蕴蒸而直中心包，虽无高热，亦未见神昏，然语言不利，左侧肢体瘫痪，精神萎靡，生命危急，有暴死之险，乃为邪毒鸱张直损元神，郁遏正气。伏邪内蕴发病之初舌质可不红绛，若拘泥于热入营血，舌必红绛则有误病情。患者舌苔黄腻亦符合伏邪之说。去而复起，待其斑疹透达，舌质方显红绛。初诊重在清营透邪，分消解毒，升清降浊，通络化瘀，祛邪为第一要务，以阻截病邪的发展，其中激素等应用必助一臂之力，功不可磨灭，而中药而论，认为胆星有牛黄作用，并可防热与痰结，羚羊角清热解毒且引诸药上达元神之府，邪毒深伏内陷极易耗伤营阴，取清营汤清营转气，栀子豉汤助透邪外达；郁金开达郁闭，片仔癀助其药力；升降散升清降浊，既疏泄其内陷邪毒，又透达怫郁之邪。10天后患者斑疹同见，正如叶天士所云："斑疹皆是邪气外露之象"、"宜见不宜多见"，患者前胸后背融合成片，标明邪毒极盛，吴鞠通："阳斑者，化斑汤主之。"故守方融入化斑汤，加用坦桑尼亚天然牛黄，加强解毒辟秽之用，疗效显著，服一剂药发斑疹即控制，消散亦迅速，使病转危为安，后中医药调理结合康复锻炼而速痊愈。

高热急黄案

洪某，男，80岁，2002年9月4日初诊。

主诉：高热反复50余天。

病史：患者因发热 1 天，于 2002 年 7 月 10 日住入解放军某医院。既往有糖尿病史 10 余年。低钠低氯多年。曾行胆囊切除术。患者住院第 1 月中，体温 38～40℃，先后用头孢唑啉、达力新、利君派舒、利复星、利福平、吡嗪酰胺、乙胺丁醇、雷米封、阿奇霉素、奈替米星、林可霉素治疗，用药第 3 周体温曾达 41℃，解热药、激素应用后，体温不降，只有物理降温，体温才能逐渐下降至 38.5℃ 左右，多在 38～39℃ 之间，腹股沟温度较腋下高 0.8～0.9℃。8 月 15 日抗生素全部停用，抗过敏治疗。体温于 8 月 24 日开始稍有下降，37.5～38℃。27～28 日又出现反复，体温在 38.6～38.8℃。以往体温高时精神差，体温下降精神可好转，但 8 月 27 日以来精神更差，嗜睡，不能正确回答问题，所答非所问。神经系统查体：除双侧巴宾斯基征阳性外，余正常。患者夏季多汗，此次住院无汗，用解热药亦不出汗。不明原因的散在、对称、斑片状暗红色皮疹间断出现。住院后，从解放军、市内多家医院共请 28 名著名西医教授会诊。8 月 30 日出现皮肤、巩膜黄染，查胆红素亦高，9 月 4 日请余前往急会诊。

现症：病人高热，面、目、身皆黄，谵语而烦，小便黄赤，大便 4 日未行，手臂肘有轻微抽搐，舌质红绛，有苔黄腻罩灰，少津，脉细数而促。查体：四肢散在、对称、斑片状暗红色皮疹，双肺少量湿啰音，心率 90～110 次／分，巴宾斯基征阳性。胸片、肺 CT、腹部 CT、头颅 CT 未见异常。血常规：白细胞正常，中性粒细胞 79%～90%；血钠：116～121mmol/L，血氯 81～86mmol/L，脑脊液：蛋白 0.6～0.94mmol/L，糖 4.5～5.0mmol/L，氯 89～99mmol/L。

中医诊断：高热急黄，证属湿热邪毒内蕴，日久入营血，邪毒伤肝发黄，动风抽搐，上扰乱神明而谵语烦乱。

西医诊断：高热待查。

治法：清营透邪，解毒除黄，凉血散血，开窍醒脑。

处方：银花 18g、玄参 15g、生地黄 15g、丹参 15g、赤芍 10g、连翘 15g、蝉衣 4g、僵蚕 8g、姜黄 6g、酒军 6g、胆南星 6g、郁金 10g、茵陈 12g、栀子 10g、菖蒲 8g、远志 6g、川贝 8g、羚羊粉（分冲）0.9g。7 剂。片仔癀，每次服 1/4 粒，日 2 次。

9 月 10 日二诊：药后体温渐降，第 2 天谵语消失，9 月 6 日体温在 37.4～37.8℃，精神见好，能回答问题，认识家人，9 月 8 日黄疸消退，化验胆红素亦已正常。9 月 10 日体温波动在 37℃ 左右，问询右胁尚有不适，饮食渐能进，稍有恶心，大便已通畅，小便利而稍黄，已能起坐于床上，神清，心烦亦微。舌尖边红，中心尚有黄腻苔。邪毒已内外分消，转出气分，拟和解分消解毒法。

处方：柴胡 12g、黄芩 10g、法半夏 10g、郁金 10g、栀子 8g、鸡内金 10g、木瓜 8g、蝉衣 4g、僵蚕 8g、茵陈 10g、酒军 3g、黄连 6g、胆南星 6g、生甘草 8g、天花粉 12g。

9月17日三诊：服上方1周内，体温没有再升高，一般皆在37℃以下。诸症随之好转，黄疸消失，二便已畅，上方去酒军、胆南星、茵陈，加丹参、太子参，调治两周，体温稳定。出院后，用麦味地黄丸合小柴胡汤调治，健康恢复原水平。

体温渐降，神志转清，黄疸消退，转危向安，再用和解分消解毒法，出院用麦味地黄丸合小柴胡汤调治而愈。

反应性关节炎案

王某，女，26岁，2009年9月7日初诊。

主诉：高烧后踝关节肿痛、小腿外侧环形红斑3个月。

病史：2009年6月20日患扁桃体炎，先是高烧，3天后转为低烧，体温36.8～37.8℃，间断应用抗生素，病情控制不理想，仍有咽痛、头晕、乏力。7月份渐出现踝关节、胫侧环形红斑，某医院诊为"成人Still病"，给予乐松，体温下降，停药又复。后301医院否定此诊断，诊为"反应性关节炎"，红斑红肿，无痛痒，给予青霉素、乐松。住院期间感冒，咽痛加重、有深度溃疡，膝关节、肘关节疼痛，右足红肿，查血沉90mm/h，给予强的松30mg/d，甲氨蝶呤每周3次，硫酸羟氯喹2片，日3次，强骨胶囊，钙尔奇D，现在强的松减为25mg/d。

现症：面色欠华，皮肤粗糙，毛囊炎，四肢暗红色斑满布，无痛痒，肘及膝关节疼痛，睡眠不安，胃脘胀满，大便干。舌尖红，苔黄，脉沉滑。

中医诊断：热痹，证属火毒内蕴，血行不畅，气血凝滞，瘀阻筋脉。

西医诊断：反应性关节炎。

治法：清热解毒，活血散瘀。

处方：银花20g、玄参18g、当归12g、生甘草12g、生黄芪18g、赤芍10g、防风10g、生薏苡仁15g、木瓜10g、虎杖15g、全虫4g、牛蒡子8g、薄荷（后下）6g、连翘12g、土茯苓15g。7剂。

9月14二诊：药后斑见退，胃脘胀满减轻，大便已行尚较干，关节已不痛。睡眠欠佳。舌质暗红，苔薄，脉弦滑。上方加苍白术各8g、白蒺藜9g、肉苁蓉15g。7剂。

9月21日三诊：药后大便转润，腰背部及双上肢肩臂有红色皮疹，无不适感，面色㿠白，舌尖红，舌质淡暗，苔薄，脉弦滑。强的松减为20mg/d。月经延期5天，昨日行，量中等，色暗红，经行第1天有小腹微痛。

处方：银花18g、玄参15g、当归12g、甘草10g、生黄芪15g、赤白芍各10g、防风10g、生薏苡仁12g、虎杖15g、土茯苓15g、全虫4g、牛蒡子9g、柴胡12g、枳壳10g、白芍10g、川芎8g、益母草10g、桃仁10g、肉苁蓉12g。7剂。

9月28日四诊：药后经行较畅，面色转润，睡眠改善，肩颈、胸背痤疮样丘疹,膝、踝、肘发沉不舒,阴雨天加重,大便不爽,日1次。舌质淡红,齿痕,苔薄黄,脉沉细。强的松减为15mg/d。

处方:银花18g、玄参15g、当归12g、生甘草10g、柴胡10g、赤白芍各10g、防风8g、生黄芪18g、牛蒡子9g、全虫4g、土茯苓15g、生薏苡仁15g、虎杖15g、肉苁蓉12g、白蒺藜9g、女贞子10g、枳壳10g、炒栀子10g、蝉衣4g、连翘15g。14剂。

10月12日五诊:复查血沉20mm/h,血、尿常规,肝肾功能均正常,强的松已经减为7.5mg/d。面色润泽,食纳尚可,眠安,大便润畅,夜尿2～3次,舌体略胖,舌质淡红,苔薄黄。

处方:银花18g、玄参15g、当归12g、生甘草10g、生黄芪18g、赤芍10g、防风10g、全虫4g、虎杖15g、土茯苓15g、生薏苡仁12g、肉苁蓉12g、女贞子10g、巴戟肉10g、仙茅8g、仙灵脾8g。14剂。

按语:此例患者高烧伴踝关节、胫骨侧环形红斑,诊为"反应性关节炎",属邪毒内蕴,瘀阻筋脉,选用四妙勇安汤合黄芪赤风汤。四妙勇安汤,既能清热解毒,又能活血散瘀;黄芪赤风汤益气活血祛风。加薏苡仁、木瓜、虎杖、全虫、土茯苓等解毒祛湿,取得疗效。

慢性泌尿系感染案

薛某,女,33岁,2013年11月10日初诊。

主诉:反复发作低热3个月。

病史:3个月前出现尿频、尿急、排尿灼热感,发热,微恶寒,在当地医院诊为急性泌尿系统感染,经治疗(具体不详),尿频、尿急、排尿灼热感及恶寒消失,却反复低热,体温多在后半夜上升,自感全身发热,手足心尤甚,体温上升后睡眠易醒,体温在37～37.3℃之间波动(日常基础体温36.5～36.7℃),经抗生素等多方治疗,病情无改善。11月6日到广安门医院门诊诊治,查血常规、尿常规均示正常,予龙胆泻肝汤加减治疗5天,病情无改善,转寻余调治。

现症:后半夜发热,体温37～37.3℃,发热后睡眠易醒,伴全身乏力,腰背部下坠感,以左腰部为甚,口干喜温饮,双眼干涩,白天手冷、夜间手心发热,胸口部位有汗,纳食少,大便干,每日一行。

既往有慢性阴道炎、宫颈糜烂病史。月经量少。舌质淡红苔白腻,脉弦细滑。

中医诊断:淋证,证属湿热郁闭,三焦气化失调。

西医诊断:①慢性泌尿系统感染;②慢性阴道炎、宫颈糜烂。

治法:通阳利湿、分消走泄。

处方:柴胡15g、黄芩10g、法半夏9g、厚朴8g、杏仁9g、茯苓12g、全瓜蒌15g、黄连8g、连翘12g、薄荷(后下)8g、桔梗8g、炒栀子10g、淡豆豉12g、生姜 3 片、蒲公英 15g、焦神曲 15g。6 剂。

11 月 15 日二诊：服药后已无发热，睡眠好，全身乏力改善，胸口出汗减少，纳食增加，大便不干，仍有夜间口渴，左腰部发紧隐痛，胃脘痞闷，舌淡红偏暗苔薄白腻，脉弦细略滑。

处方：柴胡 15g、黄芩 10g、法半夏 9g、厚朴 8g、枳壳 10g、炒白芍 15g、黄连 6g、吴茱萸 1g、蒲公英 12g、薄荷（后下）8g、连翘 12g、炒栀子 10g、桔梗 10g、竹叶 8g、白茅根 15g、生甘草 8g。5 剂。随访未再低热。

按语：本案湿热郁闭三焦，阻滞气机，阳气郁而发低热，湿为阴邪，故发热多在后半夜，气机阻滞，阳气不能布达周身而只见胸口汗出。立法通阳利湿、分消走泄，方用小柴胡加叶香岩之分消三焦主药"杏、朴、苓"，合凉膈散、小陷胸汤加减，使湿热化、气机畅而低热自除。

肾盂肾炎案

刘某，女，57 岁，2013 年 11 月 15 日初诊。

主诉：反复发热 2 个多月。

病史：2013 年 8 月 18 日因受凉后出现发热，伴咽痛，鼻塞，流清涕，T：38.5℃，在当地社区医院予抗生素输液治疗 1 月余，体温时升时降，最高体温可达 39.8℃。2013 年 10 月 9 日至沈阳军区总医院求治，以"间断发热 50 余天"收住院，入院后完善相关检查，诊为：①急性肾盂肾炎。②自身免疫甲状腺病。③甲状腺结节。④双侧胸腔少量积液。⑤颈淋巴结肿大原因待查。⑥低氧血症。⑦低蛋白血症。⑧药物性糖尿病？⑨药疹。⑩脂肪肝。⑪肝功能异常。⑫肝囊肿。予抗生素、激素、对症治疗 1 个多月，病情无改善，仍间断发热。10 月 24 日自动出院，到京寻中医药治疗。

现症：间断发热，每天发热 2～3 次，每次可持续 2～4 小时，体温最高 40℃。仍在服用激素治疗，服用激素后体温可暂退，2～6 小时后体温复升，甲状腺有结节，伴周身肌肉、关节酸痛，以双膝关节为甚，胸胁痞闷，口苦，不欲饮食，时感恶心，口干少饮，咳嗽无痰，自汗出，神疲乏力，面黄无泽，情绪低落，大便偏干，小便不畅。尿常规：红、白细胞（+），舌淡红苔薄白，脉弦细数。

中医诊断：发热，证属邪郁三焦，经络闭阻。

西医诊断：肾盂肾炎。

治法：通利三焦、升清降浊。

处方：柴胡 18g、黄芩 10g、法半夏 9g、沙参 10g、夏枯草 10g、连翘 12g、玄参 12g、浙贝 10g、蝉衣 5g、僵蚕 8g、姜黄 8g、炒栀子 10g、淡豆豉 15g、全蝎 4g、威灵仙 15g、防风 10g、生甘草 10g、生姜 3 片、大枣 20。7 剂。

11 月 12 日二诊：服中药后，体温最高 37.4℃，饮热水后体温可降至正常，

7 天来仅服一次激素。已无肌肉、关节酸痛，神疲乏力改善，精神较前好，食纳增加，已无恶心，稍感咽痛咽痒，轻咳少痰，小便已通畅，大便 2 日一行，舌淡红苔薄白，脉弦细。处方：上方加银花 15g、地骨皮 15g。7 剂。

电话随访：药后体温正常，小便通畅，无咽痛咽痒，咳嗽已止，大便每日一行，精神恢复。

按语：本案患者素体正气不足，邪气留连三焦，治予和解少阳、调畅气机、升清降浊，方用小柴胡汤合升降散，共奏和少阳、畅气机、调升降而解外邪，所谓"上焦得通，津液得下，胃气因和"，故热退身凉，小便已通畅，病趋向好转。

急性附睾炎案

冯某，男，71 岁，2013 年 12 月 17 日初诊。

主诉：睾丸肿痛、发热 4 天。

病史：4 天前因患胃癌从住地到京进一步诊治，路途中出现睾丸肿痛，当晚开始发热，体温最高 40.2℃，遂在广安门中医院住院治疗，查血常规：白细胞 $17 \times 10^9/L$，诊为"急性附睾炎"，予抗炎、退热、补液等对症治疗，体温稍退，仍持续发热，体温 38～39℃。

现症：发热，体温 38.6℃，附睾红、肿、热、痛，牵掣少腹疼痛，不能行走活动，伴口干、口苦，微恶风，胃脘痞闷，不欲饮食，大便黏滞不爽，留置导尿，舌尖红苔中后黄腻，脉滑数，沉取无力。

中医诊断：子痈发热，证属湿热下注，肝络经气不利。

西医诊断：①急性附睾炎；②胃癌。

治法：清热利湿、理气通络。

处方：龙胆草 12g、柴胡 18g、黄芩 12g、炒栀子 12g、生地 18g、当归 10g、生甘草 10g、黄柏 10g、土茯苓 15g、小茴香 10g、乌药 8g、川楝子 10g、延胡索 12g、泽泻 15g、车前子（包）15g、通草 4g、橘核 10g、蒲公英 15g、连翘 15g、黄连 9g、吴茱萸 2g、六一散（包）10g、竹叶 8g。3 剂。

2013 年 12 月 20 日普外科回报，药后发热已退，体温正常，附睾肿痛消失。

按语：本案患者为本院家属，年老体弱，罹患胃癌，赴京治疗，路途劳累，加之患病惊恐，遂致肝郁不舒、湿热下注、肝络经气不利而致发热、睾丸红肿热痛。湿热交蒸，湿性缠绵，虽经抗生素输液治疗 3 天仍发热不已。治予清热利湿、理气通络，方用龙胆泻肝汤合橘核丸、左金丸加减 3 剂而热退身凉，睾丸红肿热痛消失。

急性淋巴结炎案

张某，女，17 岁，1999 年 5 月 9 日初诊。

主诉：发热 1 月余。

病史：近期学习压力较大，于 1999 年 4 月 7 日出现发热，体温在 38.4～39.2℃之间，左侧颈部淋巴结明显肿大疼痛，咽喉疼痛，查血常规：白细胞 4.1×10^9/L，中性粒细胞 57%，淋巴细胞 39%，X 线胸片未发现异常。某医以"急性淋巴结炎"，给予多种抗生素，静脉点滴 10 余日，发热不退，颈淋巴结肿痛无明显改善。

现症：发热，体温 38.9℃，咽喉稍充血疼痛，面赤唇红，左侧颈淋巴结明显肿大疼痛，大小不等，压之痛甚，神疲乏力，不思饮食，口干口苦，轻微咳嗽，无痰，大便偏干，小便短少。舌质稍红，苔黄腻，脉弦滑数。

中医诊断：瘰疬，证属邪毒蕴结少阳，痰热互结。

西医诊断：急性淋巴结炎。

治法：宣透解毒，化痰散结。

处方：柴胡 15g、黄芩 12g、法半夏 10g、党参 10g、夏枯草 10g、枳壳 10g、赤芍 12g、蝉蜕 4g、僵蚕 10g、全蝎 4g、姜黄 8g、浙贝母 10g、金银花 18g、玄参 12g、连翘 10g、栀子 10g、海蛤壳 15g、生甘草 10g。

5 月 12 日二诊：服药 3 剂，体温 36.7℃，咽喉疼痛基本缓解，扁桃体明显缩小，左侧颈淋巴结明显缩小，疼痛缓解，尚有压痛，食欲增加，守方续服 3 剂而愈。

按语：发热，咽喉肿痛，颈淋巴结肿大、疼痛等，应用多种抗生素不能控制病情，病邪深入少阳，致少阳经脉不利，邪毒郁热内结，灼液成痰，痰热互搏而成。此例西医以"急性淋巴结炎"，用多种抗生素治疗效果不佳，中医若再以"炎症"纯用清热解毒之品，亦恐难取效，并有可能冰遏其邪，而损伤脾胃。必以中医辨证施治，抓住邪毒郁闭，痰结之因，施以宣透解毒、化痰散结之法，方中小柴胡汤疏解少阳郁热，伍以升降散宣透郁热，祛风化痰，升清降浊，合四妙勇安汤以增清解之力，获疗效甚速。

颈部淋巴结炎案

丁某，女，28 岁，2013 年 5 月 3 日初诊。

主诉：发热 2 月余。

病史：患者 2 个多月前劳累受凉后出现发热，体温最高达 39℃，伴咳嗽无痰，双颌下及左颈部多发淋巴结肿大，在某医院就诊，查血沉 64mm/h；C 反应蛋白 6.52mg/dl；免疫球蛋白 A 5.42g/L，免疫球蛋白 M 3.68g/L，免疫球蛋白 E 1530IU/ml；β2 微球蛋白 2.81mg/L；伤寒、副伤寒、布氏杆菌、变形杆菌阴性。肝功能正常。予抗生素静点治疗，体温下降至 38℃左右。

现症：发热，每 3～4 天一发，体温波动在 37～38℃，一般下午体温升高，发热前发冷，抖动，头热，干咳，周身疼痛，双颌下及左颈部多发淋巴结肿大，质韧偏硬，轻压痛，纳可，大便调，小便黄。月经正常。舌尖红，舌苔白腻，脉浮濡略数。

中医诊断：发热，证属风痰闭阻，肺气郁闭。

西医诊断：颈部淋巴结炎。

治法：宣肺祛风，除湿化痰。

处方：蜜麻黄 8g、炒杏仁 9g、炒苡仁 15g、连翘 15g、防风 10g、全蝎 5g、赤小豆 10g、桑白皮 10g、夏枯草 10g、浙贝母 10g、玄参 10g、生牡蛎 20g。7 剂。

2013 年 5 月 14 日二诊：服药后发热未作。昨日受凉后鼻塞流清涕，咳嗽，咽微痛，双颌下及左颈部肿大淋巴结皆明显缩小，纳可，二便调。近日月经来潮，无痛经。舌尖红，舌苔白略腻，脉浮而细滑。

处方：蜜麻黄 8g、炒杏仁 9g、炒薏苡仁 15g、连翘 15g、防风 10g、全蝎 5g、赤小豆 10g、桑白皮 10g、夏枯草 10g、浙贝母 10g、玄参 10g、生牡蛎 20g、蝉衣 5g、僵蚕 8g、桔梗 8g。7 剂。

2013 年 5 月 28 日三诊：发热未作，鼻塞已通畅，流清涕减少，偶打喷嚏，咳嗽已止，咽不痛。平素易头晕眼花。既往慢性鼻炎史。乙肝小三阳病史。纳可，二便调，夜眠安。复查血沉 20mm/h；免疫球蛋白 A 4.12g/L，免疫球蛋白 M 2.17g/L，免疫球蛋白 E 675IU/ml；舌尖红，舌苔白，脉濡细。

处方：生黄芪 15g、赤芍 10g、防风 8g、蝉衣 6g、桔梗 10g、连翘 15g、细辛 3g、荆芥穗 8g、牛蒡子 10g、生甘草 10g、白蒺藜 8g、川芎 10g、辛夷 10g、女贞子 10g。7 剂。

按语：《金匮要略》"病者一身尽疼，发热，日晡所剧者，名风湿。此病伤于汗出当风，或久伤取冷所致也，可与麻黄杏仁薏苡甘草汤"。本患劳累受凉后起病，发热，周身疼痛，双颌下及左颈部多发淋巴结肿大，舌尖红，舌苔白腻，脉浮濡略数，治选麻杏薏甘汤合消瘰丸宣肺祛风，除湿化痰，二诊发热未作，受凉后鼻塞流清涕，偶咳嗽无痰，咽痛，加蝉衣、僵蚕、桔梗散结利咽通窍。三诊诸症平，转为黄芪赤风汤加味调畅气血而善其后。

风湿郁闭化热案

赵某，男，17 岁，2009 年 6 月 7 日初诊。

主诉：发热 3 周。

病史：因受凉引起发热，体温波动在 37.8～38.3℃，呈持续性，摸之肌肤不热，扁桃体已经切除。发热时身冷乏力，无汗，身痛，咽痛。常规检查未见异常，曾服感冒冲剂等中成药及退热药未见好转。

现症：体温 38.1℃。发热身冷，乏力，无汗，身痛，咽痛，胃脘不适，有时头晕、恶心、大便近日稀溏不爽，饮凉则易腹泻，尿黄。舌尖红苔白厚腻，脉浮数。

中医诊断：发热，证属风湿郁闭化热，经络营卫失调。

西医诊断：发热原因待查。

治法：疏风祛湿、宣痹清热。

处方：炙麻黄 9g、杏仁 10g、薏苡仁 15g、炙甘草 8g、荆芥穗 8g、防风 10g、银花 15g、连翘 12g、牛蒡子 8g、蝉衣 4g、僵蚕 10g、全蝎 4g、炒栀子 10g、豆豉 15g、神曲 15g、桔梗 8g、薄荷 6g（后下）、竹叶 6g。5 剂。

6 月 12 日二诊：药后体温最高 37.2℃，身痛，咽痛明显减轻，胸背部痤疮消失，已恢复上学，尚有困乏，纳差，大便已畅，尿黄，舌尖红苔腻已减，脉浮数。守方加滑石 10g。5 剂。

6 月 17 日三诊：服 2 剂药后未再发热，时头微痛，疲乏，纳差，胃胀，口苦，夜寐安，大便畅量多。咽部仍充血，滤泡增生，舌尖红苔薄腻，脉弦数。

处方：柴胡 12g、黄芩 10g、法夏 9g、太子参 12g、薄荷 6g（后下）、连翘 12g、炒栀子 10g、竹叶 6g、桔梗 10g、生甘草 10g、蝉衣 4g、僵蚕 8g、胆南星 6g、白茅根 15g、生石膏 15g、天花粉 12g。5 剂。

按语：本例发热有 3 周，属风湿郁闭化火，宜标本兼治。用麻杏苡甘汤合银翘散、升降散治疗，取得很好疗效。后用小柴胡加减收功。麻杏苡甘汤主治风湿袭表引起的"病者一身尽疼，发热，日晡所剧者"；银翘散是治疗温病初起的常用代表方剂；升降散主治温热、温疫，邪热充斥内外，阻滞气机，清阳不升，浊阴不降。可见临床不必拘泥伤寒、温病、温疫方，若融会贯通，可提高疗效。

寒湿郁闭化热案

朱某，男，7 岁，1999 年 3 月 20 日初诊。

主诉：高热 17 天。

病史：患儿为游泳队员，因参赛训练不慎发热，自服抗感冒退热药不解，前往某医院以发热待查收入住院，治疗 17 天高热未退。

现症：发热，体温 40.0℃，精神疲惫，肌体困重，汗出后热不解，全身肌肉关节疼痛，右膝关节痛重，有少量积液，咽不痛微红，咳嗽，咯少量白黏痰，胸闷，胃脘痞满，不思饮食，大便黏而不畅，舌尖微红、苔白腻淡黄，脉沉滑数。在住院期间查血、尿常规正常，X 线胸片未发现异常，抗"0"阴性，类风湿因子阴性，血沉 108mm/h。

中医诊断：发热，证属寒湿郁闭而化热。

西医诊断：发热原因待查，风湿病？

治法：温阳化湿，宣闭解毒。

处方：制附片（先煎）5g、炙麻黄 5g、细辛 3g、生薏苡仁 15g、杏仁 8g、防风 8g、虎杖 10g、生黄芪 12g、生甘草 6g、全蝎 4g、金银花 18g、玄参 12g、当归 8g。

服药 1 剂，体温见降，药进 7 剂，体温正常（36.2℃），精神转佳，身痛重缓解，膝关节积液明显消退。继以防己黄芪汤、四妙勇安汤加减，调治月余，查血沉 18mm/h，恢复上学。

按语：患儿素体阳虚，又频繁冬泳致寒湿之邪侵入，郁闭体内，日久化热外蒸而热。虽表现为发热，然其本质为寒湿，发热是其标。以热治热，用麻黄附子细辛汤、麻杏苡甘汤温阳化湿宣闭，四妙勇安汤解毒而通利血脉，使寒湿得祛，郁闭得宣，营卫调和，而热自除。

邪毒郁闭三焦案

张某，女，59 岁，2013 年 5 月 26 日初诊。

主诉：发热 8 天。

病史：患者于 8 天前出现发热、恶寒，体温 38.8℃，自服安乃近后汗出热稍退，但旋即发热又起，伴咽痛，无咳嗽，恶心呕吐 2 次，呕吐物为胃内容物，即就诊于房山区某医院，查血常规：白细胞 12.12×10^9/L，中性粒细胞 85.4%，淋巴细胞 8.6%，嗜酸性粒细胞 0.4%，予"左氧氟沙星"静点治疗 2 天，仍发热，伴腹胀便秘，呃逆频作，无排气，复查血常规：白细胞 9.99×10^9/L，中性粒细胞 82.9%，淋巴细胞 10.9%；尿常规（餐后）：葡萄糖（+++）。配合中药煎剂 2 剂口服后，腹胀、呃逆减轻，大便畅，发热无缓解，最高体温达 39.6℃，又就诊于附近医院，查血常规：白细胞 7.5×10^9/L，中性粒细胞 80.5%，淋巴细胞 14.2%，嗜酸性粒细胞 0.4%；C 反应蛋白 47.9mg/L；粪常规：未见异常；胸片：心肺膈未见异常；细菌性阴道分泌物快速测定：阴性；子宫附件超声：未见异常。治疗同前，至 5 月 26 日，患者体温波动在 37～39.6℃，口唇疱疹，复查 C 反应蛋白：75.8mg/L；遂急诊于协和医院，当时血压 125/45mmHg，复查血常规：白细胞 9.85×10^9/L，中性粒细胞绝对值 8.255×10^9/L，红细胞压积 32.7%；尿常规正常；肝功能：丙氨酸氨基转移酶 59U/L，白蛋白 35g/L。医嘱予抗生素口服，因一直使用"左氧氟沙星"静点无效，故患者未遵嘱用药。既往高脂血症、糖尿病病史。无高血压、冠心病病史。

现症：发热，无汗，一般晨起体温 37～37.5℃，中午 12 点体温开始上升，下午 3～5 点体温在 39℃以上，病程中最高温达 39.6℃，予退热药物后体温可下降，夜间 9 点后发热又作，体温升高时伴恶寒怕风，周身酸痛，倦怠乏力，手心发热，失眠，呃逆时作，口苦，右下口角疱疹，无烧心泛酸，无呕吐，无咳嗽。

纳呆,腹胀,大便干,2日一行,小便热涩感。舌质红,苔黄厚腻,脉弦滑数。

中医诊断:发热,证属风热上扰,邪毒郁闭三焦。

西医诊断:发热原因待查。

治法:辛凉透邪,升清降浊。

处方:银花15g、连翘15g、荆芥穗10g、防风10g、牛蒡子10g、桔梗10g、蝉衣6g、僵蚕9g、柴胡18g、黄芩10g、枳壳10g、赤芍10g、白芍10g、酒军6g、生姜3片、大枣20g、炒栀子10g、淡豆豉15g。6剂。

2013年5月31日二诊:服上药第1剂后,每日最高体温降至37.5℃,服上药第2剂后,每日最高体温降至37.1℃,3剂后热退身爽,手心热消失。诉倦怠乏力,夜眠欠安,梦多易醒,口不苦,口中无味,纳食略增,偶呃逆,已排气,腹胀减,大便畅,每一至二日一行,小便稍有不利。舌质暗红,苔薄黄微腻,脉弦滑数。续和解、清宣调治而愈。

处方:柴胡15g、黄芩10g、法半夏9g、沙参10g、连翘10g、薄荷(后下)8g、炒栀子10g、芦根15g、淡竹叶8g、茯苓10g、焦神曲15g、生甘草10g、天花粉12g、生姜3片。

按语:本例发热,咽痛,伴恶寒怕风,手心发热,口苦,纳呆,无矢气,大便干,小便热涩。舌质红,苔黄厚腻,脉弦滑数。证属风热上扰,邪毒郁闭三焦,用银翘散疏风解毒,栀子豉汤清解郁热,大柴胡汤、升降散疏透与清泄并用,3剂药热退,大便畅,诸症减,小柴胡汤合益胃汤,和解养胃调治而愈。

风寒郁闭失音案

李某,女,22岁,病历号甲089025,1981年2月24日初诊。

主诉:发热,咽痛,声音嘶哑5天。

病史:5天前开始发烧,体温38.2℃,咽痛,声音嘶哑,起病即服抗生素,并服中药羚翘解毒丸、喉症丸等,体温稍降,但仍咽痛,音哑,说话难以听清,无汗,身酸楚,口不渴,小便清长,大便正常。喉科检查示声带充血水肿。血常规:白细胞8.1×10^9/L,中性粒细胞74%,淋巴细胞26%,舌质不红、苔薄白微黄,脉浮弦微数。

中医诊断:失音,时虽初春,起病无口渴、心烦,脉舌有热象,仍为风寒郁闭有化热之势。

西医诊断:急性喉炎。

治法:宣肺透邪,兼清郁热。

处方:麻黄9g、杏仁9g、生甘草6g、射干9g、蝉蜕5g、桔梗6g、连翘15g、露蜂房9g。2剂,水煎服。

药后有轻微咳嗽,声音嘶哑随着好转,咽痛减轻,服两剂尽,咽痛、声哑已微。舌正无苔,脉微数,肺气得宣,诸症皆减,原方加黄芩 6g,以清肃肺气,续服 2 剂而愈。

按语:声音出于肺系,而根于肾,失音有外感、内伤之异。暴喑多实,有风寒、风热之分。治宜宣肺透邪为主;久喑多虚,有肺燥、肾虚之别,治宜润肺养阴为主。叶天士概括为"金实则无声,金破亦无声"。蒲老对风寒郁闭之失音,非常推崇三物汤加蝉蜕、僵蚕之类。此病风寒郁闭为本,化热为标,用三拗汤合甘桔汤,宣透开闭之力尤强。喉闭肺实不鸣,风药不可少,故用露蜂房、蝉蜕等。风寒郁闭化热,不取石膏而重用连翘者,其性轻清而浮,能去上焦诸热,无寒凝之弊。

暑温表郁案

王某,女,40 岁,2004 年 8 月 15 日初诊。

主诉:发热 2 天。

病史:昨天感寒受风,入夜发热,体温 38.5℃,自服"百服宁"得汗出,但热不退。

现症:发热,体温 38.2℃,恶寒,有汗不畅,伴头痛、腰痛、咽痛,纳差,小便黄,大便干,2 日一行。舌尖红苔白,脉浮数。

中医诊断:暑温,证属暑热表闭。

西医诊断:上呼吸道感染。

治法:祛暑解表,清热化湿。

处方:香薷 8g、厚朴 8g、扁豆 10g、防风 8g、银花 12g、连翘 10g、神曲 10g、蝉衣 4g、僵蚕 8g、栀子 10g、豆豉 15g、桔梗 8g、六一散(包)10g。2 剂。

8 月 18 日二诊:服一剂,得汗而畅,继微微有汗,发热即退,头痛、腰痛已消失,食后脘胀,纳差,口苦,大便 2 日一行,小便略黄,舌淡红,苔薄白,脉弦细。用小柴胡汤加减调治之。

处方:柴胡 12g、黄芩 10g、法半夏 10g、党参 10g、厚朴 8g、茯苓 10g、神曲 10g、甘草 8g、生姜 4 片、砂仁 4g、广木香 6g、连翘 10g。5 剂。

按语:新加香薷饮治暑热内蕴而外寒闭塞腠理,香薷有暑天麻黄之称,因天气炎热而感寒,用之甚效。以汗不出者或汗出不畅,烦热尿黄为使用要点,常用此方合升降散、六一散加减而提高疗效。

少阳病发热案

付某,男,13 岁,2013 年 10 月 15 日初诊。

主诉:反复发烧 10 个月,复发热 1 周。

病史:患儿今年 1 月发热,服药后烧退,6 月、7 月反复发烧,曾在儿童医院血液科、风湿免疫科、感染科、外科检查,均未见异常。自 10 月 8 日再次发热至今。

现症:发热,稍恶寒,以晨起为著,体温 38.9℃,夜间体温在 37.4℃左右,口干口苦,伴巅顶胀痛,胃不适隐痛,恶心,时有烦躁,尿微黄,大便不爽,无咽痛、咳嗽,舌体胖尖红,苔薄白微黄,脉弦滑数。

中医诊断:少阳病,证属邪伏少阳三焦。

西医诊断:发热原因待查。

治法:宣通三焦,升清降浊。

处方:柴胡 15g、黄芩 9g、法半夏 8g、枳壳 8g、炒白芍 12g、蝉衣 4g、僵蚕 8g、姜黄 6g、酒军 4g、豆豉 10g、炒栀子 8g、苏叶 6g、香附 8g、陈皮 6g、甘草 6g、生姜 3 片、大枣 6 枚。10 剂。

10 月 25 日二诊:药后晨起体温逐渐下降,六日后体温正常,全天体温最高 36.5℃,胃痛泛酸消失,头痛、恶心消失,纳食已恢复,眠安,大便已调畅,每日一行。舌质红苔少,脉细弦。取小柴胡汤加连翘 10g。调治而愈。

按语:患儿形瘦体弱,暑湿潜伏少阳,加之用寒凉药太过,失于宣透,内伏之湿复加郁闭,以小柴胡合四逆散,与栀豉合用,调和胆胃,通利三焦而透邪,香苏散宣通表郁,以升降散升清而降浊,诸药合用,重在透邪调畅气机。

伏暑案 1

林某,女,14 岁,2013 年 12 月 17 日初诊。

主诉:秋冬季反复发热难退 3 年。

病史:2010 年 8 月 4 日受凉后出现发热,全身肌肉关节酸痛,在莆田学院附属医院查类风湿因子:54 100IU/L(0～15 000IU/L),经治疗(具体不详),类风湿因子降至 37 100IU/L,体温时高时低。2010 年 11 月起持续发热,在福建省立医院行自身免疫学、病毒学检查示肺炎支原体 IgM(+),余正常。2010 年 12 月 4 日在南京军区福州总医院住院,完善相关检查后诊为:①类风湿关节炎;②上呼吸道感染;③肺炎支原体感染,予抗感染等治疗。入院前 4 天,每日体温最高 39.5℃,12 月 8 日～12 月 12 日体温正常,12 月 13 日起又持续高热,12 月 16 日开始用强的松 15mg,每日 3 次治疗,当天发热退,体温正常,直至 12 月 20 日予带药出院,按医嘱服药。出院后第三天,12 月 22 日下午 6 点左右复发热,体温 39.6℃。转寻中医,予中西医治疗(具体不详),体温时高时低,直至 2011 年 3 月热退,体温正常。2011 年、2012 年均在 10 月左右开始发热,至第二年 2～3 月左右热退,体温正常。2013 年 10 月再复发热,12 月 12 日到京,在北京市儿童医院进一步完善检查,予血、尿常规,风湿、免疫学,病毒学全套检查示 EBV-CA-IgG(+)、EBV-NA-IgG(+),类风湿因子＜20IU/ml

（0～30IU/ml），仍发热，遂来诊。

现症：发热，体温 38.3℃，伴头重、头晕，神疲乏力，时有周身肌肉关节酸痛，微恶风，无鼻塞、流涕。无咽痒、咽痛、咳嗽。下肢凉，口微渴少饮，纳减，小便黄。舌尖边红、舌尖有红刺，苔中后黄腻，脉滑数。

中医诊断：伏暑，卫气同病。

西医诊断：上呼吸道感染。

治法：芳化透邪，升清降浊。

处方：香薷 10g、厚朴 8g、扁豆花 10g、银花 15g、连翘 15g、黄连 8g、蝉衣 6g、僵蚕 8g、姜黄 6g、炒栀子 10g、淡豆豉 15g、六一散（包）10g、薄荷（后下）8g、寒水石 10g、杏仁 9g、茯苓 12g、焦神曲 15g。3 剂。

12 月 20 日二诊：服药 1 剂后全身微微汗出，热退身凉，近 3 天体温 36.5～36.9℃，偶有头重、头晕，乏力，肌肉关节酸痛、恶风皆消失，舌尖稍红、无红刺，苔中后仍黄腻，脉细弦略数。守上方加处方：香薷防风 10g。4 剂。

2013 年 12 月 24 日三诊：首诊药后至今未再发热，今晨体温 36.3℃，现行经第 3 天，本次月经延期 11 天，月经有血块、色暗黑，伴少腹痛、手足冷，口干喜热饮，纳食、睡眠、二便正常，舌尖稍红苔薄黄腻，脉细弦数。

处方：柴胡 15g、黄芩 10g、法半夏 8g、枳壳 10g、炒白芍 10g、当归 10g、银花 18g、玄参 12g、六一散（包）10g、连翘 12g、蝉衣 5g、僵蚕 8g、姜黄 8g、炒栀子 10g、淡豆豉 15g、生姜 3 片、大枣（擘）20g、薄荷（后下）8g。调治随访未再发热。

按语：本案暑湿之邪内伏，每至深秋霜降后而发病，已连续 3 年。前两年要到下年 2～3 月方能正常。症见发热不已，头晕、头重，肌肉关节酸痛，如此反复缠绵 3 年。立法透邪祛暑、升清降浊，方用新加香薷饮合升降散、栀子豉汤加杏仁、茯苓，表里同治，畅达三焦，一剂里热清、气机畅、阳施阴布而畅汗出、发热止。二诊获效后祛邪务尽，守方加防风，增强驱风祛湿之功。三诊适逢月事来潮，加入疏肝理气调治未再发热。

伏暑案 2

张某，男，17 岁，2014 年 4 月 8 日初诊。

主诉：间断发热 8 月余，复热 7 天。

病史：2013 年 8 月无明显诱因出现发热，体温最高 39.8℃，伴恶寒、头痛、全身酸痛，发热以夜间为重，汗出热可退，但须臾复热，口干欲温饮，发热时喜覆被，无咽痛，无咳嗽，于哈医大住院检查仅 C 反应蛋白略高，余未见异常，予退热剂、抗生素等治疗，半月余体温方正常出院，但之后发热又发作两次，皆难以退热。此次复因发热一周来诊。

现症：发热，体温最高 39.6℃，心烦，纳呆，尿黄，口干欲冷饮，汗出湿衣，全身酸痛，轻咳少痰，眼眶痛，目珠痛，大便欠爽黏滞。舌体胖大，尖红，苔厚略黄，脉濡数。

中医诊断：伏暑，证属暑湿内郁，湿热互结。

西医诊断：发热原因待查。

治法：燥湿清热，宣闭祛邪。

处方：生石膏（先煎）30g、知母 10g、天花粉 15g、生甘草 10g、苍术 10g、防风 10g、炒栀子 10g、豆豉 15g、桑叶 10g、杏仁 9g、赤芍 10g、生黄芪 15g、全蝎 5g。4 剂。

4 月 13 日二诊：药后热退，食欲增加，诸症基本消失，尚有腰痛，效不更方，上方加桑寄生 10g。3 剂。随访药后体温正常，追访以后未再发烧。

按语：暑湿潜伏，湿热胶着难解，芳香化湿则助热，寒凉清热又助湿，湿不化，热难除。师以苍术白虎汤燥湿清热，除湿闭化热之邪；栀子豉汤清宣郁热，湿热郁久则为陈腐之气，栀豉合用，最善发越陈腐，故有宣阳解郁之功；黄芪赤风汤行气活血，久病血行不畅，血畅气行则湿易化。佐以桑叶、杏仁宣通气机，全蝎通络搜邪。

暑湿案 1

于某，女，9 个月 10 天，2009 年 8 月 7 日初诊。

主诉：发热 4 天。

病史：4 天前无明显诱因引起发烧，体温 39.4℃，大便日 6～7 次，稀水样便色灰，便时而哭闹，无泡沫，服泰诺林当时烧退，但过 2 小时后又复烧，

现症：体温 38.4℃，鼻塞，汗出不畅，下午体温高，有恶心，呕吐一次，夜眠不宁，纳食减少，今日上午大便已 4 次，稀水样，小便少，无咳嗽及流涕。舌质淡红中有黄厚腻苔，脉濡数。

中医诊断：发热，证属暑湿外感。

西医诊断：胃肠型感冒。

治法：芳化宣透，祛秽化湿。

处方：香薷 3g、藿香 6g、厚朴 3g、法夏 5g、陈皮 6g、茯苓 6g、炙甘草 6g、焦三仙各 10g、连翘 8g、黄连 3g。2 剂。嘱近日喂奶不要多，可加浓米汤。

8 月 9 日二诊：药进 1 剂有汗烧退，吃东西有好转，大便次数减少到 2 次，昨日晨起上半身出现散发红色丘疹，腹部红色丘疹连成片状，舌中厚苔见减，脉浮濡。

处方：银花 8g、连翘 6g、牛蒡子 4g、荆芥穗 4g、防风 6g、蝉衣 3g、生甘草 6g、神曲 8g。4 剂。

按语：本案患儿暑天有鼻塞、汗出不畅之表证，重点肠胃受暑湿腹泻，有恶心，证为外寒内有暑湿，此类发烧，用二香饮加减可取效。

暑湿案 2

丰某，女，9个月，2010年7月20日初诊。

主诉：发烧3天，伴呕吐腹泻。

病史：体温37.7℃，伴有腹泻2天，曾呕吐1次，腹泻为黄色不消化水样便，日3次。

现症：夜卧不安，哭闹，易惊，夜间有汗，目周发暗，面黄稍青，舌质淡红，苔薄白。

中医诊断：发热，证属暑湿外感。

西医诊断：胃肠型感冒。

治法：祛暑化湿，调理胃肠。

处方：香薷5g、厚朴5g、扁豆6g、黄连4g、焦三仙各10g、黄芩6g、葛根5g、马齿苋10g、广木香5g、连翘8g。4剂。

7月23日二诊：患者服药1剂，有畅汗，身见红丘疹，热退身凉，3剂药后，夜汗减少，睡眠渐安，哭闹、惊惕渐止，呕吐未作，腹泻已止，疹子减退，唯纳差。处方：法半夏5g、陈皮5g、茯苓8g、焦三仙各10g、连翘8g、藿香5g、砂仁（后下）3g、黄连4g。调治而愈。

按语：患儿外感暑湿，内伤积滞，暑湿郁表，阳郁不宣则发热；积滞内伤脾胃，运化失司，致使清浊不分，混浊而下。治以香薷饮以去表之暑湿，葛根芩连汤理内之积滞，表里兼顾，内外同调，取效甚速。

暑湿案 3

孙某，女，5岁11个月，2010年7月20日初诊。

主诉：发烧2天。

病史：素体体弱易感，近2天发烧，体温波动在37.2～37.8℃。

现症：无汗恶寒，咽痛，咽部疱疹，头晕，乏力，大便干，大便头部干结如球状，舌尖红，中部腻苔，脉浮数。

中医诊断：发热，证属暑温外感。

西医诊断：胃肠型感冒。

治法：清暑化湿。

处方：香薷8g、厚朴6g、扁豆8g、银花10g、连翘10g、薄荷（后下）6g、桔梗6g、柴胡12g、黄芩8g、法夏6g、枳壳6g、白芍8g、生甘草6g。3剂

7月23日二诊：服药1剂得微汗出，热退身凉，3剂药后头晕、乏力、咽痛

等症消失。现唯矢气臭,便前稍有腹痛不适,咽尚充血。面色青暗,形体瘦,舌尖稍红,苔薄黄白,脉细稍数,治宜柔肝健脾,兼祛风火。

处方:白芍 8g、白术 8g、茯苓 10g、陈皮 6g、防风 6g、蝉衣 4g、连翘 8g、法半夏 6g、生姜 2 片、大枣(擘)20g。调理而安。

按语:患者则为素体体弱,复夏月受凉、暑热内蕴,寒邪郁表不得发越而至恶寒无汗发热,并兼见头晕、便干等胆胃不和,新加香薷饮合大柴胡汤化裁,1 剂热退,继用柔肝调脾法调理。

上呼吸道感染案 1

刘某,男,8 岁,2013 年 12 月 27 日初诊。

主诉:发热 2 天。

病史:2 天前出现发热,体温 39.4℃,未用抗生素,自予小儿清热颗粒、紫雪、美林治疗,用药即退,须臾复热,昨晚开始咳嗽有痰,出现失音,今晨体温 39.4℃。

现症:发热恶寒,鼻堵,无汗,咳嗽有痰,咽痛,口干,平素大便干,查咽部充血,扁桃体Ⅱ度肿大,舌尖红苔薄白,脉浮数。

中医诊断:冬温,证属外寒束表,肺蕴伏火。

西医诊断:上呼吸道感染。

治法:宣肺解表,清气透邪。

处方:炙麻黄 6g、杏仁 8g、生石膏(先煎)15g、生甘草 5g、连翘 8g、蝉衣 4g、防风 6g、牛蒡子 6g、薄荷(后下)8g、焦神曲 10g、桔梗 8g、前胡 8g。4 剂。

上药 1 剂即热退身凉,4 剂之后诸症愈。

按语:《温病条辨》言"冬温者,冬应寒而反温,阳不潜藏,民病温也"。此案患儿发病时间正值冬季当令,初冬温暖,天地气不收降,伏邪因之而发,发为冬温,复感寒邪,肺热为表寒所束,即所谓寒包火是也。此为寒邪在于表,宜温散,冬温邪伏于内,宜清泄。故以麻杏甘石汤宣肺清热;连翘、桔梗、薄荷、前胡、牛蒡子透邪清气;蝉衣、防风解表祛风,用药轻灵,"轻可去实"。

上呼吸道感染案 2

牛某,男,3 岁 8 个月,2013 年 10 月 25 日初诊。

主诉:鼻塞、流涕 3 天,发热 1 天。

病史:3 天前因受凉后出现鼻塞,流清涕,昨日起发热,体温 39℃,形寒,昨晚自服美林,乃发烧,咳嗽,痰少色白,鼻塞,流清涕,打喷嚏,精神差,纳食差,舌尖红,舌根白苔,寸脉浮数。

中医诊断:感冒,证属凉燥犯肺,肺卫失宣。

西医诊断：急性上呼吸道感染。

治法：解表散寒，宣肺化痰。

处方：荆芥穗 6g、防风 8g、陈皮 6g、桔梗 8g、生甘草 6g、苏叶 6g、杏仁 8g、法半夏 6g、茯苓 8g、前胡 8g、炙枇杷叶 6g、焦神曲 10g、连翘 8g。5 剂。

10 月 30 日二诊：服 2 剂药后体温正常，未再发热，尚有流涕，轻咳，无鼻塞，喉中有痰，纳食改善，二便正常，舌尖稍红苔白，脉细弦。

处方：柴胡 8g、黄芩 6g、法半夏 6g、党参 6g、连翘 8g、桔梗 6g、杏仁 8g、蝉衣 4g、防风 6g、前胡 6g、炙枇杷叶 6g、生甘草 6g、生姜 2 片、大枣（擘）4 枚。3 剂。调治而愈。

按语：本案起病于霜降节气，仍有凉燥外犯肺卫，卫气被遏则发热，肺卫不宣则鼻塞、流涕、咳嗽，治予解表散寒、宣肺化痰，方用杏苏散加味。二诊肺胃不和，予小柴胡汤加味收功。

上呼吸道感染案 3

郭某，男，6 岁，2013 年 9 月 18 日初诊。

主诉：发热 3 天。

现病史：3 天前出现咽痛，发热，体温达 39.8℃，昨天在北大一附院儿科急查血常规：白细胞 15.5×10^9 / L，中性粒细胞 62.5%，诊断为"上呼吸道感染"，予头孢氨苄、蓝芩口服液、健儿清解液等治疗发热不退。

现症：发热，体温 38℃，咳嗽而喘，无汗，咽痛，稍流黄涕，手心发热，舌尖红苔薄黄，脉浮数。

中医诊断：咳嗽、喘证。证属风热郁闭，肺卫失宣。

西医诊断：急性上呼吸道感染。

治法：辛凉解表，宣肺平喘。

处方：银花 12g、连翘 12g、荆芥穗 5g、牛蒡子 6g、炙麻黄 5g、杏仁 8g、生石膏（先煎）20g、生甘草 5g、防风 6g、蝉衣 4g、桔梗 6g、前胡 6g。5 剂。

2 剂药后烧退，5 剂诸症消。

按：本案为温邪上受，袭犯肺卫，肺卫郁热，卫气同病。治予辛凉宣透，方选辛凉平剂银翘散合麻杏石甘汤辛凉解表，宣肺平喘而速效。

上呼吸道感染案 4

张某，女，13 岁，2013 年 12 月 27 日初诊。

主诉：发热 4 天。

病史：4 天前出现发热、体温最高 39.5℃，伴恶寒，鼻塞，流涕，咳嗽，曾在北京儿童医院就诊 2 次，查血常规示淋巴细胞百分比偏高，予泰诺等药物治疗，病情无改善，体温在38～39.5℃间波动。

现症：发热伴恶寒，无汗，体温39℃，周身肌肉酸痛，鼻塞，流清涕，咳嗽，咳痰声重难咯，胃脘不适，纳食差，服退热药后才有汗出，大便已3天未解，今日解稀便2次，舌尖红苔黄腻，脉浮滑。

中医诊断：咳嗽，风寒外袭，肺卫被遏。

西医诊断：急性上呼吸道感染。

治法：发汗解表、解肌退热。

处方：葛根12g、桂枝8g、炒白芍8g、炙甘草8g、生姜3片、大枣（擘）6枚、炙麻黄8g、连翘15g、杏仁9g、焦神曲15g、生薏苡仁12g、蝉衣5g。4剂。

服1剂药后汗出烧退，周身肌肉酸痛、鼻塞好转，4剂后诸症消。

按：本案患儿外感风寒邪气，邪羁留肺卫，卫阳被遏，肺气失宣，经气不利，治予发汗解表、解肌退热，方用葛根汤合麻杏苡甘汤加味而速愈。

上呼吸道感染案5

杨某，女，6岁，2013年11月27日初诊。

主诉：发热、咳嗽2天。

病史：2天前出现发热、咳嗽，伴鼻塞、咽痒、咽痛。

现症：发热，体温38.6℃，咳嗽，痰白，鼻塞，咽痒，咽痛，烦急，口干渴，少汗，大便2日未解，舌尖红苔薄白微黄腻，脉浮数。

中医诊断：感冒，证属风寒外袭，热郁胸膈。

西医诊断：急性上呼吸道感染。

治法：疏风解表、宣泄郁热。

处方：苏叶6g、杏仁8g、法半夏6g、陈皮6g、茯苓8g、薄荷（后下）6g、荆芥穗6g、牛蒡子6g、桔梗8g、前胡8g、连翘8g、生甘草6g、竹叶6g、蝉衣4g、焦神曲10g。2剂汗出烧退，便畅烦安。

按：本案患儿初冬外感风寒，邪正相争、卫阳被遏则发热；肺气失宣则咳嗽、咳痰、鼻塞、咽痛；肺卫失宣影响里气不和则大便不通，热郁胸膈则烦急不安，治予疏风解表、宣泄郁热，方用杏苏散合清心凉膈散加减。

上呼吸道感染案6

毛某，男，5岁，2009年8月7日初诊。

主诉：反复发热1年，又发烧4天。

病史：近1年易感冒发烧，约一月发烧一次。4天前无明显诱因发热，体温39℃，晨起37.6℃左右，午后2点开始体温升高，儿童医院急诊查血常规：WBC $4.7×10^9$/L，MCH 26.2pg，MCHC 315g/L，PDW 10.0fl，PCT 0.18，NE

$1.43 \times 10^9/L$。

现症：发烧，体温 38.5℃，咽痛咽痒，查咽部充血，扁桃体Ⅱ度肿大。有时胃不适，大便偏干，2 日一行，舌尖红苔薄黄，脉浮数。

中医诊断：乳蛾，证属外感暑湿，升降失调。

西医诊断：急性上呼吸道感染。

治法：祛暑解表，升清降浊。

处方：银花 10g、连翘 8g、香薷 5g、厚朴 5g、扁豆花 6g、神曲 10g、柴胡 10g、枳壳 6g、赤白芍各 6g、生甘草 6g、蝉衣 3g、僵蚕 6g、桔梗 6g、天花粉 8g。3 剂。

8 月 10 日二诊：8 月 7 日下午 5 点，体温 38℃，服头煎汤药后 3 小时烧退，体温正常，咽痛痒皆减轻，大便较前通畅，纳增，小便黄，易疲乏，汗多，眠安。舌尖略红苔薄，脉细数。

处方：竹叶 5g、生石膏（先煎）15g、沙参 8g、麦冬 8g、生甘草 6g、天花粉 8g、山药 10g、生黄芪 8g、防风 6g、蝉衣 3g、僵蚕 6g、连翘 6g、法夏 6g。5 剂。

按语：本例暑季外感，上呼吸道感染，咽痛咽部充血，时胃不适，大便干，舌红苔黄，脉浮数。暑温初起用新加香薷饮祛暑解表，四逆散调畅气机，升降散升清降浊，服一剂药即退烧，后以竹叶石膏汤加味调理。

上呼吸道感染案 7

张某，男，10 岁，2010 年 9 月 7 日初诊。

主诉：发热 1 周。

病史：1 周前外感，咽痒咳嗽，午后先形寒，继之发热，体温 38℃，少汗不畅，自感乏力，手足凉，口苦口黏，恶心呕吐，纳少，厌油腻，大便干。舌质略红，苔微腻，脉浮弦。

中医诊断：感冒，证属邪在卫分，有少阳兼证。

西医诊断：上呼吸道感染。

治法：和解少阳、宣肺透邪。

处方：柴胡 12g、黄芩 8g、法半夏 8g、太子参 8g、桑叶 8g、菊花 8g、桔梗 8g、杏仁 8g、蝉衣 5g、僵蚕 8g、炒栀子 8g、淡豆豉 10g、生甘草 8g、酒军 4g。7 剂，每日 1 剂，水煎 300ml，分 3 次服。

9 月 12 日二诊：服药 1 剂见效，3 剂后周身微汗，手足转暖，寒热消失，恶心、口苦减轻，纳增，大便已畅，略干，舌尖红少津，苔薄微黄，脉细弦。病去八九，守方加天花粉 12g，续服 3 剂而愈。

按语：本案患儿夏秋之际外感发热一周。张仲景《伤寒论》有小柴胡合桂枝汤证，融伤寒温病于一炉，用小柴胡汤、桑菊饮、栀子豉汤、升降散复方一体，一诊热退，诸症随减。

上呼吸道感染案 8

郭某，男，6 岁，2007 年 1 月 19 日初诊。

主诉：发热 7 天。

病史：7 天前玩耍受凉，鼻塞流清涕，至晚即发烧，体温 38.3℃，外院检查：血常规等未见异常。西药口服治疗，体温乃波动在 37.6～38.5℃。

现症：发热，鼻塞流黄涕，咳嗽有痰声，夜间 2 点咳嗽加重，时有腹痛，纳差，无呕吐，大便 2 日一行，气秒。唇红，舌质红苔微黄厚，脉浮弦数。

中医诊断：咳嗽，证属风寒郁闭化热，肺失宣降，胆胃气滞。

西医诊断：上呼吸道感染。

治法：宣肺清热，调畅气机。

处方：柴胡 8g、枳壳 6g、白芍 8g、生甘草 6g、桑叶 6g、桔梗 6g、浙贝 6g、杏仁 6g、前胡 6g、蝉衣 4g、僵蚕 6g、黄芩 8g、法半夏 6g、神曲 10g、焦山楂 10g、连翘 8g。3 剂，每日 1 剂，水煎 240ml，分 3 次服。

1 月 21 日二诊：服 1 剂药后热退，未再发烧。夜间咳嗽消失。仍有黄涕，腹痛未作，烦急已缓，大便尚欠畅。唇红，舌尖略红、苔薄微黄，脉细弦。清肃肺气，调胃气。

处方：竹叶 5g、生石膏（先煎）15g、沙参 8g、太子参 8g、法半夏 6g、连翘 8g、黄芩 6g、白茅根 15g、炒栀子 6g、桔梗 6g、生甘草 6g、天花粉 10 克、炙枇杷叶 6g、薄荷（后下）6g。3 剂。

按语：本例患儿受凉后出现发热咳嗽，鼻塞，清涕转黄涕，咳嗽有痰，腹痛纳差，大便不畅，唇红，舌质红苔微黄厚，脉弦数。证属风寒化热，肺失宣降，胆胃不和，方用桑杏汤、四逆散、合升降散化裁，宣肺止咳，调和胆胃，服药后一剂热退咳减，后以竹叶石膏汤加味清余邪，调理善后。四逆散原为《伤寒论》用治少阴阳郁无以外达四末，具有条达气机，调胃行滞之功。借其调畅气机之功，助肺宣发肃降，用于本例外感发热咳嗽，疗效颇佳。

上呼吸道感染案 9

武某，男 88 岁，2000 年 4 月 26 日初诊。

主诉：发热 45 天。

病史：多发腔隙脑梗死，生活不能自理已多年，尚有早期前列腺癌，及时做过手术。冠心病已 10 多年，2 月前因心律失常、房颤而住解放军某医院，安起搏器，用西药后心律恢复正常，而后上呼吸道感染，发热 45 天，体温在 37.6～38.5℃。西医著名专家已多次会诊，屡次变换用药皆未能见效，遂请余会诊。

现症：发热，患者平时多汗，这次发热后一直没有汗，时有烦急不安，饮食靠鼻饲，不能多喂，稍多则腹胀上逆，故进饮食量明显减少，便略干用开塞露基本每日皆行，留置导尿，小便色黄量少，平时小便欠畅通，手足心热而指端冷，爪甲稍有青紫，精神较前明显为差，喜用水滴润唇舌，舌质嫩红而少津，可见少许白黄苔，脉左寸细数、右寸沉伏，关急细弦尺微弱。

中医诊断：发热，证属气阴大伤，胃气斡旋失司，卫气失于宣透之力，而致邪气闭阻气分。

西医诊断：上呼吸道感染。

治法：益胃生津，扶正达邪，冀战汗透出。

处方：沙参 12g、麦冬 15g、细生地 15g、玉竹 12g、桑叶 8g、防风 8g、白芍 12g、生甘草 8g、耳环石斛 3g、芦根 15g、白茅根 15g、竹叶 6g、西洋参片 5g、冰糖 6g。水煎 2 次，取 300ml 左右，和西洋参汁，分 3 次服，并嘱药前后半小时后，服用浓米汤及梨、苹果等汁。

每日晨服药后，9 点到 10 点左右，皆有全身汗出，汗量不多，汗前略形寒手指阵冷，然非战栗。此因年迈之人，正气来复也缓，难达极化之势。叶氏云："更有邪盛正虚，不能一战而解，停一二日再战而愈者"。患者每日汗后，体温皆逐渐下降，一直到第 8 天体温降至正常，再服药汗出就不明显，小便转清，大便较畅，精神渐好转，能坐于椅，扶站，面有喜悦表情。再用生脉饮、八仙长寿丹、黄精丹复方，加川贝、菖蒲、远志等调治。病情平稳，身体恢复到病前水平。

按语：患者发热连绵 3 旬，其一无湿热氤氲之象；其二无营血脉证；脉证为气阴虚亏，胃失斡旋，卫气不能外达透邪，邪气留连而不能汗解，以致发热不退。叶天士云："可冀其战汗透邪，法当益胃，令邪与汗并，热达腠开，邪从汗出。"本案用益胃汤合三鲜饮（芦根、白茅根、竹叶）加味，益胃透邪。蒲老曾于 302 医院会诊汪某（《蒲辅周医疗经验》P205），肝炎后发热，体温 38～39℃，汗出甚多，内衣常湿，能拧出汗水，前中医先用白虎汤无效，继用大柴胡汤又无效，精神疲乏，不烦，不渴，脉弦大按之无力，舌质艳红有裂纹，诊为气液两伤，卫气不固，用甘麦大枣合玉屏风加玉竹、五味子等而达迅速热退、汗止。上述两案虽一无汗，一多汗症状有异，然气阴大伤发热不退的病机相同，故皆以益胃救阴之法，然一则固卫，一则宣通有别。

低热案

崔某，女，39 岁，2009 年 4 月 14 日初诊。

主诉：低热 1 个月。

病史：患者平素体弱，易外感，1 个月前鼻塞流涕，咽痛发热，现已持续 1 个月，体温 38℃，自服用头孢类消炎药及感冒清热冲剂后，仍低热，波动在 37.2～37.5℃之间，发热前出现胃脘痛，持续至今。血常规检查正常，血沉 5mm/h。

现症：低热，体温 37.5℃，头晕，口苦，口舌干燥，恶心，胃脘胀满疼痛，纳呆，食欲下降，近 1 个月体重下降 8 斤，心情烦躁，怕冷，夜间出汗，腰痛乏力，小便频，大便溏。舌质暗红，苔少津，薄黄，脉沉细弦。

中医诊断：发热，证属邪郁中虚，邪恋少阳。

西医诊断：①上呼吸道感染；②浅表性胃炎。

治法：和解少阳，温中补虚。

处方：柴胡 15g、黄芩 10g、法半夏 9g、党参 10g、桂枝 10g、炒白芍 15g、麦冬 10g、五味子 8g、大枣 30g、炙黄芪 15g、炒谷芽 12g、炒麦芽 12g、生姜 4 片、炙甘草 10g。7 剂。

4 月 21 日二诊：服上药 3 剂后体温正常，低热除。头晕、口苦、舌干、恶心随之大减，胃胀痛已轻，续用桂枝汤、四逆散、左金丸调治而愈。

按语：患者由于正气虚弱，余邪留恋少阳，《金匮要略》：虚劳里急，诸不足，黄芪建中汤主之。小柴胡汤合黄芪建中汤加减化裁，两方相合，和解少阳，温中补虚。

反复发热案 1

龙某，女，53 岁，2013 年 5 月 22 日初诊。

主诉：反复发热 1 年。

病史：患者自 2012 年 6 月起，每月规律性发热 2 次，多于上旬 8 日、下旬 20 日左右发作，有时高热，有时低热，体温最高 40℃。发热时先畏冷寒战，加衣覆被后 1～2 小时寒战减，继之体温升高，待汗出后热自退，每次过程一般持续半天或者 1～2 天不等，不用药可自行缓解。2011 年 3 月因胆道阻塞、阻塞性黄疸行胰 - 十二指肠切除术。

现症：发烧时作，发热时先畏冷寒战，加衣覆被后寒战减，继之发热汗出，汗出后热自退，寒战至汗出热退的几小时内自觉疲劳嗜睡，纳呆，口干口苦，大便不成形，日 1 次，夜间矢气多，睡眠差。舌质暗红有瘀斑，苔白厚腻，脉弦滑。

中医诊断：发热，证属湿热内蕴少阳，胆胃不和。

西医诊断：发热原因待查。

治法：利湿清热，和解少阳。

处方：柴胡 20g、黄芩 10g、法半夏 9g、党参 10g、鸡内金 10g、郁金 10g、金钱草 15g、炒谷麦芽各 15g、茵陈 10g、猪茯苓各 12g、炒白术 10g、泽泻 15g、生姜 3 片、大枣 6 枚。7 剂。

5月29日二诊：自服上药，至今未发热，精神较好，纳食增加，大便已成形，夜眠转安，舌质暗红有瘀点，舌苔转薄白，脉细弦。

处方：柴胡20g、黄芩10g、法半夏9g、党参10g、鸡内金10g、郁金10g、金钱草15g、炒谷麦芽各15g、茵陈10g、猪茯苓各12g、炒白术10g、泽泻15g、生姜3片、大枣6枚。7剂。随访未再发热。

按语：本例长期发热，证属少阳枢机不利，湿热蕴结，正邪相争，胆胃不和。小柴胡汤合茵陈四苓汤疏利肝胆，利湿清热，七剂药后热未作，诸症减，守方调理而愈。

反复发热案2

刘某，男，68岁，2013年6月19日初诊。

主诉：反复发热2月余。

病史：2个月前受凉后出现发热，体温最高达39.5℃，伴寒战，阵咳，咳少量白痰。前后在北京武警总队医院、北京友谊医院诊治，查血常规：中性粒细胞72.3%，C反应蛋白77mg/L，病毒九项：CoxB-IgMAb阳性，INFB-IgMAb阳性，予复方双花口服液、利巴韦林片、盐酸米诺环素胶囊、大蒜肠溶片等治疗，咳嗽减轻，体温退而复热，反复至今。

现症：发热，形寒，阵发咳嗽，体温波动在37～38℃，伴上肢酸痛，下肢凉，口稍渴、不欲饮，食纳少，大便调，无腹痛、腹泻，无尿频、尿急、尿痛。舌尖红苔厚腻罩黄，脉细滑。既往有慢性萎缩性胃炎史。

中医诊断：低烧，外感失于宣透，证属风寒夹湿，郁遏肌表。

西医诊断：发热待查。

治法：宣透外邪，开通郁闭。

处方：荆芥穗8g、防风10g、羌活10g、独活10g、柴胡15g、前胡10g、桔梗10g、甘草8g、茯苓12g、川芎10g、枳壳10g、连翘15g、炙麻黄8g、细辛3g、黄芩10g、焦神曲15g。5剂。药后热退，诸症消失。

按语：患者感受风寒湿邪，郁闭失宣，邪正相争则发热，卫阳被遏则恶寒；湿性缠绵、黏滞、重浊，故发热反复发作难愈，肢体关节酸痛；病久阴邪有化热倾向，故见口渴、舌尖红、苔厚腻罩黄。治予宣透太阳、少阴之表郁，方选荆防败毒散合麻黄细辛甘草汤而愈。

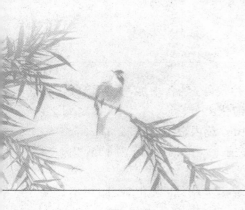

第八章 八法选方

　　余为照顾蒲老生活起居、守护身旁的关门弟子，曾多次聆听恩师讲述其博采温病、温疫名著之诸多名方，教诲启悟受益最多。温病治疗八法及附方一百四十首，一直反复研读领悟至今，受益启发颇多，认为此为继承发扬蒲老擅长治外感热病不可或缺的部分，故收录。

一、解表之剂

1. 银翘散（吴鞠通方）

　　连翘一两　银花一两　苦桔梗六钱　薄荷六钱　竹叶四钱　生甘草五钱　芥穗四钱　淡豆豉五钱　牛蒡子六钱

　　共为散剂，每服六钱，鲜苇根煎汤，香气大出，即取服，不要过煎。病重者，日服三次，夜服一次；病轻者，日服二次，夜服一次。

　　胸膈满者，加藿香三钱、郁金三钱；渴甚者，加花粉；项肿咽痛者，加马勃、元参；衄者，去芥穗、豆豉，加白茅根三钱、侧柏炭三钱、栀子炭三钱；咳者，加杏仁；二三日病犹在肺，热渐入里，加细生地、麦冬；再不解，或小便短者，加知母、黄芩、栀子。

　　〔按〕吴鞠通自注："本方遵《内经》'风淫于内，治以辛凉，佐以苦甘，热淫于内，治以咸寒，佐以甘苦'之训。又宗喻嘉言芳香逐秽之说"，以及"纯然肃清上焦，不犯中下，无开门揖盗之弊，有轻以去实之能"。可见吴氏立方本意，取其辛凉散风热，芳香解秽浊，疏达卫分之表邪，避免辛温发散，故称之为辛凉平剂。方中所用银翘、竹叶，性凉气芳，从上焦卫分，达邪于表，清解温邪而退其热；豉、荷、芥穗，性发散而味辛通，以开达肌表而散其邪，并用甘草调和诸药，制方大意，颇为完善。同时，温邪袭人，往往难拔，表疏清散，未必尽解，故又有牛蒡之解结，桔梗之开郁，是立方本义中的又一关键。至于病有兼证则方有加减，故咳嗽则加杏仁以利肺气；小便不利则加栀、芩以清里热；胸膈闷则加藿香宽胸和胃，郁金快膈通滞；衄血则去芥、豉的辛散开泄，加茅根、诸炭清滋止血。一加一减，使制方之旨，始能曲中病情。所谓不能执死方治活人，斯为善于用方，灵活化裁，从而更好地发挥每一方剂的作用。

2. 桑菊饮（吴鞠通方）

杏仁一钱　连翘一钱五分　薄荷八分　桑叶二钱五分　菊花一钱　苦桔梗二钱　甘草八分　苇根二钱

用水二杯，煮取一杯。日二服。

二三日不解，气粗似喘，燥在气分者，加石膏、知母；舌绛，暮热，甚躁，邪初入营，加元参二钱、犀角一钱；在血分者，去薄荷、苇根，加麦冬、细生地、玉竹、丹皮各二钱；肺热甚，加黄芩；渴者，加花粉。

〔按〕吴鞠通自注："此辛甘化风，辛凉微苦之方。盖肺为清虚之脏，微苦则降，辛凉则平，立此方所以避辛温也"。并谓"今世佥用杏苏散，通治四时咳嗽，不知杏苏散辛温，只宜风寒，不宜风温，且有不分表里之弊"。

〔又按〕叶天士说："风温伤肺，若杂用消导发散，劫尽胃汁，肺乏津液上供，头目清窍，徒为热气熏蒸，鼻干如煤，目瞑或上窜，无涕，或热深厥深，狂躁溺涩，胸高气促。"可见肺卫病温热，最忌辛温苦燥，耗损胃液，劫夺肺津。吴氏立此方，不用辛温，深得治温之法，且多属轻清之品，故称为辛凉轻剂。方中以桑叶、菊花为君，芳香清洁，养肺气而肃风热，佐以甘、桔、翘、薄、苇、杏，辛凉微苦，宣达肺卫，有清解风温之功，无劫津燥肺之弊。与银翘散之散热逐秽，效用微有不同。

3. 新加香薷饮（吴鞠通方）

香薷二钱　银花三钱　鲜扁豆花三钱　厚朴二钱　连翘二钱

水五杯，煮取二杯，先服一杯，得汗止后服，不汗再服，服尽不汗，再作服。

〔按〕吴鞠通自注："香薷饮发暑邪之表。香薷微辛温芳香，能由肺之经而达其络。鲜扁豆花，凡花皆散，取其芳香而散，且保津液，以花易豆者，恶其呆滞，夏日所生之物，多能解暑，惟扁豆花为最，如无花时，用鲜扁豆皮，若再无此，用生扁豆皮。厚朴苦温，能泻实满，厚朴皮也，虽走中焦，究竟肺主皮毛，以皮从皮，不为治上犯中。若黄连、甘草，纯然里药，暑病初起，且不必用早，恐引邪深入。故易以连翘、银花，取其辛凉达肺经之表，纯从外走，不必走中"。又注："温病最忌辛温，暑证不忌者，以暑必兼湿，湿为阴邪，非温不解，故此方香薷、厚朴用辛温，而余则佐以辛凉云"。

〔又按〕师尝谓现在医者畏香薷不敢用，乃误于"夏日香薷，犹冬日之麻黄"的缘故。其实非谓香薷之性，竟若麻黄之辛温，乃指夏月暑病，非香薷不解，犹冬月伤寒，非麻黄不解。当然，暑病之用香薷，惟表实无汗者相宜。若表虚汗多则宜注意，不可妄用，以致重虚其表。《纲目》载香薷芳香而微温，可见非大辛温之品。朱震亨说："香薷属金与水，有彻上彻下之功，解暑利小便，又治水甚捷，以大叶者浓煎之，肺得之，清化而热自解"，又可见香薷有解暑清化的作用。用之得当，自可放手，不致蹈辛温之患。

4. 黄连香薷饮（朱丹溪方）

香薷二钱　厚朴二钱　黄连二钱

水煎温服。以汗出病退为度。

〔按〕香薷气味芳香微温，发汗以散表分之邪；黄连苦寒，泻火坚阴，以清气分之热；厚朴苦温，善解湿热之郁蒸，三物为方，则外暑内热一齐汗解。同时，薷朴之辛温，使非佐以黄连则湿去而热炽，不无伤津耗液之弊，黄连之苦寒，若无香薷之芳散则热未已而湿留，反致湿遏暑伏之患。可见方剂之组织，不可不详为讲求。

5. 麻杏石甘汤（张仲景方）

麻黄一至三钱（去节）　杏仁一至三钱　甘草一至二钱　生石膏四至六钱（研细）

以水先煮麻黄，去上沫，内诸药，再煮，去滓，分温服之。

〔按〕柯韵伯注："此温病发汗逐邪之主剂。凡冬不藏精之人，热邪内伏于脏腑，至春风解冻，伏邪自内而出，法当乘其势而汗之，热随汗散……是方也，温病初起，可用以解表而清里"。又注："麻黄汤去桂枝之辛热，加石膏之甘寒，佐麻黄而发汗，助杏仁以定喘，一加一减，温解之方，转为凉散之剂"。然而喻嘉言用此方以治温病，曾招后人非难，讽其不能脱却伤寒圈子。

师于 1958 年冬，亦用此方以治客寒包火的冬温，同样引起同道之质询。其实，方中麻黄虽苦辛而温，得石膏之辛凉甘寒，相须相济，有凉散之功而无辛燥之弊，况又得甘草缓其猛，杏仁宣其壅。冬温、风温表实里热者均宜，且效如桴鼓。若属温热、暑温，则又当慎择而勿浪投。

6. 葳蕤汤（孙思邈方）

生玉竹钱半　生石膏三钱　麻黄五分　杏仁一钱　川芎六分　青木香八分东白薇一钱　独活八分　甘草五分

水煎分服。

〔按〕张璐玉《千金方衍义》："风温之病，长沙但言脉证而无治疗之方，《千金》补所未逮，特立葳蕤汤为专药……《千金》体究长沙余蕴，悟得发汗后，汗出而喘，无大热者，可与麻黄杏仁甘草石膏汤，借此以治温病汗后灼热，兼取麻黄升麻汤中葳蕤，合麻杏甘石，仅取方中四味，而麻黄升麻汤之格局俨然。葳蕤滋肾益肺，内化厥阴火热，外通少阳风气，佐石膏以降逆满，独活、川芎、杏仁佐麻黄以解郁蒸，得石膏之寒化，不独解表，并能散火；甘草一味，专和麻黄、杏仁之性。此方中葳蕤、白薇、青木香、石膏自是一路，为方中之主；麻黄、川芎、杏仁、独活自是一路，为方中之宾。作两路看，方得宾主历然之妙，深得风温主治之奥"。何廉臣说："此方为冬温咳嗽、咽干痰结、发热自利之专药，即春时伏气发温更感于风之证亦不出此。妙在麻黄配石膏，则有分解寒热互结之功。倘病势较轻，去麻黄、石膏、独活、川芎、杏仁等味，加葱白、香豉之类已可。如果热势郁结急须开泄者，麻黄、石膏又在所必需，在用方者临时的权衡"。

7. 加减葳蕤汤（俞根初经验方）

生玉竹二至三钱　生葱白连须二至三枚　桔梗一至钱半　东白薇五分至一钱　淡豆豉三至四钱　苏薄荷一至钱半　炙甘草五分　大枣两枚

水煎分服。

〔按〕此方即张潞玉加减葱白香豉汤去青木香。原谓难用葳蕤汤者，用此代之。何秀山说："方以生玉竹滋阴润燥为君，臣以葱、豉、薄、桔，疏风散热，佐以白薇苦寒降泄，使以甘草、红枣甘润增滋，以助玉竹之滋阴润燥。为阴虚体感冒风温及冬温咳嗽、咽干痰结的良剂。

8. 葱豉汤（葛洪方）

连须葱白一握　香豆豉三合

水煎，入童便一合，日三服。

〔按〕张潞玉说："本方药味虽轻，功效最著，凡虚人风热伏气发温及产后感冒，靡不随手获效"。尤拙吾说："温邪之发，阴必先伤，设有当行解散者，必兼滋阴之品于其中，昔人于葱豉汤内加童便，于栀豉汤中加地黄、麦冬，亦即此意"。华岫云说："在内之温邪欲发，在外之新邪又加，葱豉汤最为捷径"。邹润安说，"香豆豉与葱白，一系泄热，一系通阳。泄热者纵，通阳者横。纵则能通上下之道，此所以宜于汗吐下后表邪既解之时，横则能达内、外之情，此所以宜于病初起卒难辨认之际。而豆豉擅开上焦郁抑，宣导浊阴逗留。故在先在后，咸赖以奏功"。王士雄说："叶氏春温篇，于新邪引动伏邪，亦是主方。盖此汤为温热初病开手必用之剂"。

〔又按〕现代医者，每畏葱之辛通发表而不敢用于温病。师尝直言告之说："我们日食葱而不避忌，何故因病而生畏。仲景用以通脉回阳，其义可知，葱白气香味辛，色白中空，最能入肺卫以通阳气，再加豆豉挥发内外郁热，为表郁必用之方。"所以，师每于解表方剂，多加入此汤，如银翘复葱豉之例。

9. 葱豉桔梗汤（俞根初经验方）

鲜葱白三至五枚　苦桔梗一至钱半　焦山栀二至三钱　淡豆豉三至五钱　苏薄荷一至钱半　青连翘钱半至二钱　生甘草六至八分　鲜淡竹叶三十片

水煎，分两次服。

〔按〕何秀山说，"《肘后》葱豉汤，本为发汗之通剂，配合刘河间桔梗汤，君以荷、翘、桔、竹之辛凉，佐以栀、草之苦甘，合成轻扬清散之良方。善治风温、风热等初起证候，历验不爽。惟刘氏原方，尚有黄芩一味，而此不用者，畏其苦寒化燥，涸其汗源。若风火证初起，亦可酌加"。

10. 薛氏五叶苇根汤（薛生白方）

藿香叶　薄荷叶　鲜荷叶　枇杷叶　佩兰叶　苇根　冬瓜仁

水煎，温服。

〔按〕此乃湿邪蒙蔽上焦，清阳胃脘不舒，宜用极轻清之品以宣上焦阳气。因病轻故药味亦轻，若投味重之剂，则与病情反不相涉。方中以藿、佩、薄荷芳香化浊而醒胃气，荷叶、枇杷叶升清降浊而利气机；苇根、瓜仁清肃肺气，共奏清宣气分湿热之效。余则建兰叶、竹叶、冬瓜、芦根皆主清肃肺气，故为温热暑湿之要药。肺胃清降，邪自不容，幸勿以轻清而忽之。

11. 杏苏散（吴鞠通方）

苏叶　杏仁　半夏　茯苓　橘皮　前胡　苦桔梗　枳壳　甘草　生姜
大枣

水煎，分两次服。

〔按〕吴鞠通注："此苦温甘辛法。外感凉燥，故以苏叶、前胡辛温之轻者，达表……甘桔从上升，枳杏从下降，则嗌塞、鼻塞宣通而咳可止，橘半茯苓逐饮……姜枣为调和营卫之用。"与温燥之宜桑杏汤对峙而立。一般医者，认为本方属辛温之剂，非秋燥所宜，是未明凉燥的意义。沈目南始出此论，吴鞠通从而补之，阐明燥为小寒之气。师于临床治验，证明沈、吴所言，深切实用。

12. 香苏饮

香附　苏叶　陈皮　甘草　生姜　葱白

水煎，分两次服。

〔按〕雷少逸谓本方是治风寒的轻证。寒疫轻者，可以选用。方义详香苏葱豉汤内。

13. 香苏葱豉汤（俞根初经验方）

制香附钱半至二钱　新会皮一至二钱　连须鲜葱白二至三枚　紫苏钱半至三钱　甘草六至八分　淡豆豉三至四钱

水煎，分两次服。

〔按〕何秀山说："表郁无汗，以香苏饮为主方"。盖香附为气中血药，善疏气郁，紫苏为血中气药，善疏血郁，况又臣以葱豉，轻扬发表，佐以陈皮理气，甘草和药，又气血调和，则表郁解而津津汗出。

14. 苏羌饮（刘松峰方）

紫苏钱半　羌活八分　防风一钱　陈皮钱半　淡豆豉三钱　生姜一钱
葱白连须两枚

水煎，分两次服。

〔按〕雷少逸说："是方治寒疫之功颇捷。"何廉臣说："此方纯以辛胜，即是汗药；专治深秋入冬，暴冷折阳，外感风寒，头疼发热，身疼呕恶等证，一剂即效。惟伤风证,宜加杏仁二钱、前胡钱半、桔梗一钱,去羌活、生姜。"叶天士用此汤以治伤寒,代麻桂二方。

15. 苏羌达表汤(俞根初经验方)

苏叶钱半至三钱　防风一至钱半　光杏仁二至三钱　羌活一至钱半　白芷一至钱半　广橘红八分至一钱　鲜生姜八分至一钱　浙苓皮二至三钱

水煎服。

〔按〕本方由松峰苏羌饮加减而来。是辛温发汗之剂,寒疫、寒湿或新感温病初起兼寒者可以选用,否则非温病所宜。

16. 荆防达表汤(俞根初经验方)

荆芥　苏叶　杏仁　防风　赤苓　白芷　陈皮　建曲　连须葱白　生姜

水煎服。

〔按〕此为新感温病初起表证重而里热轻者的方剂,其病尚轻而浅,故方亦平易。

17. 活人败毒散(朱肱方)

人参　羌活　独活　柴胡　前胡　川芎　枳壳　桔梗　茯苓各一两　甘草五钱

共为散,每服一两,加姜三片,薄荷少许,煎服。

〔按〕喻嘉言说:"风湿热三气门中,推此方为第一。方中所用皆辛平,更有人参大力者,荷正以祛邪……凡饥馑兵荒之年,饮食起居不节,致患时气者,宜用此法。"方中羌活入太阳理游风,独活入少阴理伏风,兼能去湿除痛;柴胡散热升清,协川芎和血平肝以治头痛目昏;前胡、枳壳降气行痰,协桔梗、茯苓以泄肺热而除湿消肿;甘草和里而发表,人参辅正以匡邪,疏导经络,表散邪滞,故曰败毒。

18. 升麻葛根汤(钱乙方)

升麻　葛根　芍药(酒洗)　炙甘草各一钱半

水煎,温服。

〔按〕柯韵伯说:"此为阳明初病解表和里之剂。可用以散表热,亦可用以治里虚,一方而两擅其长……以升麻代麻黄,便是阳明表剂,而非太阳表剂。葛根禀性甘凉,可以散表实,协升麻以上升,则使清阳上达而浊阴下降可知。芍药收敛脾阴,甘草缓急和里,则下利自止可知。治里而仍用表药者,以表实下利而非里实之故。痘疹自里达表,出于少阴而发于太阳,初起则内外皆热,故亦宜于凉散。"

19. 十神汤(《局方》)

麻黄　葛根　升麻　川芎　白芷　紫苏　甘草　陈皮　香附　赤芍药等分

加生姜、葱白煎服。

〔按〕此方是阳经外感的通剂,感冒四时不正之气可以选用。寒疫重者宜之。

〔**总按**〕发表之剂共十九方。有辛凉发表法,如银翘散、桑菊饮之类,为温热病发表正治之法,故居群方之首,诸法之冠。有辛平发表法,如杏苏散、葱豉汤之类,温病有表证而热未盛者,或秋燥属凉燥者,宜用此法。有辛温发表法,如十神汤、苏羌饮之类,为寒疫、寒湿以及温病夹感外寒方能采用。然辛温发表,属温病之禁,不可不慎。有辛凉、辛温并用发表法,如麻杏石甘汤之类,冬温内火外寒等证最为相宜。有发表兼滋阴法,如葳蕤汤、加减葳蕤汤之类,温病而其人阴本不足,故于发表之中加入一二味滋阴之品,解表而不伤阴。但滋阴药不宜太多,以免滋腻留邪之弊。有发表兼益气法,如活人败毒散之类,其人正气稍虚,故用人参于发表之中,兼助正气而使表邪自能乘势外解。所谓发表之剂,实际就是汗法,其目的是疏表泄卫,使病邪随汗而解。但温病有新感、伏气的不同,气候有偏热、偏湿的各异,人体有血虚、气虚之别,故立法用方,必须根据具体情况而定。尤其辛温发汗,在温病误用易致转逆,所以师尝戒之曰:"汗而勿伤"

二、通里之剂

1. 小承气汤(张仲景方)

大黄五钱　厚朴二钱　积实一钱

水八杯,煮取三杯,先服一杯,得宿粪,止后服,不知再服。

〔按〕柯韵伯说:"诸病皆因于气,秽物之不去,由气之不顺。故攻积之剂,必用气分之药,故以承气名汤。分大小有二义:厚朴倍大黄,是气药为君,味多性猛,制大其服,欲令大泄下;大黄倍厚朴,是气药为臣,味少性缓,制小其服,欲微和胃气。煎法更有妙义,大承气之先后作三次煎者,盖生者气锐而先行,熟者气钝而和缓,欲使芒硝先化燥屎,大黄继通地道,而后积朴除其痞满。若小承气三物同煎,不分次第,只服四合,但求地道之通,而不用芒硝之峻,且远于大黄之锐,故称微和之剂云。"由此可见,古人立方用法,不仅大小轻重有别,即对煎法,务求精确。我们用古人之方,不可不细心深思。温病用本方,取其里通热行,仍为微和之意。

2. 大承气汤(张仲景方)

大黄六钱　芒硝三钱　厚朴三钱　积实三钱

水八杯,先煮积朴,后纳大黄,再入芒硝,取三杯,先服一杯,约二时许,得利止后服。不知再服一杯,再不知,再服。以知为度。

〔按〕吴鞠通注:"此苦辛通降,咸以入阴法。承气者,承胃气也。盖胃之为腑,体阳而用阴,若在无病时,本系自然下降,今为邪气蟠踞于中,阻其下降之气,胃虽自欲下降而不能,非药力助之不可,故承气汤通胃结,救胃阴,仍系承胃腑本来下降之气,非有一毫私智穿凿于其间也,故汤名承气。学者若真能透彻此意,则施用承气,自无弊窦。大黄荡涤热结,芒硝入阴软坚,枳实开幽门之不通,厚朴泻中宫之实满。曰大承气者,合四药而观之,可谓无坚不破,无微不入,故曰大也,非真正实热蔽瘤,气血俱结者,不可用也"。

〔又按〕此处所列大小承气的分量,是根据《温病条辨》中所订,与仲景原方有所出入,大承气之厚朴不似《伤寒论》中重用者,治温病与治伤寒不同,畏其燥烈之气太过,重在撤热,故仍以大黄为君。前述柯氏论承气,乃深许其得仲景制方之旨,此处取吴氏论承气,又深嘉其变通仲景制方之用。可见立法贵严而用法贵活,但临床仍应视具体情况而定。

3. 调胃承气汤(张仲景方)

大黄三钱　芒硝五钱　生甘草二钱

水三杯,煮取一杯,去渣,纳芒硝,更上火微煮令沸,少少温服。

〔按〕柯韵伯:"亢则害,承乃制,承气所由名也。不用枳、朴而任甘草,是调胃之义。胃调则诸气皆顺,故亦以承气名之。"尤在泾说:"调胃者,调其胃气,返于中和,不使热盛实气而劫夺津气"。由此可见,本方是和剂,非下剂。故伤寒之大便反溏,温病之热结旁流,均宜用此。

4. 白虎承气汤(俞根初方)

生石膏八钱(研细)　生锦纹三钱　生甘草八分　知母四钱　元明粉二钱
陈仓米三钱(荷叶包)

〔按〕何秀山说:"胃之支脉,上络心脑,一有邪火壅闭,即堵其神明出入之窍,故昏不识人,谵语发狂,大热大烦,大渴大汗,大便燥结,小便赤涩等证俱见。是方白虎合调胃承气,一清胃经之燥热,一泻胃腑之实火,此为胃火炽盛,液燥便闭之良方。

5. 犀连承气汤(俞根初经验方)

犀角汁两匙(冲)　小川连八分　小枳实钱半　鲜地黄汁六匙(冲)　生锦纹三钱　真金汁一两(冲)

水煎三物,去渣,将三汁冲入,分服。

〔按〕何秀山说:"心与小肠相表里,热结在府,上蒸心包,证必神昏谵语,甚则不语如尸,世俗所谓蒙闭之证。便通者宜芳香开窍,以通神明。此方君以大黄、黄连,极苦泄热,凉泻心与小肠之火;臣以犀、地二汁,通心神而救心阴;佐以枳实,直达小肠,俾心与小肠之火,作速通降。然火盛等为者,又必使以金汁,润肠解毒。此为泻心通肠,清火逐毒之良方"。

6. 导赤承气汤(吴鞠通方)

赤芍三钱　细生地五钱　生大黄三钱　黄连二钱　黄柏二钱　芒硝一钱

水五杯,煮取二杯,先服一杯,不下再服。

〔按〕此即温病热盛,火腑不通,小肠热盛,下注膀胱,而见小便赤痛,时烦渴甚。方用导赤去淡通之阳药,加连、柏之苦通火腑,大黄、芒硝承胃气而通大肠。吴鞠通谓此为二肠同治法也。

7. 桃仁承气汤(张仲景方)

桃仁三钱(去皮尖) 生锦纹二钱 芒硝钱半 甘草六分 桂枝三分

水煎,去渣,纳芒硝烊化,分温服。当微利。

〔按〕此乃仲景原方而小其制。为热邪入血,血蓄下焦之证而设。尤在泾说:"即调胃承气汤加桃仁、桂枝,为破血逐瘀之剂,缘此证热与血结,故以大黄之苦寒,荡实除热为君;芒硝之咸寒,入血软坚为臣;桂枝之辛温,桃仁之辛润,擅逐瘀散血之长为使;甘草之甘,缓诸药之势,俾邪去而正不伤为佐。"但是,仲景用于伤寒太阳病不解,热结膀胱而成蓄血。在温病蓄血,则桂枝当慎用。吴又可去桂枝、甘草,加当归、赤芍、丹皮,亦名桃仁承气汤。吴鞠通去芒硝、桂枝、甘草,加细生地六钱、丹皮四钱、泽兰二钱、人中白二钱,又名加减桃仁承气汤。虽然三者同一治蓄血证,而后二者,其凉血通瘀之功,较原方则有所不同。二吴可谓善用仲景之方而又发展之,温病较为适当。

8. 承气合小陷胸汤(吴鞠通方)

生大黄五钱 厚朴二钱 枳实二钱 半夏三钱 瓜蒌三钱 黄连二钱

水八杯,煮取三杯,先服一杯,不下,再服一杯,得快利,止后服,不便再服。

〔按〕此方为三焦俱急,痰涎壅甚之方剂,法以苦辛寒并用。吴鞠通说:"上焦未清,已入中焦阳明,大热大渴,脉躁苔焦,阳土燥烈,煎熬肾水,不下则阴液立见消亡;下则引上焦余邪陷入,恐成结胸之证,故以小陷胸合承气汤,涤三焦之邪,一齐俱出。此因病急,故方亦急,然非审定是证,不可用是方也"。方中用瓜蒌、半夏之辛开滑降为主,善能宽胸启膈;用枳实、黄连之苦辛通降为佐,善能消痞泄满,然下既不通,必壅于上,又必辅以大黄,苦寒达下,使以厚朴,辛苦通气,俾痰火一齐通解。

9. 小陷胸汤(张仲景方)

黄连二钱半 半夏五钱 瓜蒌仁五钱

急流水五杯,煮取三杯,分两次服。

〔按〕仲景用本方以治痰结心下之证,而温病之用本方以治暑湿郁遏中焦。方中黄连、瓜蒌清在里之热痰,半夏辛降涤痰而强胃,为开泄胸中实邪的方剂。

10. 增液汤(吴鞠通方)

元参一两 麦冬八钱(连心) 细生地八钱

水八杯,煮取三杯。口干则与饮,令尽,不便,再作服。

〔按〕吴鞠通自注："此方所以代吴又可承气养荣法，妙在寓泻于补，以补药之体，作泻药之用，既可攻实，又可防虚。余治体虚之温病，与前医误伤津液，不大便，半虚半实之证，专以此法救之，无不应手而效"。又注："温病之不大便，不出热结、液干二者之外，其偏于阳邪炽甚，热结之实证，则从承气法矣；其偏于阴虚液涸之半虚半实证，则不可混施承气，故以此法代之。独取元参为君者，元参味苦咸微寒，壮水制火，通二便，启肾水上潮于天，其能治液干，固不待言。《本经》称其主治腹中寒热积聚，其并能解热结可知。麦冬主治心腹结气，伤中伤饱，胃络脉绝，羸瘦短气，亦系能补、能润、能通之品，故以之为佐。生地亦主寒热积聚，逐血痹，用细者，取其补而不腻，兼能走络。三者合用，作增水行舟之计。"又注："于阳明下证，峙立三法，热结液干之大实证，则用大承气；偏于热结而液不干者旁流是也，则用调胃承气；偏于液干多而热结少者，则用增液，所以迥护其虚，务存津液之心法也。"又注："吴又可纯恃承气以为攻病之具，用之得当则效，用之不当，其弊有三：一则邪在心包、阳明两处，不先开心包，徒攻阳明，下后仍然昏惑谵语，亦将如之何哉？吾知其必不救矣；二则体亏液涸之人，下后作战汗，或随战汗而脱，或不蒸汗徒战而脱。三者下后虽能战汗，以阴气大伤，转成上嗽下泄，夜热早凉之怯证，补阳不可，救阴不可，有延至数月而死者，有延至岁余而死者，其死均也。在又可当日，温疫盛行之际，非寻常温病可比，又初创温病治法，自有矫枉过正、不暇详审之处，断不可概施于今日也。"可见古人立法，必须在辨证的原则下，灵活运用，病有浅深，邪有轻重，体有虚实，方有大小，不可拘泥。所以同是通里之剂，而每一方的立法有别，故每治一证亦有完据，既不可胶柱鼓瑟，亦不可孟浪从事。

11. 新加黄龙汤（吴鞠通方）

细生地五钱　生甘草二钱　人参一钱五分（另煎）　生大黄三钱　芒硝一钱元参五钱　麦冬五钱（连心）　当归一钱五分　海参二条（洗）　姜汁六匙

水八杯，煮取三杯。先用一杯，冲参汁五分、姜汁二匙，顿服之，如腹中有响声，或转矢气者，为欲便也；候一二时不便，再如前法服一杯；候二十四刻不便，再服第三杯；如服一杯，即得便，止后服，酌服益胃汤一剂，余参汁亦可加入。

〔按〕本方是从陶氏黄龙汤加减而来。陶氏原为失下证立法，吴氏师其意、广其用，以之应正虚不能运药，下之不通之变。可谓善用古人之法。"旧方用大承气加参、地、当归，须知正气久耗，而大便不下者，阴阳俱惫，尤重阴液消亡，不得再用枳、朴伤气而耗液，故改用调胃承气。取甘草之缓急，合人参补正，微点姜汁，宣通胃气代枳、朴之用，合人参最宣胃气，加麦、地、元参，保津液之难保，而又去血结之积聚。姜汁为宣气分之用，当归为宣血中气分之用，再加海参者，海参咸能化坚，甘能补正，按海参之液，数倍于其身，其能补液可知，且蠕动之物，能走络中血分，病久者必入络，故以之为使。"此吴鞠通论邪正合治法。

12. 凉膈散(《局方》)

连翘四两　酒军二两　芒硝二两　甘草二两　酒芩二两　山栀一两　薄荷一两　竹叶七分

共为散，每服五钱，生白蜜兑入一匙，水六杯，煎取三杯，分三次服。日三夜一服，得下热退为度。

〔按〕此为清泄上中二焦之火，开透气分结热的方剂。方用翘、芩、竹叶、薄荷宣发于上；酒军、芒硝荡热于中，使上透下通，膈热自清，再以甘草、生蜜取其甘缓之用，以热在胸膈之故，必借缓行以达彻底清解。符合《内经》"热淫于内，治以咸寒，佐以苦甘"的大旨。

13. 五仁橘皮汤(俞根初经验方)

甜杏仁三钱(研细)　松子仁三钱　郁李净仁四钱(杵)　原桃仁二钱(杵)柏子仁二钱(杵)　广橘皮钱半(蜜炙)

水煎服。

〔按〕何秀山说："杏仁配橘皮，以通大肠气闭；桃仁合橘皮，以通小肠血秘。气血通润，肠自滑流矣，故以为君；郁李仁得橘皮，善解气与水互结，洗涤肠中之垢腻，以滑大便，故以为臣；佐以松、柏通幽，幽通则大便自通。此为润燥滑肠，体虚便闭之良方。"

〔**总按**〕通里之剂共十三方。有苦寒泻下通里法，如三承气之类，适用于里热结实之证。有增液润下通里法，如增液汤、五仁橘皮汤之类，适用于津液不足之证。有清热导火通里法，如白虎承气、导赤承气之类，适用于热炽火聚之证。有化瘀破结通里法，如桃仁承气之类，适用于下焦蓄血之证。有攻补兼施通里法，如新加黄龙汤之类，适用于正虚不能运药，下之不通之证。以及通里兼透邪之凉膈。通里兼宽胸的承气合陷胸。皆为随证立法，不拘一格。所谓通里之剂，亦即下法，温病虽然下不厌早，因温病在于下其里热，不必有燥屎，故热结旁流，便溏不爽，亦可用之。然误下仍将造成变证，伤中伤阴，不能预料。师尝告诉我们必须做到"下而勿损"，这是非常重要的一个原则。

三、和解之剂

1. 柴胡枳桔汤(俞根初经验方)

川柴胡一钱至钱半　枳壳钱半　姜半夏钱半　鲜生姜一钱　青子芩一钱至钱半　桔梗一钱　新会皮钱半　雨前茶一钱

水煎服。

〔按〕此为温病初起有少阳证的和剂。何秀山说："柴胡疏达腠理,黄芩清泄相火,为和解少阳之主药,专治寒热往来,故以之为君。凡外感之邪,初传少阳三焦,势必逆于胸胁,痞满不通,而或痛或呕或哕,故必臣以宣气药,如枳、桔、橘、半之类,开达其上中二焦之壅塞。佐以生姜,以助柴胡之疏达。使以绿茶,以助黄芩之清泄。往往一剂知,二剂已。惟感邪未入少阳,或无寒但热,或无热但寒,或寒热无定候者,则柴胡原为禁药。若既见少阳证,虽因于风温暑湿,亦有何碍。然此尚为和解表里之轻剂,学人可放胆用之"。

2. 蒿芩清胆汤(俞根初经验方)

青蒿脑钱半至二钱　淡竹茹三钱　仙半夏钱半　赤茯苓三钱　青子芩钱半至三钱　生枳壳钱半　广陈皮钱半　碧玉散三钱(包)

水煎服。

〔按〕此为清泄少阳,化痰涤饮的和剂。热邪阻于少阳而内兼痰湿,故用青蒿、黄芩泄少阳气分之热;枳壳,竹茹、半夏、陈皮理气化痰,和胃止呕;赤苓、碧玉散引湿热下行,使湿热化,痰浊降,少阳胆热亦因之和解。

3. 柴胡白虎汤　(俞根初经验方)

川柴胡一钱　生石膏八钱(研)　天花粉三钱　生粳米三钱　青子芩钱半知母四钱　生甘草八分　鲜荷叶一片

水煎,去渣,再纳粳米,俟米熟汤成,分服。

〔按〕此为和解少阳、阳明两经的方剂。君以柴、芩,清解少阳之热;臣以白虎,凉解透阳明之热;佐以花粉,为救液而设;使以荷叶,为升清而用。

4. 苍术白虎汤(万密斋方)

生石膏六钱　知母三钱　甘草六分　粳米三钱(荷叶包)　苍术一钱

水煎,米熟汤成,去渣,分温服。

〔按〕此为寒温并用的和剂。叶天士说:"治暑湿相搏之病。以苦寒、辛寒之药清其暑;以辛温雄烈之药燥其湿;而以甘平之药缓其中,则贼邪、正邪皆却而病自安"。朱肱说:"再三汗下,热不退者,以人参白虎汤加苍术一钱,如神。"

5. 达原饮(吴又可方)

黄芩一钱　知母一钱　芍药一钱　甘草五分　槟榔二钱　草果仁五分川厚朴一钱

水煎,分两次服。

〔按〕此吴又可治邪伏募原的创方。募原之说甚多,薛生白谓"募原者,外通肌肉,内近胃府,即三焦之门户,实一身之半表半里"。邪伏募原,既不在表,故不宜汗;又不在里,亦不宜下。达原饮疏利透达,和解三焦。湿重于热者宜之,若湿开热透,或体弱而阴不足者,用之宜慎。

6. 小柴胡汤（张仲景方）

川柴胡一钱　姜半夏一钱　人参八分　清炙草六分　青子芩一钱　鲜生姜八分　大红枣二枚

水煎，去渣，再煎，分服。

〔按〕小柴胡为和解剂的祖方。和解一法，在温热病中应用的机会较多，自张凤逵有柴胡劫肝阴之说后，医家畏忌柴胡而不敢用，几至和解之法亦废。其实，柴胡为和解少阳的主药，邪在半表半里，用之自能奏效。何秀山说："君以柴胡，和解少阳在经之表寒，黄芩和少阳在腑之里热；犹恐表邪去而里气虚，故臣以半夏、参、草，和胃阳以壮里气而御表；使以姜、枣，助少阳生发之气，调营卫以解表。盖里气虚则不能御表，表邪反乘虚而入，识透此诀，始识仲景用参之精义。盖上焦得通，津液得下，胃气因和，不强逼其汗而自能微汗以解。此为和解少阳风寒，助胃化汗之良方"。尤拙吾曰："热入血室三条，其旨不同。第一条是血舍空而热乃入者，空则热不得聚而游其部，故胁满痛；第二条是热邪与血俱结于室者，血结亦能作寒热，柴胡亦能去血结，不独和解之谓矣；第三条是热邪入而结，经尚行者，经行则热亦行而不得留，故必自愈"。由此可见，仲景用此汤以治热入血室之义。但温病与伤寒毕竟不同，温病热邪较胜，姜、枣、人参而非所宜，用时必须化裁增损。

7. 大青龙汤（张仲景方）

麻黄　桂枝　生石膏　杏仁　甘草　生姜　大枣用量可依证酌定

先煮麻黄去上沫，后纳诸药，煮取三杯，去渣，温服一杯，取微似汗，一服汗者，止后服。

〔按〕此为仲景治中风脉浮紧、伤寒脉浮缓表实之法。温病最忌麻、桂，非确有其证者，不可浪用。柯韵伯谓"大青龙之治风热，麻杏石甘之治温热，麻翘豆汤之治湿热，是皆借仲景方用于温病者"。尤在泾也说："紧脉去而成缓，为寒欲变热之证。经曰：'脉缓者热'……欲发其表，则经已有热，欲清其热，则表犹不解，而大青龙汤，兼擅发表、解热之长"。由此可见，温病见有脉证宜用此方，可以借用。比如，病温于寒水主令之时，外寒来而内热闭，脉浮紧，身疼，无汗，烦躁，苟取此方而用之，寒散热越，其效甚捷。何廉臣在论冬温证时，谓间有用大青龙汤或小青龙汤加石膏者。诚于临床有素，始能见到此等处。师于平时亦用此方以治"外寒内火"的温病，曾收满意之效。但再三谆告，桂、麻终非温病所宜，慎之！我们还在近来一些资料中看到很多例子，能够得到不少启发。如昆明与东北，在肺炎抢救中用附子汤、真武汤之类，广东治疗"乙型脑炎"用葛根汤加石膏，均收奇效。此诚善治热性病，善用古人之法，不为伤寒方不能用于温病的陈规所束缚。当然，这些方剂，毕竟不是温病常法（常用之方），必须细心辨证，若非表实无汗，身痛，烦躁，脉浮紧者，未可轻试。此属解表邪而兼清里热的两解之法,求变通者于此三复焉。

8. 升降散(杨栗山方)

白僵蚕二钱(酒炒) 全蝉蜕一钱(去土) 广姜黄三分(去皮) 生川大黄四钱

称准,上为细末,合研匀。病轻者,分四次服,每服重一钱八分二厘五毫,用黄酒一盅,蜂蜜五钱,调匀冷服,中病即止。重病者,分三次服,每服重二钱四分三厘三毫,黄酒半盅,蜂蜜七钱五分,调匀冷服。最重者,分二次服,每服重三钱六分五厘,黄酒二盅,蜂蜜一两,调匀冷服,胎产亦不忌。炼蜜丸,名太极丸,服法同前,轻重分服,用蜜、酒调匀送下。

〔按〕杨栗山于温病立十五方,升降散乃其总方。方中僵蚕为君,取其胜风除湿,清热解郁,散逆浊结滞之痰,辟一切怫郁邪气。蝉蜕为臣,亦取其祛风胜湿,涤热解毒。姜黄为佐,取其祛邪逐恶,行气辟疫。大黄为使,取其苦能泻火,上下通行。黄酒为引,取其驱逐邪气有"屠苏"之义。蜂蜜为导,取其清热润燥,凉解温毒。名曰升降者,盖以僵蚕、蝉蜕,升阳中之清阳;姜黄、大黄,降阴中之浊阴;一升一降,内外通和,而湿热之邪自解。

9. 三黄石膏汤(陶华方)

黄连 黄芩 黄柏(俱以酒洗)各二钱 石膏五钱 麻黄一钱 栀子十枚 香豉一合 葱白三茎(连须)

水煎温服。一服汗彻热退止服,不知再服。

〔按〕此治表实无汗,里未结实,表里大热之证。方中以三黄泻三焦之火盛,佐栀子屈曲下行,使其在里诸热,从下而出;以麻黄开营卫之热郁,佐葱、豉直走皮毛,使其在表之邪,从外而散;石膏倍用重任之者,以石膏合麻、豉,法取乎青龙,以解诸表之热;内含三黄,法取乎白虎,以解诸里之热,且麻、豉得石膏、三黄,发表热而不碍里热;三黄得石膏、麻、豉,清内热而不碍表邪,此方擅表里俱热之长,亦深得仲景之法者。表里三焦郁闭,无汗烦躁非此不能解焚,乃解表清里之良法。若专任苦寒、甘寒以解表里三焦郁闭之证,反致遏郁不解,热结津伤,而变证蜂起矣。经云:"知从知逆,万举万当!"即此也。

10. 增损三黄石膏汤(杨栗山方)

石膏八钱 白僵蚕(酒炒)二钱 蝉蜕十个 薄荷二钱 豆豉三钱 黄连 黄柏(盐水微炒) 黄芩 栀子 知母各二钱

水煎去渣,入米酒、蜜冷服。

〔按〕杨氏自注:"此温病主方,表里三焦大热,五心烦热,两目如火,鼻干面赤,舌黄唇焦,身如涂朱,燥渴引饮,神昏谵语,服之皆愈。"并谓:"寒能制热,故用白虎汤,苦能下热,故用解毒汤。佐以荷、豉、蚕、蝉之辛散升浮者,以温病热毒至深,表里俱实,扬之则越,降之则郁,郁则邪火犹存,兼之以发扬,则炎炎之势皆烬。此内外分消其势,犹兵之分击者也。热郁腠理,先见表证为尤宜。"

11. 增损双解散(杨栗山方)

白僵蚕(酒炒)三钱 全蝉蜕十二枚 广姜黄七分 防风一钱 薄荷叶一钱 荆芥穗一钱 当归一钱 白芍一钱 黄连一钱 连翘(去心)一钱 栀子一钱 黄芩二钱 桔梗二钱 生石膏六钱 滑石三钱 甘草一钱 大黄(酒浸)二钱 芒硝二钱

水煎去渣,冲芒硝,入蜜三匙,黄酒半酒杯,和匀冷服。

〔按〕杨氏自注:"河间以伤寒为杂病,温病为大病,持立双解散以两解温病表里之热毒,以发明温病与伤寒异治之秘奥,其见高出千古,深得长沙不传之秘。且长沙以两感为不治之证,伤寒病两感者亦少,一部《伤寒论》,仅见麻黄附子细辛汤一证。惟温病居多,以温病咸从三阴发出三阳,乃邪热亢极之证,即是两感。惜长沙温病方论,散失不传,幸存刺五十九穴一法。惟河间双解散,解郁散结,清热导滞,可以救之,必要以双解散为第一方,信然。予加减数味,以治温病,较原方尤觉大验。戊寅四月,商色贡生刘北平,年八旬,患温病。表里大热,气喷如火,舌黄口燥,谵语发狂,脉洪长滑数,予用原方治之,大汗不止,举家惊惶,急易大复苏饮,一服汗止,但本证未退,改制增损双解散方,两剂而病痊。因悟,麻黄春夏不可轻用;因悟,古方今病,不可过执。所以,许学士有云:'读仲景之书,学仲景之法,不可执仲景之方,乃为得仲景之心也。'旨哉斯言"。杨氏又注:"温毒流注,无所不至,上干则头痛、目眩、发聋;下流则腰痛、足肿;注于皮肤则斑、疹、疮、疡;壅于肠胃则毒利脓血;伤于阳明则腮脸肿痛;结于太阴则腹满呕吐;结于少阴则喉痹咽痛;结于厥阴则舌卷囊缩。此方解散阴阳内外之毒,无所不至"。

本方乃于刘氏原方去麻黄之辛温,白术之壅滞,川芎之走窜,加入僵蚕、蝉衣之清宣,黄连之苦降,姜黄之祛邪去恶。温病用之,甚为相宜。

12. 钩藤息风散

钩藤八钱 僵蚕钱半 蜈蚣一条 蝉衣一钱 天麻一钱 全蝎一钱 地龙二钱 胆星钱半

水五杯,煎取二杯,分二次服。

〔按〕方中全蝎祛风止痉,天麻息风,蝉衣、僵蚕升清降浊,善治诸风之闭,胆星清热化痰,钩藤平肝清热,地龙通络走窍。合为热闭风动、清疏开达的和剂。

13. 新创橘皮竹茹汤(吴鞠通方)

橘皮三钱 竹茹三钱 柿蒂七枚 姜汁三茶匙(冲)

水五杯,煮取二杯,分二次温服;不知,再作服。有痰火者,加竹沥、瓜蒌霜;有瘀血者,加桃仁。

〔按〕本方乃《金匮》橘皮竹茹汤去人参、甘草、大枣,加柿蒂,生姜改用姜汁而成。原方为胃虚受邪的治法,故宜参、草、大枣益虚安中之品。若温病,湿热壅遏胃气致哕,不可用补,故去之。加柿蒂所以助橘皮、生姜和胃降逆之力,益竹茹清热止哕之功。苦辛通降,是善于用仲景法而知通权达变者。

〔总按〕和解之剂共十三方。表里双解之谓和,如增损双解、小柴胡之类即是。寒热并用之谓和,如三黄石膏汤、增损三黄石膏汤之类即是。苦辛分消之谓和,如蒿芩清胆、柴胡枳桔汤之类即是。平其亢厉之谓和,如钩藤息风散之类即是。以及升降平调,补泻合施等均属和解范围。虽名和解,实寓有汗、下、清、补之意。

四、开透之剂

1. 安宫牛黄丸(吴鞠通方)

牛黄一两　郁金一两　犀角一两　黄连一两　朱砂一两　梅片二钱五分麝香二钱五分　珍珠五钱　山栀一两　雄黄一两　金箔衣黄芩一两

上为极细末,炼老蜜为丸,每丸一钱,金箔为衣,蜡护。脉虚者,人参汤下;脉实者,银花薄荷汤下。每服一丸,大人病重体实者,日再服,甚至日三服,小儿服半丸,不知再服半丸。

〔按〕此为开热闭之主方。吴鞠通说:"此芳香化秽浊而利诸窍,咸寒保肾水而安心体,苦寒通火腑而泻心用之方。牛黄得日月之精,通心主之神;犀角主治百毒,邪鬼瘴气;珍珠得太阴之精而通神明,合犀角补水救火,郁金草之香,梅片木之香,雄黄石之香,麝香乃精血之香,合四香以为用,使闭固之邪热温毒在厥阴之分者,一齐从内透出,而邪秽自消,神明可复也。黄连泻心火,栀子泻心与三焦之火,黄芩泻胆、肺之火,使邪火随诸香一齐俱散也。朱砂补心体、泻心用,合金箔坠痰而镇固,再合真珠、犀角为督战之主帅也"。凡热邪内闭心包,用此开之、透之,其效甚著。本条列出脉虚用人参下,师以此法治一病毒性肺炎患儿,邪实正虚,甚为危急,一服而症减,再服而病安。可见古人之言,信属不诬。然必辨证确切,用法中肯,始能收效。某同志仿师用法,施之于另一患儿,则不应,可见用法不难,而辨证则难。

2. 局方至宝丹(《局方》)

犀角一两　飞朱砂一两　琥珀一两　玳瑁一两　牛黄五钱　麝香一两

以安息香重汤炖化,和诸药为丸,一百丸,金银箔为衣,并以蜡封护之。

〔按〕此为提神安脑,搜剔风热,开透诸窍的方剂。吴鞠通说:"此方荟萃各种灵异,皆能补心体,通心用,除邪秽,解热结,共呈拨乱反正之功。大抵安宫牛黄丸最凉,紫雪次之,至宝又次之。主治略同,而各有所长,临用对证斟酌可也"。王晋三说:"此治心脏神昏,从表透里之方。黄、犀、玳、珀,以有灵之物,内通心窍。朱、雄、二箔,以重坠之品,安镇心神;佐以脑、麝、安息,搜剔幽隐诸窍,故热入心包络,舌绛神昏者,以此丹入寒凉药中用之,能祛阴起阳,立展神明,非他药之可比"。凡温病内闭,将外脱者最宜。

3. 紫雪丹(从《本事方》去黄金)

滑石一斤　石膏一斤　寒水石一斤　磁石二斤

以上并捣碎,水煮,去渣,入后药。

羚羊角五两　木香五两　犀角五两　沉香五两　丁香一两　升麻一斤
元参一斤　炙甘草半斤

以上八味,捣细,入前药汁中煎,去渣,入后药。

朴硝　硝石各二斤

提净入前药汁中,微火煎,不住手用柳木搅,候汁欲凝,再加入后二味。

辰砂三两　麝香一两二钱

均研细,入煎药,拌匀,合成之后退火气。冷开水调服一二钱。

〔按〕此三焦热闭开透的方剂。吴鞠通说:"诸石利水火而通下窍,磁石、元参补肝肾之阴而上济君火,犀角、羚羊泻心、胆之火。甘草和诸药而败毒,且缓肝急。诸药皆降,独用一味升麻,盖欲降先升也。诸香化秽浊,或开上窍,或开下窍,使神明不致坐困于浊邪,而终克复其明也。丹砂色赤,补心而通心火,内含汞而补心体,为坐镇之用。诸药用气,硝独用质者,以其水卤结成,性峻而易消,泻火而散结也。"徐灵胎说:"邪火毒火,穿经入藏,无药可治,此能消解,其效如神"。

〔又按〕以上三方,都是开透邪热内闭,舌绛神昏的主要方剂。牛黄丸佐入大苦大寒,所以,解湿热之蕴;至宝荟萃诸种灵异,所以透风热之邪;紫雪多用金石清寒之品,所以解火热之毒。临床辨证,依法用之,俱可救危亡于旋踵。然三方毕竟为香窜和重镇之品,若非热闭窍阻,不可用之过早,反致引邪深入的弊端。

4. 神犀丹(叶天士方)

犀角(磨汁)　石菖蒲　黄芩各六两　生地(洗净,浸透,捣,绞汁)　银花各一斤(如有鲜者,捣汁优良)　粪清　连翘各十两　板蓝根九两(如无,以飞青黛代之)　香豉八两　元参七两　花粉　紫草各四两

各生晒研细,忌用火炒。以犀角汁、地黄汁、粪清,和捣为丸。切勿加蜜,如难丸,可将香豉煮烂,每重三钱,凉开水化服日二次,小儿减半。如无粪清,可加人中黄四两,研入。

〔按〕此为解毒养阴,辟秽透邪的方剂。以犀角为君,佐黄芩、紫草、蓝根、粪清,解灼血之热毒。血热则阴涸,故又以生地、玄参、花粉,大生津液以养

阴。然热疫熏蒸，神志蒙昧，必得银、翘、菖、豉，清芳宣透，庶使浊邪方透，神志乃苏。叶天士曾制此方与甘露消毒丹，治疗当时的流行温疫，一时奉为灵丹。较以上三方之用辛香走窜、金石重坠不同。上方性悍而猛，此则药性纯和，透邪而不伤正，逐秽而不耗阴，热邪得此，清凉解毒之中寓开透之义。

5. 万氏牛黄丸（万全方）

小川连五钱　青子芩三钱　焦三栀三钱　辰砂钱半　广郁金三钱　西牛黄三分

研末为丸，每丸一钱，开水化服。

〔按〕此亦开热闭之方。喻嘉言说："牛黄清心丸，古有数方，其义各别。若治温邪内陷包络神昏者，惟万氏之方为妙。调入犀角、羚羊角、金汁、中黄、连翘、薄荷等汤剂中，定建奇功。方中芩、连、山栀以泻心火，郁金以通心气。辰砂以安心神；合之牛黄内透包络以通神明，共成开透之用"。

6. 玉枢丹（王璆方）

山慈菇（去皮，洗净，焙）　川文蛤（捶破，洗刮内稃）　千金子（去油，取净霜）各二两　红芽大戟（洗净，焙）一两　当门子三钱

将山慈菇、文蛤、大戟三味，研细末，再入麝香研匀，糯米汤调和，干湿得宜，木杵内杵千余下，每料分四十锭，或再入飞净朱砂、飞净明雄黄各五钱，尤良，或以加味者杵成薄片，切而用之，每服一钱，凉水调下，唯孕妇忌服。

〔按〕此方有逐秽解毒，开窍透邪的作用。山慈菇功专泻热散结，千金子功专行水破血，下滞通畅，大戟能通能散，逐水行瘀，三者功用相仿，猛以开泄，成拨乱反正之功。且温疫之邪散漫不定，恐攻不胜攻，逐不胜逐，故以文蛤敛而降之，再以麝香开闭，朱砂、雄黄镇坠辟秽。凡清窍蒙闭，浊痰壅塞者，最宜服之，一名紫金锭。

7. 苏合香丸（《局方》）

苏合香五钱　安息香一两　公丁香一两　沉香一两　青木香一两　白檀香一两　制香附一两　荜茇一两　熏陆香二钱　飞朱砂一两　白犀角一两　梅片二钱　麝香二钱

上为细末，入安息香膏加炼蜜和丸，如芡实大，每服四丸，冷开水送下。

〔按〕此开寒闭的方剂。木香、香附、檀香、沉香开气闭，丁香、荜茇散气结，犀角通神明，解热毒，熏陆香活血通络，安息、朱砂、脑、麝、苏合醒神开窍。凡诸中卒暴，昏迷痰壅，不省人事者宜之。

8. 菖蒲郁金汤（时逸人《温病全书》）

鲜菖蒲　广郁金　炒山栀　连翘　菊花　滑石　竹叶　丹皮　牛蒡子　竹沥　姜汁　玉枢丹

水煎，温服。竹沥、姜汁兑入，玉枢丹化。

〔按〕本方芳香开窍,化痰逐秽,清热宣闭兼而有之,凡浊痰蒙闭,清窍不通,神昏谵语者,皆可取之。

9. 银翘马勃散(吴鞠通方)

连翘一两　牛蒡子六钱　银花五钱　射干三钱　马勃三钱

上杵为散,服如银翘散法。

不痛但阻者,加滑石六钱、桔梗五钱、苇根五钱。

〔按〕此轻开喉间热闭的方剂。因湿热之邪,郁久不化,少阴、少阳之火俱结,上刑肺金,喉即肺系,吴鞠通谓:"其闭在气分者即阻,闭在血分者即痛,故以轻药开之。"

〔**总按**〕开透之剂共九方,大都用于病情严重阶段,是一种紧急处理的方法。温病神昏窍闭的原因,有因火热太盛的,有因痰浊蒙蔽的。运用开透之剂,凡热邪内闭者宜凉开,如牛黄、至宝、紫雪之类;浊痰阻闭者宜温开,如苏合香之类。其次,如肺热喉阻,宜轻宣肺气,以开透之银翘马勃散;心热神昏,宜清心宁神,以开透之牛黄清心丸等。均宜辨清原因,分别处理。若审证不清,用方不当,必会导致不良后果。

五、清凉之剂

1. 白虎汤(张仲景方)

生石膏一两(研)　知母五钱　生甘草三钱　白粳米一合

水八杯,煮取三杯,分温三服。病退止后服,不知再作服。

2. 白虎加人参汤(张仲景方)

本方白虎汤(同上)加人参,名白虎加人参汤。

〔按〕白虎汤的作用,《金鉴集注》中提到:"石膏辛寒,辛能解肌热,寒能胜胃火,寒能清内,辛能走外,此味两擅内外之能,故以为君。知母苦润,苦以泻火,润以滋燥,故以为臣。甘草、粳米,调于中宫且能土中泻火,稼穑作甘,寒剂得之缓其寒,苦剂得之平其苦,使二味为佐,庶大苦大寒之品,无损伤胃气之虑。煮汤入胃,输脾归肺,水精四布,大烦大渴可除。白虎为西方金神,秋金得令而炎暑自解。方中更有加人参者,亦补中益气而生津。用以协和甘草、粳米之补,承制石膏、知母之寒,泻火而土不伤,乃操万全之术者。"尤在泾说:"白虎、承气,并为阳明府病之方,而承气苦寒,逐热荡实,为热而且实者设;白虎甘寒,逐热生津,为热而未实者设,乃阳明邪热入府之两大法门。"由此可见,白虎汤的作用,正如柯韵伯所谓是肃清气分之剂;吴鞠通所谓达热出表,是辛凉的重剂。

白虎汤的适应证:《伤寒论》有七条。

伤寒脉浮滑,此表有热,里有邪,白虎汤主之。

　　三阳合病，腹满身重，难以转侧，口不仁面垢，遗尿，发汗则谵语，下之则额上生汗，手足逆冷，若自汗出者，白虎汤主之。

　　三阳合病，脉浮大，上在关上，但欲睡眠，合目则汗，服桂枝汤，大汗出后，大烦渴不解，脉洪大者，白虎加人参汤主之。

　　伤寒无大热，口燥渴，心烦，背微恶寒者，白虎加人参汤主之。

　　伤寒若吐、若下，得七八日不解，热结在里，表里俱热，时时恶风，大渴，舌上干燥而烦，欲饮水数升者，白虎加人参汤主之。

　　阳明病，若渴欲饮水，口干舌燥者，白虎加人参汤主之。

　　《金匮》一条：太阳中热，暍是也，其人汗出恶寒，身热而渴，白虎加人参汤主之。

　　王纶明说："暑热发渴，脉虚，宜人参白虎汤。"刘完素说："中暑，大汗自出，脉虚弱，头痛，口干，倦怠，烦躁……无问表里，通宜白虎汤。"陶华说："中暑脉虚而伏，身热，背恶寒，面垢，自汗，烦躁，大渴……用白虎汤。"《景岳全书》："凡暑热中人者，其气必虚，以火能克金而伤气……若气不甚虚，但有火者，宜白虎汤；若汗出，脉虚浮，烦躁，有火而少气者，宜白虎加人参。"叶天士说："暑热一证，医者易眩……古人以白虎汤为主方。"《温病条辨》："太阴温病，脉浮洪，舌黄，渴甚，大汗，面赤恶热者，辛凉重剂白虎汤主之；太阴温病，脉浮大而芤，汗大出，微喘，甚至鼻孔扇者，白虎加人参汤主之；脉若散大者，急用之，倍人参。形似伤寒，但右脉洪大而数，左脉反小于右，口渴甚，面赤，汗大出者，名曰暑温，在手太阴，白虎汤主之；脉芤甚者，白虎加人参汤主之；手太阴暑温，或已发汗，或未发汗，而汗不止，烦渴而喘，脉洪大有力者，白虎汤主之；脉洪大而芤者，白虎加人参汤主之。"由此可见，白虎汤的适应证，从仲景以下，各家条文，都不外身大热，大烦渴，汗大出，脉洪大等证候。

　　白虎汤的禁忌证：《伤寒论》：伤寒脉浮，发热无汗，其表不解者，不可与白虎汤；渴欲饮水，无表证者，白虎加人参汤主之。

　　《温病条辨》：白虎本为达热出表，若其人脉浮弦而细者，不可与也；脉沉者，不可与也；不渴者，不可与也；汗不出者，不可与也。

　　再参照各家论白虎的禁忌，如柯韵伯说："白虎汤治结热在里之剂，先示所禁，后明所用。可见白虎为重，不可轻用。""若表不解而妄用之。热退寒起，亡可立待。"尤在泾说："邪气虽入阳明之府，而脉证犹带太阳之经者，则不可与白虎汤。与之则适以留表邪而伤胃气。"何秀山说："苟非四大俱全（大渴、大烦、大汗、右手脉大），白虎汤均不可用。"

　　由此可见，白虎汤的禁忌证，从仲景以下，各家的认识，也都是一致的，有人认为吴氏侈谈白虎禁忌，欲解除临床运用白虎的顾虑，恐怕是不妥当的。若伤寒在表，湿病在卫，早用白虎甘寒之剂，必致抑制病邪透发之机，造成凉遏冰伏，我们屡见不鲜，故详引古人训诫，其意在此。

3. 新加白虎汤(俞根初经验方)

苏薄荷五分　生石膏八钱(研，二味拌)　陈仓米三钱(鲜荷叶包)　白知母三钱　益元散三钱(包煎)　鲜竹叶三十片　嫩桑枝二尺(切寸)

先用活水芦笋二两，灯心五分，同石膏粉先煎代水，纳药煮取两杯，分两次服，不知再作服。

如疹痦不得速透者，加蝉衣九只，皂角刺四分；有斑者，加西河柳叶三钱(廉勘：西河柳轻清走络，性虽温发，加入清凉剂中，不厌其温，只见其发，勿拘执鞠通之说可也)，大青叶四钱；昏狂甚重者，加局方紫雪五分，药汤调服；口燥渴甚者，加花粉三钱，雪梨汁一杯(冲)，西瓜汁尤良；有痰甚黏者，加淡竹沥一盅，生姜汁一滴，和匀同冲；血溢者，加鲜刮淡竹茹四钱，鲜茅根八钱去皮，清童便一杯。

〔按〕何秀山说："邪既离表，不可再汗；邪未入腑，不可早下；故以白虎汤法，辛凉泄热，甘寒救液为君，外清肌腠，内清脏腑；臣以芦笋化燥金之气，透疹痦而外泄，益元通燥金之郁，利小便而下泄；佐以竹叶、桑枝通气泄热；使以荷叶、陈米清热和胃。妙在石膏配薄荷拌研，既有分解郁热之功，又无凉遏冰伏之弊，较长沙原方尤为灵活。此为辛凉甘寒，清解表里三焦之良方。"

4. 二鲜饮(自制经验方)

鲜芦根一两　鲜竹叶五钱

水五杯，煎取三杯，分三次服。日三夜一服，或代茶饮。本方亦可加鲜茅根五钱。

〔按〕三十年代末，师故里潼水，病温热，染者甚众，因限于农村，药物供应不便，求医亦难，而患者多壮热燥渴，其势甚急。师熟思良久，遂创此方，遍告同乡，试用之多果获效，于是皆争服此方，乡先辈以之问师，此方得以何处？师答曰，非古秘方也，盖以其岁炎热之气亢甚，而温热之病流行，求医不易，购药亦难，用甘凉清透之品，譬犹时雨之至，暑气全消，而医药困难，亦因此而解决。乡先辈皆曰真善用古人之意，自我创造，从病人着想，方虽平易而应用甚方便，就地取材，获效极广。方中芦根甘寒，能除热生津，且取其轻清透达，使热邪出表，故以之为君。再加竹叶清香轻透之品以清上焦烦热，白茅根泻火利小便，使火府无阻，为清热除烦，生津凉解之良方。

5. 六一散(刘河间方)

滑石六两(水飞净)　甘草一两(去皮)

研为细末，和匀，每服一至三钱，凉开水或薄荷、灯心汤送下。

加辰砂少许，名益元散；加青黛少许，名碧玉散；加薄荷叶少许，名鸡苏散。

〔按〕柯韵伯说："元气虚而不支者死，邪气盛而无制者亦死。今热伤元气，无气以动，斯时用参、芪以补气，则邪愈甚；用芩、连以清热，则气更伤。惟善攻热者，不使丧人元气；善补虚者，不使助人邪气。必得气味纯粹之品以主之。滑石禀土中冲和之气，行西方清肃之令，秉秋金坚重之形。寒能胜热，甘不伤脾，合天乙之精，而具流走之性，异于石膏之凝滞。能上清水源，下通水道，荡涤六府之邪热，从小便而泄。甘草禀草中冲和之性，调和内外，止渴生津，用以为佐，以保元气，而泻虚火，则五脏自和。然心为五脏之主，暑热扰中，神明不安，必得朱砂以镇之，则神气可以遽复；凉水以滋之，则邪热可以急除，此补心之阴，阳亦通行。至于热利初起，里急后重者宜之，以滑可去著。积聚水蓄，义同乎此，故兼治之。是方益气而不助邪，逐邪而不伤气，不负益元之名。宜与白虎、生脉，三方鼎足可也"。又叶氏医案：暑气内侵，头热目瞑，吸短神迷，正气虚而邪气痹，清补两难者，与益元散，用嫩竹叶心煎汤，凉用冲服。由此可见，古人治热治暑，多以清淡冲和之品，涤其热而养其气。不以苦寒之味，偏于克伐肠胃为能事。完素以之治七十余证，并盛赞之，亦即此意。

6. 加味天水散（李安卿方）

杏仁二钱　竹叶一钱　连翘二钱　苇根三钱　银花三钱　滑石三钱　鲜竹叶三钱　扁豆花三钱　甘草五分

水煎服。

〔按〕本方为暑温伤气，凉化清宣的轻剂。于六一散，加银花、连翘之清宣，竹叶、苇根之凉化，荷叶、扁豆之祛暑利湿，杏仁之微苦理肺。热伤肺卫之气者，得此清解而恢复。

7. 黄芩汤（张仲景方）

黄芩三钱　甘草二钱　芍药二钱　大枣四枚

水五杯，煮取三杯，去渣，温服一杯，日二夜一服。

〔按〕张潞玉说："黄芩汤温病之主方，即桂枝汤以黄芩易桂枝而去生姜。盖桂枝主在表风寒，黄芩主在里风热，其生姜辛散，非温热所宜，故去之"。邹润安说："黄芩所治之热，必自里达外，不治但在表分之热。"周禹载说："乃仲景于《伤寒论》中，温热森森具载，黄芩白虎等汤是其治也，学者苟能引而伸之，便可变法无穷"。由此可见，黄芩汤为温病清热之方，热淫于内者甚为相宜。

8. 清宫汤（吴鞠通方）

元参心三钱　莲子心五分　竹叶卷心二钱　连翘心二钱　犀角尖二钱（磨冲）　连心麦冬三钱

水煎服。热痰甚加竹沥、梨汁各五匙；咯痰不清加瓜蒌皮一钱五分；热毒甚加金汁、人中黄；渐欲神昏加银花三钱、荷叶二钱、菖蒲一钱。

〔按〕吴鞠通自注："此咸寒甘苦法，清膻中之方也。谓之清宫者，以膻中为心之宫城也。俱用心者，凡心有生生不已之意，心能入心，即以清秽浊之品，便补心中生生不已之生气，救性命于微芒也。火能令人昏，水能令人清，神昏谵语，水不足而火有余，又有秽浊也。且离以坎为体，元参味苦属水，补离中之虚；犀角灵异味咸，辟秽解毒，所谓灵犀一点通，善通心气，色黑补水，亦能补离中之虚，故以二物为君。莲心甘苦咸，倒生根，由心走肾，能使心火下通于肾，又回环上升，能使肾水上潮于心，故以为使。连翘象心，心能退心热；竹叶心锐而中空，能通窍清心，故以为佐。麦冬之所以用心者，《本经》称其主心腹结气，伤中伤饱，胃脉络绝，试问去心，焉能散结气，补伤中，通伤饱，续胃脉络绝哉？命名与天冬并称门冬者，冬主闭藏，门主开转，谓其有开阖之功能也，其妙处全在一心之用，从古并未有去心之明文，张隐庵谓不知始自何人，相沿已久而不可改，塘遍考始知，自陶弘景始也，盖陶氏惑于诸心入心，能令人烦之一语。不知麦冬无毒，载在上品，久服轻身，安能令人烦哉！此方独取其心，以散心中秽浊之结气，故以为臣。"此为热闭包络，清心开窍的良方。

9. 清营汤（吴鞠通方）

犀角三钱　生地五钱　元参三钱　竹叶心一钱　麦冬三钱　丹参三钱黄连一钱五分　银花三钱　连翘二钱（连心用）

水八杯，煮取三杯，日三服。热初入营，肝风内动，加钩藤、丹皮、羚羊角。

〔按〕吴鞠通自注："夜寐不安，心神虚而阳不得入于阴也。烦渴舌赤，心用恣而心体亏也。时有谵语，神明欲乱也；目常开不闭，目为火户，火性急，常欲开以泄其火，且阳不下交于阴也；或喜闭不喜开者，阴为亢阳所损，阴损则恶见阳光也。故以清营汤急清营中之热，而保离中之虚也。"方中犀角、生地，能清心凉血，故以之为君。元参、麦冬能养阴生津，故以之为臣。丹参具有和血之功，于清营之中寓和营之用，故以之为佐。银花、连翘、竹叶，能清热、解毒、除烦，于清营之中寓透营转气之义，故以之为使，是咸寒苦甘合用，为清营泄热的良方。

10. 羚地清营汤（傅信方）

羚角片钱半　鲜生地五钱　青连翘三钱　银花二钱　焦山栀三钱　生蒲黄钱半　生藕汁　童便各一杯（冲）

水煎服。

〔按〕此方亦具清营泄热的作用。羚、地清营平肝为君，银、翘清热解毒为臣，山栀清三焦而入心为佐，蒲黄、藕汁和营血而益胃为使，童便以浊入浊，有涤邪清热下行的作用。其意与清营汤大致相同。

11. 清瘟败毒饮（余师愚方）

生石膏大剂六至八两　中剂二至四两　小剂八钱至一两二钱

细生地大剂六钱至一两　中剂三至五钱　小剂二至四钱

乌犀角大剂六至八钱　中剂三至五钱　小剂二至四钱

真川连大剂四至六钱　中剂二至四钱　小剂一至钱半

栀子　桔梗　黄芩　知母　赤芍　元参　连翘　甘草　丹皮　鲜竹叶

先煮石膏数十沸，后下诸药，犀角和汁磨服。

〔按〕余氏自注："此十二经泄火之药。凡一切火证，表里俱盛，狂躁烦心，口干咽痛，大热干呕，错语不眠，吐血衄血，热甚发斑，不论始终，以此为主方。盖斑疹虽出于胃，亦诸经之火，有以助之。重用石膏，直入胃经，使其敷布于十二经，退其淫热，佐以黄连、犀角、黄芩，泄心肺火于上焦；丹皮、栀子、赤芍，泄肝经之火，连翘、元参，解散浮游之火，生地、知母，抑阳扶阴，泄其亢甚之火，而救欲绝之水，桔梗、竹叶，载药上行，使以甘草和胃，此大寒解毒之剂，重用石膏，则甚者先平，而诸经之火，自无不安。若疫证初起，恶寒发热，头痛如劈，烦躁谵妄，身热肢冷，舌刺唇焦，上呕下泄，六脉沉细而数，即用大剂；沉而数者，即用中剂；浮大而数者，用小剂。如斑一出，即加大青叶，并少佐升麻四五分，引毒外透，此内化外解，浊降清升之法。乾隆甲申，余客中州，先君偶染时疫，为群医所误，抱恨终天，竭其有极，思于此证，必有以活人者，公之于世，亦以稍释余怀。因读本草，言石膏之性，大清胃热，味淡气薄，能解肌热，体沉性降，能泻实热，恍然大悟，非石膏不足以治热疫。遇有其证，辄投之，无不得心应手。数十年来，颇堪自信云云。"庄制亭说："此方分量太重，临证时，不妨量裁一二味，或减轻分量，如石膏由三五钱至二三两皆可取效。"王士雄说"余君治祁某案后云，此方医家不敢用，病家不敢服，甚至药肆不敢卖，有此三不敢，疫证之死于误者不知凡几。纪文达于癸丑年，曾目击师愚之法，活人无算。而谓石膏有一剂用至八两，一人服至四斤，因而疑为司天运气所值，未可执为通例……盖一病有一病之宜忌，用得其宜，硝、黄可称补剂，苟犯其忌，参、术不异砒、砌，故不可舍病之虚、实、寒、热而不论，徒执药性之纯驳以分良毒。补偏救弊，随时而中，贵于医者之识病耳。先议病，后议药，中病即是良药。然读书以明理，明理以致用，苟食而不化，则粗庸偏谬，贻害无穷，非独石膏为然。"由此可见，余氏此方，固为大剂，用之得当，诚能起死回生，若用之失当，其害亦属非浅。不能执其一隅，忘其全面，方中石膏、知母，甘草，即白虎汤去粳米，清气分之热。犀角、生地、丹皮、赤芍，即犀角地黄汤，清血分之热。黄芩、栀子、连翘、竹叶、桔梗、甘草，即刘河间之桔梗汤，清上焦之热。此为疫症表里两解，气血两清的复方重剂。

12. 化斑汤（吴鞠通方）

石膏一两　知母四钱　生甘草三钱　元参三钱　犀角二钱　白粳米一合

水八杯，煮取三杯，日三服。渣再煎一盏，夜一服。

〔按〕吴鞠通自注："此热淫于内，治以咸寒，佐以苦甘之法也。前人悉用白虎汤作化斑汤者，以其为阳明证也。阳明主肌肉，斑家遍体皆赤，自内而外，故以石膏清肺胃之热，知母清金保肺而治阳明独胜之热，甘草清热解毒和中，粳米清胃热而保胃液，白粳米阳明燥金之岁谷也。本论独加元参、犀角者，以斑色正赤，木火太过，其变最速，但用白虎燥金之品，清肃上焦，恐不胜任，故加元参启肾经之气，上交于肺，庶水天一气，上下循环，不致泉源暴绝也。犀角咸寒，禀水木火相生之气，为灵异之兽，具阳刚之体，主治百毒蛊疰，邪鬼瘴气，取其咸寒，救肾水以济心火，托斑外出而又败毒辟瘟也。再病至发斑，不独在气分矣，故加二味凉血之品"。叶霖说："斑乃热邪入营，血液受劫。必心神不安，夜甚无寐，当撤去气药。如从风热陷入者，宜犀角、竹叶、石膏、连翘、栀、芩之属。如从湿热陷入者，宜鲜生地、银花、犀角、人中黄、大青叶、元参、丹皮、芩、连之类，透营解毒。其斑虽出，热不解，又当甘寒育阴，以回津液。若夫伏气温毒发斑，热毒甚而内结，斑紫烦躁，神昏谵语，便燥鼻煤，若仅以犀、地、膏、连，扬汤止沸，不能去病，设欲釜底抽薪，非加大黄不可。盖里气一通，表气亦顺，化炎熇而为清凉。岂止化斑汤、银翘散加减，便可藏事"。由此可见，方以治病，可用而不可执，若执一方以治变化中的疾病，是胶柱鼓瑟者。

13. 玉女煎去牛膝熟地加细生地元参方（吴鞠通方）

生石膏一两　知母四钱　元参四钱　细生地六钱　麦冬六钱

水八杯，煮取三杯，分两次服。渣再煎一杯，服。

〔按〕吴鞠通自注："气血两燔，不可专治一边，故选用张景岳气血两治之玉女煎。去牛膝者，牛膝趋下，不合太阴证之用。改熟地为细生地者，亦取其轻而不重，凉而不温之义，且细生地能发血中之表也。加元参者，取其壮水制火，预防咽痛、失血等证"。叶霖说："此即叶氏所谓如玉女煎法……此节气血两燔，必兼脉数舌绛，烦扰不寐，热邪伤及营血形证，故变白虎加人参法，而为白虎加地黄法，层次井然，方中以生地易熟地，去牛膝，加元参，尤得叶氏未言之旨"。可见本方之知、膏，清气分之热，元、地清血分之热，麦冬益胃生津。为辛凉甘寒合用法。

14. 竹叶石膏汤（张仲景方）

竹叶三钱　生石膏八钱　人参二钱　粳米五钱　半夏三钱　甘草二钱
麦冬三钱

水八杯，煮取四杯，去渣，内粳米，煮米熟汤成，去米，温服一杯，日三服。

〔按〕此为人参白虎汤的变方。温病余热未尽，渴烦少气者最为相宜。方中用参、麦之甘以益气，解渴除烦，扶助正气，用粳米、甘草之甘以和中，助胃气而生津液。半夏味辛，取其辛通阳气而除饮，且去知母之咸寒，加竹叶之甘凉,佐石膏清肺胃之热而导余热达表,有清而能透,凉而不凝,润而不滞的效能。

15. 三石汤(吴鞠通方)

飞滑石三钱　生石膏五钱　寒水石三钱　杏仁三钱　竹茹二钱(炒)　银花三钱(银花露更妙)　金汁一杯(冲)　白通草二钱

水五杯,煮成二杯,分两次温服。

〔按〕吴鞠通自注:"此微苦辛寒兼芳香法也。盖肺病治法,微苦则降,过苦反过病所,辛凉所以清热,芳香所以败毒而化浊。按三石,紫雪中之君药,取其得庚金之气,清热退暑利窍,兼走肺胃者也。杏仁、通草为宣气分之用,且通草直达膀胱,杏仁直达大肠,竹茹以竹中之脉络,而通人之脉络,金汁、银花,败暑中之热毒"。为清热利湿,涤暑解毒的方剂。

16. 犀角地黄汤(孙思邈方)

地黄一两　生白芍三钱　丹皮三钱　犀角三钱

水五杯,煮取二杯,分服。渣再煮一杯服。

〔按〕方名犀角、地黄,盖以二味为君药,其用意在滋阴清火。阳络伤则血外溢,阴络伤则血内溢,乃以血热沸腾,脉管暴裂,血液因而溢出。急以解毒之剂清其血,凉血之剂养其阴,则热去而血自止。故重用地黄,大生阴液,救已失之血,犀角解毒泻火,清逼血之热,又佐丹皮清伏火,芍药安营血。不用一味苦燥劫阴之品,复伤其阴,诚治温病热邪逼血妄行的良方。

〔又按〕《温热经纬》以甘草、连翘易丹皮、芍药,亦名犀角地黄汤。王晋三说:"温热入络,舌绛烦热,八九日不解,医反治经,寒之、散之、攻之,热势益炽,得此方立效者,非解阳明之经热,乃解心经之络热。按《本草》犀角、地黄能走心经,专解营热,连翘入心散客热,甘草入心和络血,以治温热证邪入络,功胜局方"。故并列于此,互相参照。

17. 叶氏犀角地黄汤加味

犀角尖、鲜生地、银花、连翘、广郁金、鲜石菖蒲、鲜大青叶、粉丹皮、竹叶卷心、鲜茅根、野菰根,水煎服。亦可重用生玳瑁代犀角。

〔按〕此为清解上焦、凉透心营的方剂。犀、地清营凉血为君,丹皮,青叶佐之。银、翘、竹叶、茅根解毒泄热,菖蒲、郁金开窍逐秽。暑温热入上焦营分宜之。

18. 羚羊钩藤汤(俞根初经验方)

羚羊角片钱半(先煎)　霜桑叶二钱　京川贝四钱(去心)　鲜生地五钱双钩藤三钱(后入)　滁菊花三钱　茯神木三钱　生白芍三钱　生甘草八分淡竹茹五钱(鲜刮)

先煎竹茹、羚角代水,再煎他药,分服。

〔按〕何秀山说:"肝藏血而主筋,凡肝风上翔,证必头晕胀痛,耳鸣心悸,手足躁扰,甚则瘛疭,狂乱痉厥,与夫孕妇子痫,产后惊风,病皆危险。故以羚、藤、桑、菊息风止痉为君,臣以川贝善治风痉,茯神木专平肝风;但火旺生风,风助火势,最易劫伤血液,尤必佐以芍、甘、鲜地,酸甘化阴,滋血液以缓肝急;使以竹茹,不过以竹之脉络,通人之脉络耳。此为凉肝息风、增液舒筋之良方。热劫肝阴,风动痉厥者,用之甚宜。

19. 青蒿鳖甲汤(吴鞠通方)

青蒿二钱　鳖甲五钱　细生地四钱　知母二钱　丹皮三钱

水五杯,煮取二杯,日再服。

〔按〕此为夜热早凉,热自阴来的方剂。搜邪、清热、养阴,其力甚著。吴鞠通自注:"夜行阴分而热,日行阳分而凉,邪气深伏阴分可知。热退无汗,邪不出表而仍归阴分,更可知矣,故曰热自阴分而来,非上、中焦之阳热也。邪气深伏阴分,混处气血之中,不能纯用养阴;又非壮火,更不得任用苦燥;故以鳖甲蠕动之物,入肝经至阴之分,既能养阴,又能入络搜邪。以青蒿芳香透络,从少阳领邪外出;细生地清阴络之热,丹皮清血中之伏火;知母者知病之母也,佐鳖甲、青蒿而成搜剔之功焉。再此方有先入后出之妙,青蒿不能直入阴分,有鳖甲领之入也;鳖甲不能独出阳分,有青蒿领之出也。"可见药物配伍之作用,乃是相辅相成。

20. 黄连阿胶汤(张仲景方)

黄连四钱　黄芩一钱　阿胶三钱　白芍一钱　鸡蛋黄二枚

水八杯,先煮三物,取三杯,去滓,内胶烊尽,再内鸡蛋黄,搅令相得,日三服。

〔按〕此乃热灼少阴,心烦不寐的方刻。吴鞠通说:"以黄芩从黄连,外泻壮火而内坚真阴;以芍药从阿胶,内护真阴而外捍亢阳。名黄连阿胶汤者,取一刚以御外侮,一柔以护内主之义也。其交关变化,神明不测之妙,全在一鸡子黄……乃奠安中焦之圣品,有甘草之功能,而灵于甘草;其正中有孔,故能上通心气,下达肾气,居中以达两头,有莲子之妙用;其性和平,能使亢者不争,弱者得振……鸡子黄镇定中焦,通彻上下,合阿胶能预熄内风之震动也"。徵以园说:"此《金匮》治伤寒少阴病,二三日以上,心烦不得卧之祖方。二三日以上,寒变热之时,少阴多寐,以经传之阳邪灼阴,故不得卧。与少阴温病确乎相合。阳亢不入于阴、阴虚不受阳纳二语,虽创自叶氏,然亦自经文(指《灵枢·邪客》):'卫气留于阳则阳气满,不得入于阴,则阴气虚,故目不瞑'而来,可为一切不寐之总纲。"

21. 导赤清心汤(俞根初经验方)

鲜生地六钱　辰茯神二钱　细木通五分　原麦冬一钱(辰砂染)　粉丹皮

二钱　益元散三钱（包煎）　淡竹叶钱半　莲子心三十支（冲）　辰砂染灯心二十支莹白童便一杯（冲）

〔按〕何秀山说："热陷心经，内蒸包络，舌赤神昏，小便短涩赤热，必使其热从小便而泄者，以心与小肠相表里也。但舌赤无苔，又无痰火，其为血虚热甚可知，故以鲜生地凉心血以泻心火，丹皮清络血以泻络热为君；然必使其热有去路，而包络心经之热乃能清降。故又臣以茯神、益元、木通、竹叶，引其热从小便而泄；佐以麦冬、灯心均用朱染者，一滋胃液以清养心阴，一通小便以直清神志；妙在使以童便、莲心咸苦达下，交济心肾以速降其热。是以小便清通者，包络心经之热，悉从下降，神气即清矣。此为清降虚热，导火下行之良方。服后二三时许，神志仍昏者，调入西黄一分，以清神气，尤良。"

22. 阿胶黄芩汤（俞根初经验方）

陈阿胶　青子芩各三钱　甜杏仁　生桑皮各二钱　生白芍一钱　生甘草八分　鲜车前草　甘蔗梢各五钱

先用生糯米一两，开水泡取汁出，代水煎药，分服。

〔按〕此为秋伤干燥，肺燥肠热的方剂。法以甘凉复酸寒同用，一面清肺润燥，一面坚肠清热。

23. 桑杏汤（吴鞠通方）

桑叶一钱　杏仁一钱五分　沙参二钱　象贝一钱　香豉一钱　栀子一钱梨皮一钱

水二杯，煮取一杯，顿服之，重者再作服。

〔按〕此为辛凉轻清之剂，轻药不得重用，重用必过病所。吴鞠通自注："前人有云，六气之中，唯燥不为病，似不尽然。盖以《内经》少秋感于燥一条，故有此议耳。如阳明司天之年，岂无燥金之病乎？大抵春秋二令，气候较夏冬之偏寒偏热为平和，其由于冬夏之伏气为病者多，其由于本气自病者少，其由于伏气而病者重，本气自病者轻耳。其由于本气自病之燥证，初起必在肺卫，故以桑杏汤清气分之燥也。"

24. 千金苇茎汤加杏仁滑石方（吴鞠通方）

苇茎五钱　薏苡仁五钱　桃仁二钱　冬瓜仁二钱　滑石三钱　杏仁三钱

水八杯，煮取三杯，分三次服。

〔按〕此为清宣肺痹，散结化气的方剂。吴鞠通说："《金匮》谓喘在上焦，其息促。太阳湿蒸为痰，喘息不宁，故以苇茎汤轻宣肺气，加杏仁、滑石利窍而逐热饮。若寒饮喘咳者，治属饮家，不在此例。"

25. 黄芩滑石汤（吴鞠通方）

黄芩三钱　滑石三钱　茯苓皮三钱　大腹皮二钱　白蔻仁一钱　通草一钱　猪苓三钱

水六杯,煮取二杯,渣再煮一杯,分温三服。

〔按〕此方不用藿、朴,以其性悍而速,不能荡扫蕴伏的湿热,故用腹皮、蔻,味轻性缓,徐展气机,则湿邪可化。主以黄芩、滑石苦冷甘凉之性,深入气分,以清湿中伏热,又用二苓、通草,通利膀胱,使邪从水道而出,不使停聚其中,变生他患,洵治湿温蕴伏的良方。细译吴鞠通自注,其义益明。吴氏又说:"脉缓身痛,有似中风,但不浮,舌滑不渴饮,则非中风矣。若系中风,汗出则身痛解而热不作矣;今继而复热者,乃湿热相蒸之汗,湿属阴邪,其气留连,不能因汗而退,故继而复热。内不能运水谷之湿,脾胃困于湿也;外复受时令之湿,经络亦困于湿矣。倘以伤寒发表、攻里之法治之,发表则诛伐无过之表,阳伤而成痉;攻里则脾胃之阳伤,而成洞泄、寒中,故必转坏证也。湿热两伤,不可偏治,故以黄芩、滑石、茯苓皮清湿中之热,蔻仁、猪苓宣湿邪之正,再加腹皮、通草,共成宣气利小便之功,气化则湿化,小便利则火腑通而热自清。"

26. 翘荷汤(吴鞠通方)

薄荷一钱五分　连翘一钱五分　生甘草一钱　栀皮一钱五分　桔梗二钱　绿豆皮二钱

水二杯,煮取一杯,顿服之。日服二剂,甚者日三。

〔按〕此方为辛凉清火之轻剂。方中薄荷辛凉以清头目,连翘、绿豆、栀子皮以清上浮之燥火,甘、桔以利咽膈,故吴鞠通自注:"清窍不利,如耳鸣目赤,龈胀咽痛之类,用翘荷汤者,亦清上焦气分之燥热也。"所以煎法,亦只一次,顿服,俱取轻清之义。

27. 连翘赤豆饮(吴鞠通方)

连翘二钱　山栀二钱　通草一钱　赤豆二钱　花粉一钱　香豆豉一钱

煎送保和丸三钱。

〔按〕此方吴鞠通治湿温误表发黄,用之以宣湿于外,而以保和行湿于内。香豉、连翘清湿热达表,赤豆、通草渗湿热达下,山栀清利三焦,花粉清化水源,是分利湿热的效方。

28. 栀子豉汤(张仲景方)

栀子十四枚　香豉四合

水四杯,先煮栀子得二杯半,纳豉,煮取杯半,去渣分二服,温进一次,得吐,止后服。

〔按〕此治发汗、吐、下后,虚烦不眠,心中懊憹的方剂。盖因汗、吐、下后,正气既虚,邪气亦衰,故虚烦而不得眠,甚则反复颠倒,心中懊憹者,未尽之邪,方入里而未集,已虚之气,欲胜邪而不能,故心中郁闷而不能自已。栀子体轻,味苦而性寒,豉轻蒸罯,可升可降,二味相合,能散胸中邪气,为除烦解热的良品。

又柯韵伯说:"此阳明半表半里涌泄之剂也。少阳之半表是寒,半里是热。而阳明之热自内达外,有热无寒。故其外症身热汗出,不恶寒反恶热,身重或目痛鼻干,不得眠;其内症咽燥口苦,舌苔赤燥,渴欲饮水,心中懊恢,腹满而喘,此热半在表半在里也。脉虽浮紧,不得为太阳病,非汗剂所宜。又病在胸腹,而未入胃腑,则不当下,法当涌泄以散其邪。栀子苦能泄热,寒能胜热,其形象心,又赤色通心,故主治心中上下一切症;豆形象肾,又黑色入肾,制而为豉,轻浮上行,能使心腹之浊邪上出于口,一吐而心腹得舒,表里之烦热悉除矣。"

由此可见,本方为热在阳明,即不居里之表,又未入府之里,白虎、承气之法均不可行。独在阳明半表半里,热在胸中,故烦而躁,温病常见此等证候,用本方宣发胸中郁热,即所谓"火郁发之"之义。

29. 清咽栀豉汤(《疫喉浅论》)

山栀　香豆豉　银花　薄荷　牛蒡子　甘草　犀角　白僵蚕　连翘　苦桔梗　马勃　蝉衣　芦根一两　灯心二十寸　竹叶一钱

清水二杯,煎至八分温服。

〔按〕此方治疗邪在上焦,舌干、口渴、咽痛,从宣发气分、清热化邪立法。方中用犀角,以有谵烦,恐其入营,故用之护营。本方除犀角外,均属清气分郁热之品,亦取"火郁发之"之义。

30. 普济消毒饮去升麻柴胡黄芩黄连方(吴鞠通方)

连翘一两　薄荷三钱　马勃四钱　牛蒡子六钱　芥穗三钱　僵蚕五钱元参一两　银花一两　板蓝根五钱　苦桔梗一两　甘草五钱

共为粗末,每服六钱,重者八钱,鲜苇根汤煎,去渣服。约二时一服,重者一时许一服(三四日后芩、连亦可加入)。

〔按〕普济消毒饮是东垣治疗温毒大头天行的创方。原方用芩、连苦寒泻心肺之热为君,玄参苦寒,甘草甘寒,泻火补气为臣。连翘、薄荷、牛蒡辛苦而平,蓝根甘寒,马勃、僵蚕苦平消壅散肿,解毒定喘为佐。升麻、柴胡甘平,行少阳、阳明二经之阳气不得伸,桔梗苦平以为舟楫之用。而吴鞠通谓:"其方之妙,妙在以凉膈散为主,而加化清气之马勃、僵蚕、银花,得轻可去实之妙;再加牛蒡、玄参、板蓝根,败毒而利肺气,补肾水以上济邪火,去柴胡、升麻者,以升腾飞越太过之病,不当再用升也……去黄连、黄芩者,以芩、连里药也,病初起未至中焦,不得先用里药,故犯中焦也。"

31. 犀角大青汤(张潞玉方)

犀角二钱　大青叶钱半　元参　升麻　黄连　黄芩　黄柏　栀子各一钱生甘草八分

水煎,不拘时热服。

〔按〕此治斑出太盛，大热心烦，狂言闷乱，不能透发的方剂。用三黄解毒汤之苦降，直折其热，元参、青叶清热兼济其水，再用犀角以清营血，独以一味升麻升发之气，于清火解毒之中寓发之之义。此方非大热毒盛宜慎用。

32. 清络饮（吴鞠通方）

鲜荷叶边二钱　鲜银花二钱　西瓜翠衣二钱　鲜扁豆花一枝　丝瓜皮二钱鲜竹叶心二钱

水二杯，煮取一杯，日二服。

〔按〕此为轻清活泼之方剂。吴鞠通谓："凡暑伤肺经气分之轻证，皆可用之。"又曰："既曰余邪，不可用重剂明矣，只以芳香轻药，清肺络中余邪足矣。倘病深而入中下焦，又不可以浅药治深病也。"

33. 犀地清络饮（俞根初经验方）

犀角汁四匙（冲）　粉丹皮二钱　青连翘（带心）钱半　淡竹沥二瓢（和匀）　鲜生地八钱　生赤芍钱半　原桃仁九粒（去皮）　生姜汁二滴（冲）　鲜菖蒲汁两匙（冲）

先用鲜茅根一两，灯心五分，煎汤代水，纳诸药煮服。

〔按〕何秀山说："热陷包络神昏，非痰迷心窍，即瘀塞心孔，必用轻清灵通之品，始能开窍而透络。故以《千金》犀角地黄汤凉通络瘀为君，臣以带心翘透包络以清心，桃仁行心经以活血；但络瘀者必有黏涎，故又佐姜、沥、菖蒲三汁，辛润以涤痰涎，而石菖蒲更有开心孔之功；妙在使茅根交春透发，善能凉血以清热，灯心质轻味淡，更能清心以降火。此为轻清透络，通瘀泻热之良方……"

34. 五汁饮（吴鞠通方）

梨汁　荸荠汁　鲜苇根汁　麦冬汁　藕汁或用蔗浆

临时斟酌多少，和匀凉服，不甚喜凉者，重汤炖温服。

〔按〕此为甘寒救阴、生津益胃之方剂。方中梨汁消痰降火、止渴润肠，荸荠汁安中清热，麦冬汁益胃续绝，苇根汁生津养阴，藕汁凉血通瘀。合之，凉而不凝，润而不腻，可以复津液，养胃阴而清余热。

〔**总按**〕清凉之剂共三十四方。以清治温，以寒治热，是温病治疗的正治法。有清气法，如白虎汤、人参白虎汤、新加白虎汤之类。有清营法，如清营汤、羚地清营汤之类。有凉血法，如犀角地黄汤、叶氏犀角地黄汤之类。有气血两清法，如玉女煎、化斑汤之类。有表里、三焦、气血并清法，如清瘟败毒饮之类。有苦寒法，如黄芩汤之类。有甘寒法，如二鲜饮、五汁饮之类。有辛寒法，如三石汤之类。有苦甘咸寒法，如黄连阿胶汤、阿胶黄芩汤之类。有辛凉甘寒法，如青蒿鳖甲汤之类。有清凉解毒法，如普济消毒饮之类。以及燥胜热郁，则散而清之，如桑杏汤、翘荷汤、栀子豉汤。湿热遏郁，则或渗或利而清之，如黄芩滑石汤、千金苇茎汤。余热未清，则益气生津而清之，如竹叶石膏汤。以上虽同是清凉法而运用各自有别，必须量其证，大热之证，倘清凉之剂太微，则病不除；微热之证，而清凉之剂太过，则有寒中之患。必须明其体质强弱，壮实之人，患实热之证，清凉稍重，尚为无碍；若本体不足，即有热证，亦宜少少与之。宁可不足，不可过量。大抵清凉之剂，中病即止，必慎于微，免使致误。所以程钟龄说："有当清不清误人者，有不当清而清误人者，有当清而清之不分内伤、外感以误人者，有当清而清之不量其人、不量其证以误人者，不可不察。"若从"热者寒之"，以寒治热，不分轻重深浅，必然酿成不良后果，师尝告之曰：必须"凉而无凝"，临床时宜熟思之。

六、温化之剂（附芳淡化湿之剂）

1. 藿香正气汤（俞根初经验方）

杜藿香三钱　薄川朴钱半　新会皮二钱　白芷二钱　嫩苏梗钱半　姜半夏三钱　浙苓皮四钱　春砂仁八分（研，分冲）

水三杯，煮取二杯，分温三服。

〔按〕本方根据藿香正气散加减组成。为寒湿夹秽、中脘食滞的有效方剂，君以藿、朴、陈、夏，和胃化湿，佐以白芷、砂仁，芳香化浊，使以苏梗、苓皮，宽中理气。

2. 一加减正气散（吴鞠通方）

藿香梗二钱　厚朴二钱　杏仁二钱　茯苓皮二钱　广皮一钱　神曲一钱五分　麦芽一钱五分　绵茵陈二钱　大腹皮一钱

水五杯，煮二杯，再服。

〔按〕本方宜从正气散加减组成。为三焦湿郁，重在中焦的方剂。吴鞠通曰："正气散本苦辛温兼甘法，今加减之，乃苦辛微寒法也。去原方之紫苏、白芷，无须发表也。去甘、桔，此证以中焦为扼要，不必提上焦也。只以藿香化浊，厚朴、广皮、茯苓、大腹泻湿满，加杏仁利肺与大肠之气，神曲、麦芽升降脾胃之气，茵陈宣湿郁而动生发之气，藿香但用梗，取其走中不走外也。茯苓但用皮，以诸皮皆凉，泻湿热独胜也。"

3. 二加减正气散（吴鞠通方）

藿香梗三钱　广皮二钱　厚朴二钱　茯苓皮三钱　木防己三钱　大豆黄卷二钱　川通草一钱五分　薏苡仁三钱

水八杯，煮三坏，三次服。

〔按〕此为湿郁中焦，外阻经络的方剂。吴鞠通说："上条中焦病重，故以升降中焦为要。此条脘闷便溏，中焦证也，身痛舌白，脉象模糊则经络证矣，故加防己急走经络中湿郁；以便溏不比大便不爽，故加通草、薏仁，利小便所以实大便也。大豆黄卷从湿热蒸变而成，能化蕴酿之湿热，而蒸变脾胃之气也。"

4. 三加减正气散（吴鞠通方）

藿香（连叶梗）三钱　茯苓皮三钱　厚朴二钱　广皮一钱五分　杏仁三钱
滑石五钱

水五杯，煮二杯，分服。

〔按〕此芳化秽浊，渗利湿热的方剂。吴鞠通说："前两法，一以升降为主，一以急宣经隧为主；此则以舌黄之故，预知其内已伏热，久必化热，而身亦热矣，故加杏仁利肺气，气化则湿热俱化，滑石辛淡而凉，清湿中之热，合藿香所以宣气机之不宣也。"若徒知清热去湿，而不注意宣其气机，安能收气化湿化，气清热清的效果。

5. 四加减正气散（吴鞠通方）

藿香梗三钱　厚朴二钱　茯苓三钱　广皮一钱五分　草果一钱　楂肉五
钱（炒）　神曲二钱

水五杯，煮二杯，渣再煮一坏，三次服。

〔按〕此气分湿阻，温运太阴的方剂。故加草果、楂肉、神曲，以运脾阳。足太阴脾气运行，则手太阴肺气分，亦不致郁蒸不化，而清肃之令以行，湿温之邪亦随之而解。

6. 五加减正气散（吴鞠通方）

藿香梗二钱　广皮一钱五分　茯苓块三钱　厚朴二钱　大腹皮一钱五分
谷芽一钱　苍术二钱

水五杯，煮二杯，日再服。

〔按〕吴鞠通说："秽湿而致脘闷，故用正气散之香开；便泄而知脾胃俱伤，故加大腹运脾气，谷芽升胃气也。"综合以上五方，虽均从正气散加减组成，而其法度各有不同，虽同是湿温之证，而其浅深轻重亦各有别，可知辨证用药非丝丝入扣，不能中病。"彼泛论四时不正之气，与统治一切诸病之方，皆未望见轩岐之堂室者，乌可云医乎！"

7. 不换金正气散

藿香二两　厚朴（去皮姜汁炒）三两　苍术（泔浸去皮，麻油伴炒黄）四两
陈皮（去白）三两　半夏二两　炙甘草三两

为粗末，每服三钱，水煎温服，或加香豉。

〔按〕王孟英说："治风寒外感，食滞内停，或兼湿邪，或吸秽气，或伤生冷，或不服水土等证，的是良方。若温暑热症，不兼寒湿者，在所切禁。今人谓其统治四时感证，不审病情，一概乱用，殊可笑也。"

8. 神术散（太无方）

苍术三钱　陈皮　厚朴各二钱　石菖蒲　藿香　甘草各一钱　生姜三片
大枣二枚

清水煎服。

〔按〕本方与上方大意相同,惟以石菖蒲易半夏,寒湿兼秽浊宜之。

9. 藿朴夏苓汤(石芾南方)

杜藿香二钱　川朴一钱　姜半夏三钱　带皮茯苓四钱　枣仁三钱　蔻仁八分　生苡仁六钱　猪苓二钱　泽泻二钱

先用通草一钱煎汤代水,纳诸药煎取二杯,分两次服。

〔按〕此为湿温里湿较胜的方剂。作用在于疏中达表,使风寒从皮腠而解,湿邪从膀胱而泄,汗利兼行,自然湿开热透,里和表通。厚朴、蔻、夏,燥湿于中,赤苓、泽泻,渗利于下,藿香芳香化浊,杏仁宣利肺气,尤其先以通草煮汤煎药,引湿热从火府下行,为向导之用,甚妙。

10. 古欢室湿温初起方(曾懿方)

淡豆豉三钱　佩兰叶二钱　飞滑石四钱　苍术皮七分　茯苓皮三钱　淡竹叶三钱　陈皮钱半　藿香叶钱半　甘草四分　连翘二钱　银花三钱　通草一钱

水煎温服。恶寒无汗者,加杏仁三钱。

〔按〕此为湿温初起最平善之方剂。方中藿香、佩兰用叶,苍术、茯苓用皮,取其味薄性轻,透湿除陈,而不耗及津液;银花、连翘、滑石、竹叶、通草味淡性平,解毒利窍,而不伐及阳气;其余陈皮、豉、草,疏滞和中,开郁除秽,湿温初起用此,邪去而正不伤,较三仁汤尤属平稳。

11. 三仁汤(吴鞠通方)

杏仁五钱　飞滑石六钱　白通草二钱　白蔻仁二钱　竹叶二钱　厚朴二钱生苡仁六钱　半夏五钱

甘澜水八碗,煮取三碗,每服一碗,日三服。

〔按〕此方以杏仁、厚朴开中、上之痹,半夏除湿滞,蔻仁辟秽浊,其余诸味,清热利湿,盖借香燥之药,以化热中之湿;清利之药,以渗湿中之热。且滑石、竹叶、苡仁、通草之类,体滑性清,渗湿热而不伤津液;蔻、夏、杏、朴之属,轻苦微辛,化湿浊而利热邪,配合为方,各有相须相济之妙,诚湿温有效的方剂。吴鞠通自注:"头痛恶寒,身重疼痛,有似伤寒,脉弦濡,则非伤寒矣。舌白不渴,面色淡黄,则非伤暑之偏于火者矣。胸闷不饥,湿闭清阳道路也。午后身热,状若阴虚者,湿为阴邪,阴邪自旺于阴分,故与阴虚同一午后身热也。湿为阴邪,自长夏而来,其来也渐,且其性氤氲黏腻,非若寒邪之一汗而解,温热之一凉则退,故难速已。世医不知其为湿温,见其头痛恶寒,身重疼痛也,以为伤寒而汗之,汗伤心阳,湿随辛温发表之药蒸腾上逆,内蒙心窍则神昏,上蒙清窍则耳聋、目瞑、不言。见其中满不饥,以为停滞而大下之,误下伤阴,而重抑脾阳之升,脾气转陷,湿邪乘势内溃,故洞泄。见其午后身热,以为阴虚而用柔药润之，湿为胶滞阴邪，再加柔润阴药，二阴相合，同气相求，遂有痼结而不可解之势。唯以三仁汤轻开上焦肺气，盖肺主一身之气，气化则湿亦化也。湿气弥漫，本无形质，以重浊滋味之药治之，愈治愈坏。伏暑湿温，吾乡俗名秋呆子，悉以陶氏《六书》法治之，不知从何处学来，医者呆，反名病呆，不亦诬乎！"由此可见吴氏制方之本意。

12. 甘露消毒丹

滑石十五两　茵陈十一两　黄芩十两　菖蒲六两　贝母　木通各五两　藿香　射干　连翘　薄荷　白豆蔻各四两

各药晒燥，生研细末，勿见火，见火则药性变热，每服三钱，开水调服，日二次。或以神曲糊丸，如弹子大，开水化服亦可。

〔按〕此为治湿温邪踞气分的要方。藿、蔻、菖蒲芳燥之品，以透热中之湿；连翘、芩、茵苦降之品，以劫湿中之热；其余诸药，辛凉平淡，宣肠胃而利膀胱，使气机通达，邪从溺解。不用大汗之品，以耗气劫阴；过寒之味，以冰伏湿邪，是湿温病中正治之法。王孟英说："但看病人舌苔淡白，或厚腻，或干黄者，是暑湿热疫之邪尚在气分，悉以此丹治之，立效……"又谓："并主水土不服诸病。"可知此方之用极广。《医效秘传》载：雍正癸丑，疫气流行，抚吴使者，属（嘱）天士先生制此方，全活甚众，时人比之普济消毒饮云。

13. 宣清导浊汤（吴鞠通方）

猪苓五钱　茯苓五钱　寒水石六钱　晚蚕砂四钱　皂荚子（去皮）三钱

水五杯，煮成两杯，分二次服，以大便通快为度。

〔按〕此湿久郁结于下焦气分，闭结不通，宜此苦辛淡通之法。二苓、寒石化无形之气，蚕砂、皂子逐有形之湿，俾郁结湿邪，从下解散。

14. 宣痹汤（吴鞠通方）

防己五钱　杏仁五钱　滑石五钱　连翘三钱　山栀三钱　薏苡仁五钱　半夏（醋炒）三钱　晚蚕砂三钱　赤小豆皮三钱（乃五谷中之赤小豆，味酸肉赤，凉水浸取皮用。非药肆中之赤小豆，药肆中之赤豆乃广中野豆，赤皮蒂黑肉黄，不入药者也）

水八杯，煮取三杯，分温三服。

〔按〕此为湿热痹于经络的方剂，苦辛淡通之法。吴鞠通自注说："防己急走经络之湿，杏仁开肺气之先，连翘清气分之湿热，赤豆清血分之湿热，滑石利窍而清热中之湿，山栀肃肺而泻湿中之热，薏苡淡渗而主挛痹，半夏辛平而主寒热，蚕砂化浊道中清气。"可见湿温痹证，总宜清利湿热为主，湿热开而经络通，其痹自已。

15. 薏苡竹叶散（吴鞠通方）

薏苡仁五钱　竹叶三钱　飞滑石五钱　白蔻仁一钱五分　连翘三钱　茯

苓块五钱　白通草一钱五分

共为细末,每服五钱,日三服(可作煎服)。

〔按〕此亦湿温郁于气分,经络痹阻,发为白㾦之方剂。吴鞠通自注说:"辛凉解肌表之热,辛淡渗在里之湿,俾表邪从气化而散,里邪从小便而驱,双解表里之妙法也。"方中以薏苡、竹叶为君,清淡性凉,能将风湿之热,杂合之邪,一齐消解;汗多表虚,不采辛散之药以伤表气,只佐甘淡微苦微温之药,流动气机,渗化湿邪,使汗止病解,诸证悉愈。

16. 茯苓皮汤(吴鞠通方)

茯苓皮五钱　生薏仁五钱　猪苓三钱　大腹皮三钱　白通草三钱　淡竹叶二钱

水八杯,煮取三杯,分三次服。

〔按〕此为淡渗分消,微辛化浊的方剂。凡表里、经络、脏腑、三焦俱为湿热所困,最畏内闭外脱。故吴氏在用芳香通神利窍之安宫牛黄丸之后,即继用此方淡渗分消浊湿。

17. 五苓散(张仲景方)

泽泻一两六铢　猪苓　茯苓　白术各十八铢　桂枝半两

为末,以白饮和服方寸匕,日三,多饮暖水,汗出愈。

〔按〕仲景以五苓散,治发汗表证虽解,而膀胱气分热邪犹存,用之利水止渴,下取上效之法。本方能通调水道,培助土气,其中有桂枝以宣通卫阳。停水散、表里和则火热自化,而津液得通,烦渴不治而自解,本方原是治水,不是治渴。温病有水逆证或太阴寒湿可借用之。

18. 茵陈五苓散(张仲景方)

茵陈十分为末　五苓散五分

二味和,先食饮,服方寸匕,日三服。

〔按〕此治湿热成疸的方法。茵陈散结热,除黄利湿;五苓散利水去湿,合之则湿热解而黄亦可除。

19. 半苓汤(吴鞠通方)

半夏　茯苓块各五钱　川连一钱　厚朴三钱　通草八钱(煎汤煮前药)

水十二杯,煮通草成八杯,再入余药煮成三杯,分三次服。

〔按〕寒湿之邪结胸成痞,非辛通苦降不解。故本方用半夏、厚朴、黄连之苦辛温,以化痞散结,且半夏与黄连并用,为泻心之意,黄连又有苦以燥湿的功效。再加治湿必利小便,用茯苓、通草之淡渗通阳,使湿邪从小便而去,法取通草水煎药尤妙。

20. 四苓加厚朴秦皮汤(吴鞠通方)

茅术三钱　厚朴三钱　茯苓块五钱　猪苓四钱　秦皮二钱　泽泻四钱

水八杯,煮成三杯,分三次服。

〔按〕本方为太阴寒湿,腹胀二便不利的良剂。用四苓辛淡渗湿以利小便,厚朴苦温以消腹胀,秦皮洗肝以制木邪克土而疏滞下,方简法备,可资选用。

21. 四苓加木瓜草果厚朴汤(吴鞠通方)

生於白术三钱　猪苓一钱五分　泽泻一钱五分　赤苓块五钱　木瓜一钱
厚朴一钱　草果八分　半夏三钱

水八杯,煮取三杯,分三次服。阳素虚者,加附子二钱。

〔按〕此为湿困中焦,神昏窍阻的方剂。方以四苓驱湿下行,木瓜平木,治其所不胜,厚朴温中行滞,草果温太阴独胜之寒湿,芳香达窍,补火以生土,驱浊以生清。

22. 六和汤(《局方》)

香薷二钱　人参　茯苓　甘草　扁豆　厚朴　木瓜　杏仁　半夏各一钱
藿香　砂仁(炒研)各六分　生姜三片　大枣一枚

水煎热服。

〔按〕此夏日外伤暑气,内伤生冷的方剂。香薷、扁豆、厚朴即香薷饮,以之治暑;藿香、砂仁、生姜温胃温中;人参、苓、甘补中益气,以暑热伤气,生冷伤脾,故用之益气健脾;再加杏仁、半夏辛通苦降,木瓜酸涩,大枣甘缓,合之成方,长夏感受暑湿,体虚者用之颇宜。

23. 连朴饮(王孟英方)

川连(姜汁炒)　制半夏　石菖蒲各一钱　制厚朴二钱　香豉(炒)　焦栀各三钱　芦根二两

水煎温服。

〔按〕此苦辛通降,行湿涤痰的方剂。王氏制方本意,以治湿热蕴伏之证。黄连清热燥湿,朴、夏涤痰化湿,山栀、豆豉清宣在上之热,菖蒲芳香化浊,芦根清利湿热,生津止渴,合之共呈清利湿热,疏通痰湿之方。

24. 升阳除湿汤(李东垣方)

苍术一钱　升麻　柴胡　羌活　防风　神曲(炒)　泽泻　猪苓各五分
陈皮　大麦芽　炙甘草各三分

清水二杯,煮一杯,去渣,空腹时服。

〔按〕本方以苍术燥湿于中,羌活、防风胜湿于外,泽泻、猪苓渗湿于下,神曲、麦芽醒脾和胃,甘草调和诸药,升麻一味,司升降之机于其间,合之共收清阳得升,浊湿得去之效。

25. 苓姜术桂汤(吴鞠通方)

茯苓块五钱　生姜三钱　炒白术三钱　桂枝三钱
水五杯,煮取二杯,分温再服。

〔按〕此温运脾胃，宣通阳气的方剂。苦辛温法，寒湿两伤脾胃阳气，寒热不饥，吞酸形寒或脘中痞闷者，均属相宜。

26. 苓桂术甘汤（张仲景方）

茯苓四钱　桂枝三钱　白术　炙甘草各二钱

水八杯，煮取三杯，分温三服。

〔按〕此辛甘化阳，辛淡去湿的方剂。寒湿而致脘痞便溏者，宜借仲景法，温以和之。

27. 苓术二陈煎（张景岳八阵方）

带皮茯苓四钱　淡干姜五分（炒黄）　广皮二钱　泽泻钱半　生晒术一钱
姜半夏三钱　猪苓钱半　清炙草五分

水五杯，煮取二杯，分温再服。

〔按〕本方白术、姜、半夏温中化湿为君，二苓、泽泻化气利水为臣，佐以广皮疏滞，使以甘草和药，全部意义有温脾健胃、化气利湿的作用。凡脾土虚寒之人，最易停湿，往往证见腹泻、尿少，脉缓舌白，肢懈神倦，胃气呆滞，用之较妥。

28. 椒梅汤（吴鞠通方）

黄连　黄芩　干姜各二钱　生白芍　川椒（炒黑）　乌梅（去核）各三钱
人参二钱　枳实一钱五分　半夏二钱

水八杯，煮取三杯，分三次服。

〔按〕吴鞠通说："此土败木乘，正虚邪炽，最危之候，故以酸苦泄热，辅正驱邪立法，据理制方，冀其转关耳。"本方原为救逆而设，暑邪深入厥阴，上下格拒，得此刚柔并用，寒热同治。清厥阴，和阳明，实自仲景乌梅丸变化而来。1958年师曾会诊一暑温患儿，因初起失于透邪，过用寒凉，热陷厥阴，吐蚘烦躁，师以此方治之，一剂减，二剂即安。乃知前人立法，信属不诬。

〔总按〕温化之剂共二十八方。温即温其阳，散其寒，化即化其湿，化其气。是温阳散寒，化气利湿的一种方法。治温宜远温，若非湿温脾阳不足之人，寒湿病或过服寒凉，自热中变为寒中者，不可轻用温法。至若化气利湿而湿温常用其法。温化剂中，有温燥者，如藿香正气汤、不换金正气散之类，寒湿、浊湿宜之。有温平者，如五加减正气散、藿朴夏苓汤之类，湿热阻滞宜之。有苦温者，如连朴饮、椒梅汤之类，湿热郁闭，寒热格拒宜之。有苦温甘淡者，如苓姜术桂汤、苓桂术甘汤之类，肝虚湿滞，湿甚便溏宜之。有芳香化湿法，如古欢室湿温初起方、甘露消毒丹之类，气分湿热宜之。有辛淡渗湿者，如三仁汤、薏苡竹叶汤之类，湿温郁阻宜之。以及除黄利湿之茵陈五苓，温化痰湿之苓术二陈，辛通开痹之宣痹等，皆在温化之剂的范畴。相其证，审其时，量其体，合宜而施。若误用温燥，则致变甚速，或为狂乱，或为吐衄，或为昏蒙，或为阴竭，种种不一，所以师叮嘱再三说：当温之病，"温而勿燥"。

七、消导之剂

1. 枳实导滞汤（聂氏验方）

小枳实二钱　生锦纹钱半（酒洗）　净楂肉三钱　尖槟榔钱半　薄川朴钱半　小川连六分　六神曲三钱　青连翘钱半　老紫草三钱　细木通八分　生甘草五分

水煎服。

〔按〕孙际康说："此方升者升，降者降，不升发而自升发，故治有形之物与无形之毒，留滞于中，令气血不能流通者，极效。"何秀山也说："凡治温病热证，往往急于清火，而忽于导滞，不知胃主肌肉，胃不宣化，肌肉无自而松，即极力凉解，反成冰伏。此方用以小承气合连、槟为君，苦降辛通，善导里滞；臣以楂曲疏中，翘、紫宣上，木通导下；佐以甘草和药。升者升，降者降，不透发而自透发，每见大便下后，而斑疹齐发者如此。此为消积下滞，三焦并治之良方。"

2. 保和丸（朱丹溪方）

山楂肉二两　半夏　橘红　神曲　麦芽　白茯苓各一两　连翘　莱菔子各五钱（一方有黄连无连翘）

共为细末，水泛为丸，每服三钱。

〔按〕本方能温运脾阳，行在里之湿，收和中之用。陈皮、连翘由里达外，茯苓、半夏除痰涤饮，山楂、神曲醒脾和胃，再加莱菔子除陈谷以助纳新谷。凡温病湿困脾阳，或饮食停滞，以及病后湿痰阻滞，不喜纳谷者，均可用此苦温之剂。所以吴鞠通施于素积劳倦，再感湿温，误表发黄的变证，可谓善用是方者。一般都视此为消导之方，而于温病中则不暇及，故此处举之。

〔**总按**〕温热伏火，每多兼夹附丽之物，非消其附丽，去其兼夹不能奏功。但有伏火夹痰的，宜于消火之中加消痰法；有伏火夹瘀的，宜于伏火之中加消瘀法等。所以消导一法，往往寓于清火诸法之中，而不另立专方。因此，消导之剂，亦多与其他方法同时并用。本论仅列以上两方，亦聊备一格。

八、补益之剂

1. 加减复脉汤（吴鞠通方）

炙甘草六钱　干地黄六钱　生白芍六钱　麦冬（不去心）五钱　阿胶三钱　麻仁三钱

水煎，去渣，阿胶烊化。分三次温服，剧者加甘草至一两，地黄、白芍八钱，麦冬七钱，日三夜一服。

〔按〕本方即仲景炙甘草汤去姜、桂、参、枣、酒，加白芍。以其病因于温，故去姜、桂、酒之辛热助火；阴血受伤，余邪未尽，故又去参、枣之纯补痼热。加芍药以配甘草，取其苦甘合化，有人参之气味，无人参之壅滞，足以滋阴血而退邪热。麦冬、地黄、麻仁、阿胶四味，甘凉多液，皆所以益血之源，复脉之虚。因此，本方用以补阴而不滞热，用以清热而不耗血，成为温病伤阴的主方。肝肾阴虚者均可用，吴鞠通称之"为热邪劫阴之总司。"

2. 一甲复脉汤（吴鞠通方）

即加减复脉汤去麻仁加牡蛎一两。

〔按〕本方为下焦温病阴伤，大便溏而设。吴鞠通自注云："温病深入下焦劫阴，必以救阴为急务。然救阴之药多滑润，但见大便溏，不必待日三四行，即以一甲复脉法，复阴之中，预防泄阴之弊。"所以本方去麻仁之甘润，加牡蛎一两，取其既能存阴，又涩大便，且清在里之余热。

3. 二甲复脉汤（吴鞠通方）

即于加减复脉汤内加生牡蛎五钱、生鳖甲八钱。

〔按〕本方为热邪深入下焦，脉沉数，舌干齿黑，手指但觉蠕动，急防痉厥而设。其证不仅阴液之虚，且已虚风内动，但与热极生风，手足抽搐者截然不同，故用复脉育阴，加二甲潜阳，使阴阳交互，则痉厥不作。吴鞠通谓："但觉手指掣动，即当防其痉厥，不必俟其已厥而后治也。"医者在临床必须注意见微知著，方能操全胜之算。

4. 三甲复脉汤（吴鞠通方）

即于二甲复脉汤内加生龟板一两。

〔按〕本方为下焦温病，热深厥甚，脉细促，心中憺憺大动，甚则心中痛者而设。其证阴液耗损，虚风扰动之象，且与上述相较，阴液尤虚，故再加龟板，滋阴潜阳。吴鞠通说："心中动者，火以水为体，肝风鸱张，立刻有吸尽西江之势。肾水本虚，不能济肝而后发痉，既痉而水难猝补，心之本体欲失，故憺憺然而大动也。甚则痛者，'阴维为病苦心痛'，此证热久阴伤，八脉丽于肝肾，肝肾虚而累及阴维故心痛，非如寒气客于心胸之心痛，可用温通。故以镇肾气、补任脉、通阴维之龟板，合入肝搜邪之二甲，相济成功也。"

5. 大定风珠（吴鞠通方）

生白芍六钱　阿胶三钱　生龟板四钱　干地黄六钱　麻仁二钱　五味子二钱　生牡蛎四钱　麦冬（连心）六钱　炙甘草四钱　鸡子黄（生）二枚　生鳖甲四钱

水八杯，煮取三杯，去渣，阿胶烊化，再入鸡子黄，搅令相得，分三次服。喘加人参，自汗加龙骨、人参、小麦，悸者加茯神、人参、小麦。

〔按〕本方为二甲复脉汤加味组成。为滋阴潜阳、养血柔肝的大剂。阿胶、鸡子黄，取其血肉有情之品，以补阴液而熄肝风；芍药、甘草酸甘化阴，介属潜阳镇肝，麦、地滋阴退热，五味生津敛液。吴鞠通谓："此邪气已去八九，真阴仅存一二之治法，观脉虚苔少可知。"又谓："以大队浓浊填阴塞隙，介属潜阳镇定。以鸡子黄一味，从足太阴，下安足三阴，上济手三阴，使上下交合，阴得安其位，斯阳可立根基，俾阴阳有眷属一家之义，庶可不致绝脱欤。"可见温病后期虚多欲脱之证，用此始能胜任。

6. 小定风珠（吴鞠通方）

鸡子黄（生用）一枚　真阿胶二钱　生龟板六钱　童便一杯　淡菜三钱

水五杯，先煮龟板、淡菜得二杯，去滓，入阿胶，上火烊化，内鸡子黄，搅令相得，再冲童便，顿服之。

〔按〕本方特点，全系血肉有情之品组成。为邪热久留，真阴被劫，养阴清热，柔肝息风的方剂。吴鞠通说："温邪久居下焦，烁肝液为厥，扰冲脉为哕，脉阴阳俱减则细，肝木横强则劲，故以鸡子黄实土而定内风，龟板补任而镇冲脉，阿胶沉降补液而熄肝风，淡菜生于咸水之中而能淡，外偶内奇，有坎卦之象，能补阴中之真阳，其形翕阖，故又潜真阳之上动，童便以浊液仍归浊道，用以为使也。"本方补阴息风之力，较大定风珠为小，故名小定风珠。

7. 益胃汤（吴鞠通方）

沙参三钱　麦冬五钱　冰糖一钱　细生地五钱　玉竹一钱五分（炒香）

水五杯，煮取二杯，分两次服，渣再煮一杯服。

〔按〕本方全属甘凉生津之品，为热邪已退，胃津未复的清补剂。吴鞠通说："汤名益胃者，胃体阳而用阴，取益胃用之义也。下后急议复阴者，恐将来液亏燥起，而成干咳身热之怯证也。"叶霖说："病退胃阴未复，此方亦精当。"

8. 三才汤（吴鞠通方）

人参三钱　天冬二钱　干地黄五钱

水五杯，浓煎两杯，分两次温服。无人参者西洋参代，欲复阴者，加麦冬、五味子。欲复阳者，加茯苓、炙甘草。

〔按〕湿热病后，气液两伤，精神衰弱，视听失聪，神志不慧，至于夜不安寝者，精血虚竭，而神气不敛，方中人参一味，益气生津。天冬、地黄滋养阴血，为温病后期之补益剂。若加麦冬，是兼用孙真人生脉散法，神气虚弱者宜之。若加苓、草，是兼张仲景甘草茯苓法，元气虚怯者宜之。吴鞠通说："凡热病久入下焦，消灼真阴，必以复阴为主。其或元气亦伤，又必兼护其阳。三才汤两复阴阳，而偏于复阴为多者也。"

9. 参麦散（孙思邈方）

人参三钱　麦冬二钱　五味子一钱

水三杯，煎取二杯，分两次服。若无人参，西洋参亦可。

〔按〕暑热伤气，气伤则肺亦伤，故气短，汗出；津液被劫，脉散、口渴。生脉散酸甘化阴,阴守则阳留,汗自止也。

本方君人参补气,即所以补肺;臣麦冬清气,即所以生津;佐五味敛气,即所以敛肺;一补、一清、一敛则气伤者复,气脱者固。为暑热伤气,生津固脱的良方。且气虚则脉亦虚,气复则脉亦复,故名生脉。

10. 独参汤

人参一味,用量随证酌定,西洋参亦可(须上等者)。

浓煎顿服。

〔按〕凡药单味,则力专而大,特别是虚脱之际,非专主人参大补元气之品,焉能胜其任。温热之病,用西洋参尤佳。柯韵伯说:"先哲于气几息、血将脱之证,独用人参二两,浓煎顿服,能挽回性命于瞬息之间,非他药所能代,世之用者,恐或补住邪气,姑少少以试之,或加消耗之味以监制之,其权不重,力不专,人何赖以得生。"

11. 清燥救肺汤(喻嘉言方)

石膏二钱五分　甘草一钱　霜桑叶三钱　人参七分　杏仁泥七分　胡麻仁一钱(炒研)　阿胶八分　麦冬二钱(连心)　枇杷叶六分(炙)

水三杯,煮二杯。阿胶烊化,分二三次温服。

〔按〕本方为甘凉滋润之品所组成。清燥润肺,救手太阴、足阳明之液。喻嘉言说:"此方名清燥救肺汤,大约以胃气为主,以胃土为肺金之母。其天冬、知母能清金滋水,以苦寒而不用,至若苦寒降火之药,尤在所忌。盖肺金自至于燥,所存阴气,不过一钱,倘更以苦寒下其气,伤其胃,尚有生理乎?诚仿此增损以救肺燥,庶克有济。"可见,此方是治燥之复气,亦即温燥证。若燥之胜气,即凉燥证,则当参照沈目南的治法。

12. 清燥养荣汤(吴又可方)

鲜生地五钱至八钱　知母三钱　归身一钱　新会皮钱半　生白芍二钱至三钱　花粉三钱　生甘草八分　梨汁两瓢(冲)

水煎,去渣,分两次服。

〔按〕此为滋营养阴液,润燥清气的方剂。乃吴又可五养荣法之一,吴氏谓数下后,两目如涩,舌肉枯干,津不上升,唇口燥裂,缘其人阳脏多火。重亡津液而阴亏耗,故君以地、芍、归、甘,养营滋液;臣以知母、花粉,生津润燥;佐以陈皮,运气疏中,防清滋诸药,碍胃滞气;使以梨汁,味甘而微酸,性凉而润,醒其胃气,速增津液也。

13. 沙参麦冬汤(吴鞠通方)

沙参三钱　玉竹二钱　生甘草一钱　冬桑叶一钱五分　麦冬三钱　生扁豆一钱五分　花粉一钱五分

水五杯,煮取二杯,日再服。久热久咳者,加地骨皮三钱。

〔按〕本方甘凉救液。燥伤肺胃之阴者,用之甚宜。沙参、麦冬、玉竹益气养阴,花粉生津止渴,桑叶清宣凉透,扁豆和胃启中,甘草和药。

14. 玉竹麦冬汤(吴鞠通方)

玉竹三钱　麦冬三钱　沙参二钱　生甘草一钱

水五杯,煮取二杯,分二次服。土虚者,加生扁豆;气虚者,加人参。

〔按〕此为燥伤胃阴,生津益胃的方剂。

15. 麦门冬汤(张仲景方)

麦门冬三钱　半夏二钱　人参二钱　甘草一钱　大枣四枚　粳米四钱

水煎服,日三夜一次。

〔按〕本方即竹叶石膏汤去竹叶、石膏加大枣。能清肺胃虚火。若火厥甚,仍用竹叶石膏汤为妙。喻嘉言说:"此胃中津液干枯,虚火上炎之证,用寒凉药而火反升,徒知与火相争,知母、贝母屡施不应。不知胃者,肺之母气,仲景于麦冬、人参、粳米、甘草,大补中气、大生津液队中,增入半夏之辛温一味,用以利咽下气,此非半夏之功,实善用半夏之功,擅古今未有之奇。"若徒知一味滋补,不知配伍,则未有不失之板滞不灵者。

16. 元米煎合参斛冬瓜汤(何廉臣方)

北沙参六钱　川石斛四钱　炒麦冬钱半　炒香枇杷叶四钱　带子丝瓜络建兰叶各三钱

先用糯米泔水泡生于术三钱,隔六小时,去术,取米泔水,煎鲜冬瓜子二两,熬取清汤,代水煎药。

〔按〕此何氏参用薛、王两法,以治脾湿肾燥之证,救阴而不助湿,渗湿而不伤阴。体虚肾液不足之人,病秋燥而脾湿不振,用此方颇多应手。

17. 参附汤(《世医得效方》)

人参、熟附子浓煎,频服。

〔按〕此先天、后天并效之方。补后天之气,无如人参,补救先天之阳,无如附子,此参附汤之所由立。凡阴阳气血暴脱之症,用之其效甚捷。但是温病本属热病,难于用此大温补之剂。然而治温必以凉,本属正治,其人体实热甚,固属应手获效。若属四损、四不足之人,而又寒凉克伐太过,热病未已,寒证骤起,而成气虚阳脱者,斯时非大剂人参固气,附子回阳,不足以挽回垂亡之生命。温病之于本方,是于救危应变之时,不得已而用之。试举一二例如下:

1957年夏,师应某医院延请会诊,其病为"流行性乙型脑炎",即中医之暑温症。开始以白虎汤加苦寒之品,大队骤进,石膏用至数斤,犀角用至数两,反而高热不退,神志如蒙,腹满下利,舌白尿不利,此时热邪内陷,凉遏冰伏,太阴被困,中阳受伤。师先以加减人参泻心汤去枳实之苦降,加半夏之辛通,一剂而热退汗出,溲行利减。但患者呈现阳不稳固,肤冷息微,脉微舌淡,四肢厥逆，如真武证。因陷热得通而阳气孤危。师曰：非参、附不足以回阳，非龙、牡不足以固阴，遂用参附汤加龙、牡，少佐以麦、味，寓一生脉散于其中，病人生命之机，全在参附所寄托，阳回则生，阳不回则脱。洵千钧一发之际，众医从其议。次日，肢冷渐回，汗亦减少，而阳气尚不稳固，药未服完，嘱尽其剂。二日阳气始固，神气始清，终以三才汤调理，护阳和阴而渐生复。

同年冬，师又应另一医院会诊，诊断为"感染后出血性脑炎"。三日前患感，前额剧痛，呕吐发热，住院三日，而病者渐呈昏睡状。师会诊时，呼之尚清楚。项强，体温不高，似欲汗，不渴，左瞳散大，舌不红，苔微黄微燥，左脉浮数、右寸尺俱沉、关弦。据起病额痛呕吐，适当寒水正令，议属寒风直中阳明。现将由阳明直入少阴，故呈但欲寐之象。因其人真阳素虚，痰湿素胜，遂进开太阳和阳明，辛以通阳，微辛微温之品。次日则仍头痛，瞳散，而鼾声渐起，舌苔薄白，脉沉数，改用和剂，不应。再一日则深度昏睡，瞳散愈大，而鼾粗痰鸣，舌尖红，苔白腻，微裂，脉沉濡。众议"脑炎"宜牛黄清心丸。师因告余曰："此湿甚阳微之象，非热闭心窍，宜急温阳宣闭，否则来日恐危。"至次日益昏迷不醒，冷汗齐颈而还，腹虚满而哕，鼾甚遗尿，痰鸣甚显，面色黯淡，四肢拘急，舌色艳红，脉左寸尺俱微，关弦，右三部及趺阳已散乱，此邪闭于内，阳越于外，形成内闭外脱之危象。议急用参附加术回阳，并灸百会、关元以升阳，针风池、风府、大椎、身柱以启其闭，服后而阳回哕减鼾平。再以参附调和营卫，温化痰湿出入一周，始转危为安。终以调理颐养而起。在治疗过程中，亦有持"脑炎"为温病范畴，既属温病，宜远温药，今用参附，直以火济火，恐其入咽必毙。唯辛凉甘寒，斯为治温之正，并主张安宫、至宝。然亦未可执此一偏之见，病有常、变，体有虚、实。今其人真阳素虚，乃其本不固，其病风中阳明，又值寒水之令，标亦纯非大热，若见病不知人，只云其病，不论其体，在临床忽视因时、因人，不知病随体异，进以辛凉苦寒，则是以水济水，胶执一"脑炎"病名而自滋眩惑，未有不致贻误病人者。

由此可见，前例因苦寒太过，损伤中阳；后例因其人真阳素虚，当其阳气欲脱之时均以参附回生，虽一治病之变，一治本之虚，而其挽生命于危难之际则归于一。如果只见其病，不知其人，只知病之常，不知病变，只知矛盾的普遍性，不知矛盾的特殊性，更不知矛盾可以转化，那实际是受"脑炎"为热性病，不能违背热病不用辛温的习惯而束缚，和辨证论治的要求完全相反。南京市乙型脑炎防治委员会中医治疗组，亦曾治一混合型危重患儿，肢冷便溏，神昏痰搐，脉细舌白，诊为内闭外脱，用参附汤加龙牡及化痰之品，药后翌日即热退神清。该组还提到：内闭在"脑炎"的病例中，固属常见，如不见外脱者，预后亦佳，故其关键，仍在于脱。致脱之因，不外真阴受伤，阳无所附，骤然外越，亦可能由汗下失宜，或过服寒凉所致。故凡有小儿面色苍白，头汗不温,肢清脉细之际,急宜注意及之。一但突热大汗,脉细如伏,呼吸迫促,痰喘辘辘,危象毕露之时,再图抢救,每多不及。我们若局于温热病的常证,而不知变证,就不容易考虑到用回阳救逆之法。此虽非治温病的常法,但确为应变之中的一个重要环节,因此,只要我们能够不把"脑炎"局限于温病之常,而能知其变,须将整个中医学理论加以贯穿,就不至于受到治温常用成方的束缚了。从南京的临床经验分析看,与我们的治疗体会是不谋而合的。我们和南京的同道之所以用参附,都是根据祖国医学的理论指导适应疾病的变化,是在辩证唯物主义思想指导下,为了抢救病人而采取的紧急措施。总之,临床治疗,着重在于辨证,有是证即用是法。

18. 桃花汤(张仲景方)

赤石脂一两(半整用煎,半为细末调)　炮姜五钱　白粳米二合

水八杯,煮取三杯。去渣,入赤石脂米钱半,分三次服。若一服愈,余勿服。虚甚者加人参。

〔按〕吴鞠通自注:"温病之脉本数,因用清热药撤其热,热撤里虚,脉见濡小,下焦空虚则寒,即不下利,亦当温补,况又下利稀水脓血乎!故用少阴自利,关闸不藏,堵截阳明法。"

19. 陶氏逍遥汤

潞党参钱半　当归身三钱　细生地三钱　知母钱半　生甘草一钱　细木通一钱　滑石三钱　两头尖一钱　韭菜根一钱　小青皮八分

先用青竹皮一两煎汤代水。

〔按〕此为暑热深入精室的方剂。热入精室,与热入血室不同,彼重在散其血瘀,此重则在肃清髓热。故用两头尖深入髓道,韭菜根引之下行,再合生地、知母滋肾清热,参、草、归身扶助正气,鼓邪外出,木通、滑石通其火府,分消其势,少用青皮气峻之品,直入精室成肃清髓热之功。

20. 加味金匮肾气汤(俞根初经验方)

熟地六钱　山药三钱　丹皮钱半(醋炒)　淡附片钱半　山萸肉二钱　茯苓三钱　泽泻钱半　紫瑶桂五分(炼丸吞)　北五味一钱　莹白童便一杯(冲)

水煎,分服。

〔按〕本方俞氏纳入秋燥门,为过服寒凉,阴伤阳越,救阴回阳而施。其他温病有是证者,亦可用此方。何秀山说:"温热多服清凉克伐,以致肾中虚阳上冒,而口鼻失血,气短息促者,其足必冷,小便必白,大便必或溏或泻,上虽假热,下显真寒,阳既上越,阴必下虚,宜于滋阴队中,暂假热药冷服以收纳之。故以六味地黄为君,壮水之主,以制阳光;臣以桂、附,益火之原,以消阴翳;妙在佐以重用五味,酸收咸降,引真阳以纳归命门;使以莹白童便,速降阴火,以清血液,此为滋补真阴,收纳元阳之良方。

21. 五味异功散(钱乙方)

人参 白术 茯苓 甘草 陈皮各等分

研为末,每服三四钱,加生姜一片,水煎,去渣服。

〔按〕本方原治脾肺两虚,兼和胃气,秉冲和之义,四君子加陈皮取其补而不滞,气以通为补,温病后期,脾肺气虚,用之调理,颇为相宜。

22. 参苓白术散(《局方》)

白扁豆一斤半(姜汁浸,去皮,微炒) 人参 白术 茯苓 甘草 炒山药各二斤 莲子肉 桔梗 薏苡仁 缩砂仁各一斤

共为散,每服二钱,枣汤下。

〔按〕本方以人参、白术、甘草,山药、莲肉、扁豆健脾益胃,薏苡仁、茯苓、砂仁、桔梗理气化湿,为甘淡微辛之法。凡脾胃虚弱之证,出现饮食不消,便溏脉弱,肢体无力,甚或浮肿等脾土不足,水湿内停的症象,用之亦颇合适。尤其湿温后期,湿热虽除,而脾胃已受耗伤,运化失职,用此醒胃悦脾尤良。

〔总按〕补益之剂共二十二方。温病最易伤阴耗液,故补益之剂,恒以补阴为主。然亦有阳虚、气虚、血虚诸虚不足者,补阳、补气、补血,滋补、平补、缓补随证施用。补阴如三甲复脉、大小定风之类;补阳如参附之类;补气如独参之类;补血如养荣之类;滋补如麦门冬、益胃之类;平补如五味异功散类;缓补如三才之类。然须当补而补,温病后期,邪退正衰,补之可促进恢复。或本体不足,略有微邪余焰,补之可使助正以驱邪。有不当补而补,温病初期,邪势方张,补之适足恋邪以伤正,或大实有赢状,误补益疾。有当补而补之不得其法,本属阴虚,竟补其阳,本属阳虚,竟益其阴。皆不可不详察。同时,补益之剂,多滋腻壅滞,必须注意机体受纳程度,酌与进退。师曰:"补而毋滞",方能收到补益的效用。并且"药补不如食补。"苟其人病愈,而无偏胜者,惟宜节饮食,惜精神,摄养有方,斯为善道。

以上八类,合为 140 方,虽能供临床使用,然必须参考更多之方书,相互印证,以适应温病的错综变化,既能够方外有方,法外有法,又能用古法而不执古方。经云:知其要者,一言而终。

参 考 文 献

[1] 高辉远. 医门新录 [M]. 北京:人民军医出版社,1991.

[2] 南京中医药大学温病教研室. 温病条辨 [M]. 北京:人民卫生出版社,2007.

[3] 叶天士. 临证指南医案 [M]. 北京:人民卫生出版社,2013.

[4] 柯韵伯. 伤寒来苏集 [M]. 北京:中国中医药出版社,2014.

[5] 张潞玉. 千金方衍义 [M]. 北京:中国中医药出版社,1996.

[6] 何廉臣. 增订通俗伤寒论 [M]. 福州:福建科学技术出版社,2004.

[7] 尤拙吾. 伤寒贯珠集 [M]. 上海：上海科学技术出版社，1978.

[8] 王孟英. 温热经纬 [M]. 北京：学苑出版社，2007.

[9] 朱佑武. 温热经纬评释 [M]. 长沙：湖南科学技术出版社，1986.

[10] 吴有性. 温疫论 [M]. 北京：人民卫生出版社，1990.

[11] 方药中，许家松. 温病条辨讲解 [M]. 北京：光明日报出版社，1988.

[12] 王孟英. 随息居重订霍乱论 [M]. 北京：中国中医药出版社，2008.

[13] 吴坤安. 伤寒指掌 [M]. 上海：上海科学技术出版社，1980.

[14] 何廉臣. 感症宝筏 [M]. 福州：福建科学技术出版社，2006.

[15] 杨栗山. 伤寒温疫条辨 [M]. 北京：学苑出版社，2009.

[16] 杨栗山. 伤寒温疫条辨 [M]. 北京：人民卫生出版社，1986.

[17] 周魁. 温证指归 [M]. 北京：中国中医药出版社，2015.

[18] 余霖. 疫疹一得 [M]. 北京：人民卫生出版社，1956.

[19] 何廉臣. 重订广温热论 [M]. 北京：人民卫生出版社，1960.

[20] 陶节庵. 伤寒六书 [M]. 北京：人民卫生出版社，1990.

[21] 雷丰. 时病论 [M]. 北京：人民卫生出版社，2012.

[22] 娄杰. 温病指南 [M]. 北京：中医古籍出版社，1985.

[23] 沈目南. 沈注金匮要略 [M]. 上海：大东书局，1936.

[24] 刘松峰. 松峰说疫 [M]. 北京：人民卫生出版社，1987.

[25] 太平惠民和剂局. 太平惠民和剂局方 [M]. 北京：人民卫生出版社，1985.

[26] 钱乙. 小儿药证直诀 [M]. 北京：人民卫生出版社，1955.

[27] 刘渡舟. 伤寒论校注 [M]. 北京：人民卫生出版社，2013.

[28] 万密斋. 万密斋医学全书 [M]. 北京：中国中医药出版社，1996.

[29] 朱肱. 类证活人书 [M]. 北京：人民卫生出版社，1993.

[30] 许叔微. 普济本事方 [M]. 上海：上海科学技术出版社，1959.

[31] 时逸人. 温病全书 [M]. 上海：上海大众书局，1947.

[32] 李安卿. 温热病纲要 [M]. 郑州：河南人民出版，1956.

[33] 刘守真. 河间医集 [M]. 北京：人民卫生出版社，1998.

[34] 周禹载. 温热暑疫全书 [M]. 上海：上海大东书局，1937.

[35] 尚志钧. 补辑肘后方 [M]. 合肥：安徽科学技术出版社，1983.

[36] 李景荣. 备急千金要方校释 [M]. 北京：人民卫生出版社，2014.

[37] 李景荣. 千金翼方校释 [M]. 北京：人民卫生出版社，2014.